The BIBLE of AGARICUS

アガリクスは本当に効くのか

アガリクス研究全書

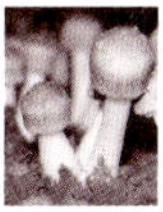

NPO法人
代替医療研究機構学術委員会［編］

社団法人・米国アガリクス免疫療法研究所所長
爵 大山［監修］
Jaque Oyama

風雲舎

アガリクスは本当に効くのか

カバー・本文装幀——山口真理子

〈『アガリクス研究全書』の刊行に寄せて〉

代替療法からホリスティック医学へ

帯津　良一
（帯津三敬病院名誉院長
日本ホリスティック医学協会会長）

がん治療の現場では、代替療法はすでに常識です。

代替療法とはアメリカではオルタナティブ・メディスン（Alternative Medicine）、イギリスではコンプリメンタリイ・メディスン（Complementary Medicine）と呼ばれ、少なくとも欧米では通常の西洋医学以外の療法はすべて、ここに含まれます。大はインドのアーユルヴェーダ医学、中国医学、ホメオパシー、人智医学（シュタイナー医学）から、小はアガリクスやプロポリスのような健康食品ないしはサプリメントに至るまで、実に多士済々といったところです。

イギリスでは祈りと手かざしによるスピリチュアル・ヒーリングが健康保険の対象になっていますし、スコットランドの家庭医（General Practitioner）の一五パーセントがホメオパシーを日常診療のなかに取り入れているという報告があります。わが国のがん治療の現場でも実に多くの代替療法が飛び交っています。特に健康食品ないしはサプリメントの普及には目を見張るものがあります。

これはどういうことかというと、これまで絶大の信頼を得ていた西洋医学が、がんやアトピー性皮膚炎、膠原病などの、いわゆる難治性疾患に相も変わらず手を焼いているという現実があり、これに業を煮やした人々が、代替療法にその解決を求めはじめたということではないでしょうか。

人間は、からだ（身体性）、こころ（精神性）、いのち（霊性）の三つから成るといわれていますが、がんをはじめとする難治性疾患は、からだだけの病ではなく、この三つにまたがる病なのでしょう。だから二十世紀に偉大な発展を遂げた西洋医学とはいえ、主としてからだだけを対象とする医学では、治療上の駒不足という印象を否めないのです。この駒不足を解消するためには、こころといのちに働きかける方法を併せて用いなければなりません。そこで代替療法の台頭です。代替療法とは、多かれ少なかれ、こころといのちに働きかける方法だからです。

ところでいのちとはなんでしょうか。

いまのところ私はそれを、内なる生命場のポテンシャル・エネルギー（潜在的エネルギー）と考えています。私たちの体内にはさまざまな物理量が存在していて、それぞれの〝場〟を形成しています。電磁場もあれば重力場もあるでしょう。しかしそれだけではありません。まだ発見されていない生命に直結する物理量も存在していることは十分に想像できることです。そこで、これらをひとまとめにして生命場と呼ぶことにしました。

いのちとは生命場のポテンシャル・エネルギーであるとすると、こころとはなんでしょうか。これもいまのところですが、こころとは生命場の状況が脳細胞を通して外部に表現されたもの、と考えられます。つまり、いのちもこころも、その本体はエネルギーなのです。

代替療法の相手は、流れるエネルギー場なのです。

静止したからだにその病因を求める西洋医学とは役割を異にします。役割を異にするということは、両者を併せて統合すればより大きな体系医学が出来上がるでしょう。

欧米ではすでに統合医学（インテグレイティブ・メディスン Integrative Medicine）へ向かって進みはじめました。有名なアリゾナ大学医学校統合医学プログラム部長のアンドルー・ワイル博士が、その名もずばり、『Integrative Medicine』なる雑誌を刊行したのはもう五、六年前のことです。しかしこの道は、それほど平坦なものではありません。なぜかというと、統合とは積分(Integral)のことなのです。単なる足し算とは違います。両者を一度ばらばらにしたものを集め直し、まったく新しい体系医学を作るのです。それでも私たちはこの道を歩みはじめたのです。希望はわれらが前に在りです。

しかし代替療法といい統合医学といい、いずれも病というステージのなかでの方法論の問題です。この点でホリスティック医学は違います。ホリスティック医学は病というステージにとどまらず、生老病死すべてのステージを貫く存在です。医学を超えて生き方の問題といってもよいでしょう。

方法論としては、からだ、こころ、いのちと三つに分けたりしないで、渾然一体となったまま、まるごとを捉える医学です。まだ、そのような方法論はこの世に存在しません。あくまでも理想の医学として、目標に向かって日夜邁進しているのが、私たちのホリスティック医学の現在です。この道程は統合医学へのそれよりもはるかに遠いものです。しかし統合医学が成就したあかつきには、その前方に姿を現すものと確信しています。

さて、代替療法の台頭から統合医学へ、さらにはホリスティック医学へと向かう世界の潮流についてざっとスケッチをしましたが、本書の主人公であるアガリクスもこの潮流のなかに在ります。アガリクスは健康食品であり、当然、代替療法の一角を占めるものです。

代替療法は前述したように、こころといのちに働きかける方法です。こころといのちがまだ十分には科学的に解明されていない現在、ここに働きかける方法が科学的に裏付けられないのは当然といえば当然です。だから謙虚さが求められます。

一方、対象がいのちであるということは、からだを対象とする西洋医学よりは本来の医学に近いものといってよいでしょう。このことは大いに誇りとすべきことなのです。

そうです、代替療法を語り、あるいは実践する者は、すべからくこの誇りと謙虚さを持つべきなのです。

本書にはこの誇りと謙虚さがあります。

はじめて内容を見たとき、この手の本には珍しく気品があると感じました。具《つぶさ》に読んでみてその理由がわかりました。まずはアガリクスの有効例を語るに実に恬淡《てんたん》としています。修飾や脚色を少しも感じません。淡々と事実を重ねていくその方法は、実に見事というほかはありません。著者たちの真摯な態度が感じられます。さらに、定番ともいうべき〝喜びの声〟がまったくないのも、品位を高めるのに貢献しているようです。喜びの声も、ご当人はまじめに語っているのでしょうが、専門家ではありませんから、多かれ少なかれ正確さということでは難があります。真実からわずかでも離れる分だけ、その本の品位を貶《おとし》めることになるのではないでしょうか。

次に、著者たち自身、臨床研究を行い、少しでも有効性のエビデンス（科学的な実証性）を集めようとしているところが大いに評価できると思いました。もともと対象はいのち、すなわち生命場のエネルギーです。そう容易《たやす》くエビデンスが手に入るわけではありません。まして、動物実験の結果をそのまま人間に応用するなんていうことは、どだい無理なのです。だから、エビデンスを求めることに汲々とすることはない。はじめに患者ありき。エビデンスはあとからついてくる、というのが私の持論です。

とはいってもエビデンスを求める努力は不要だというのではありません。探し続けなくてはなりません。その点、本書の著者たちの地道で着実な臨床研究は、これからの方向性を示すものとして注目に値します。

さらにアガリクスは西洋医学を凌駕する特効薬ではなく、西洋医学を補佐して一歩前進をはかるものとして捉えている点も正しいと思います。

相手はエネルギー場です。機械の修理のような直った直らないの二極化の世界ではありません。

エネルギー値がどれだけ上昇したかが効果なのです。ごくわずかでも前進できれば、それも効果なのです。日日前進——希望が湧いてきます。がんのような病を乗りきっていく上で、希望ほど大事なものはありません。このこともあらためて肝に銘じさせてくれるのが本書です。お礼を申し上げたいと思います。

最後に、私の友人で本書のプロモーターというべき、社団法人・米国アガリクス免疫療法研究所の爵大山所長にも心から感謝いたします。決してセンセーショナルに流されることなく、このような希望の書を世に出してくれた、その使命感と度量の広さにお礼を申し上げます。ありがとうございました。

アガリクスは本当に効くのか――【目次】

〈はじめに〉

健康食品が医療現場で市民権を得るために

佐々木 淳
（医師・代替医療研究機構代表）

私を含め、臨床医の多くは健康食品を毛嫌いしている。私の場合、その理由は二つある。

一つは「健康食品」は病に悩む患者さんの弱みにつけ込んだ悪徳商法という認識があること。事実、大部分の健康食品は、基礎的な実験の結果だけで（時にはそれすらなく）、あたかも人体に劇的に作用するかのように宣伝され、患者さんに法外な価格で販売されている。健康食品一般に対するこの認識は、アガリクスの調査を開始して二年を経過した現在も基本的には変わっていない。

もう一つは、患者さんが自分（医療者）の提供している治療に満足・納得できていないという現実を突きつけられるということ。現在でも医学の力で完全にコントロールできない病気が多く存在するのは事実である。これについては、我々は地道な研究、診療を続けていくしかないのだが、「西洋医学に何ができる」といわんばかりの健康食品の誇大広告。医療の可能性を広げていくためには膨大な努力が必要である。それを、何の医学的根拠もない宣伝文句で、患者さんを惑わせる健康食品の販売手法——。すこし感情的かもしれないが、第一線で患者さんに接している臨床医は、少なからずそう感じているはずだ。

いずれにしても、健康食品は医師に疎《うと》まれる存在である。いかにその市場規模が拡大しようと、このままの状態で医師に受け入れられる時代が来るとは思えない。しかし、嫌ってばかりもいられない現実がある。

一つは健康食品の普及率の高さである。昨年度実施された厚生労働省の調査では、ガン患者の実に七〇%が健康食品を利用していることが明らかになった。この背景には代替医療の認知度の高まりがある。ガンは、ご存じの通り現代医学が制圧できていない病態の一つである。治療成績は徐々に向上してきてはいるが、日本人の三人に一人はガンで死亡している。このような状況の中で、世界的にもガン治療に代替医療を併用することが一般的になりつつある。もし、治療に有効な手段があるのであれば、それが何であれ、積極的に併用を検討するべきである。もちろん、この中に健康食品の利用という選択肢があってもよい。

問題は、健康食品がどの程度有効かわからないことである。欧米で一般に普及しつつある代替医療は、その有効性の根拠が明らかにされている。有効であるということが証明されたからこそ、保険が適用され、一般医が診療手段として用いているのだ。この点は日本の健康食品とは全く異なる。

多くの出版物が伝えるように、アガリクスで、あるいはプロポリスで本当にガンが治るのか？　高血圧や糖尿病が治ったというのは本当か？　副作用が軽くなったというのは本当か？　このような疑問に対し、あるのは「利用者の喜びの声」だけで、医学的データの蓄積は皆無に等しい。患者さんは効くと信じて飲んでいる。誰が効くといっているのか？　私の知る限り、信頼のおける情報発信者はほとんど存在しない。このような状況で、健康食品が有効な代替医療手段であるとは到底いえない。しかし、健康食品に関する無秩序な情報発信は続く。病に悩む患者さんは、このような情報を頼りに一縷の望みをかけて健康食品を購入している。これは好ましい状況ではない。


もう一つは、健康食品が原因と考えられる、見過ごせない事故が起こりつつあるということである。昨年の日本肝臓学会ではアガリクスが原因と考えられる重症劇症肝炎の症例が複数報告されていた。また、世界的に比較的安全に使用されている抗ガン剤のイレッサに日本での重大副作用の報告が多いのは、健康食品との相互作用ではないかと推測している専門家もいる。

健康食品は食べ物だから副作用など当然ない、これが従来の認識であった。しかし、特殊な成分を抽出し、不自然に大量摂取させる商品も目立つ。ビタミンでもミネラルでも過剰摂取は中毒をきたす。水でさえ極端に飲み過ぎれば命に関わる。摂取量と安全性について、医学的見地からの検討は不可欠であろう。また、特殊な成分であれば、アレルギーの関与した副作用も考えられる。健康食品だから大丈夫、という保証はどこにもない。副作用についての情報蓄積も必要である。

私は、入院病棟で高額な健康食品を一生懸命飲んでいるガン患者さんの姿を見るたびに悩まされた。ガンという病気が治癒できない現実、代替医療の可能性にすがりつく患者さん、健康食品に対する疑念と嫌悪……

そのような時、外来である患者さんから話を聞いた。「先生に勧められた化学療法は途中でやめちゃったよ。あの怠《だる》さが我慢できなくてね。今はこんなのを飲んでいるけど、前よりずっと元気だよ」。彼が見せてくれたのは、ある健康食品であった。

このとき、私の健康食品に対する認識は少し変化した。患者さんが元気になる、前向きに生きられることが治療効果であるとするならば、この患者さんには抗ガン剤よりも健康食品のほうが有効であったという事実は間違いない。それが健康食品の有用性なのであれば、患者さんに支持される理由がわからなくもない。

健康食品が本当に有効なのか、医師として、臨床的視点から検証することはできないか？　それは日本の健康食品に欠けている「客観的な有効性の根拠」を見いだす作業である。健康食品の利用者（患者）にとっても、健康食品と否応なく直面する医師にとっても、社会的必要性の高いテーマである。ＱＯＬ（生活の質）という観点から高血圧の治療を見直すという作業に取り組んでいた友人の医師に声をかけ、臨床研究のプロトコール（研究計画）を作成した。一概に健康食品といっても商品は無数にある。そこで、まずはガン患者の支持率が最も高いアガリクスから着手することとした。（これは、私がある患者さんに抗ガン剤よりもよいといわれた素材でもある）

幸いにしてアガリクス主要メーカーの中の一社（アガリクス・ブラゼイ・インターナショナル社）より調査に対する協力を得ることができた。この会社は栽培から加工まで一貫した品質管理体制を確立しており、成分分析結果でも他社製品より優位性が確認され、この製品を調査対象とすることに倫理的に問題がないと判断、二〇〇一年夏、研究活動を開始した。

医師二名で細々とスタートした研究は、全国紙での紹介などもあり、急激に規模を拡大することになった。調査担当医は十二名となり、薬理学、栄養学、有機化学や土壌学など自然科学各分野の専門家の協力も得られるようになった。現在、調査に参加していただいている患者さんは約一〇〇〇名。組織も特定非営利活動法人として東京都に認可され、より安定した研究活動が展開できるようになった。今後は、研究にとどまらず、健康食品に対する医学的データを蓄積し、患者さんや医師に対し、信頼できる情報を積極的に提供していきたいと考えている。

患者さんへ。

消費者としての厳しい選択眼を忘れないでください。健康食品の選択、利用は、すべて自分の責任です。健康食品に関する情報にはかなりの割合でウソが混じっています。言葉巧みな広告にだまされることなく、真実の情報を見極めることが重要です。

情報の選択方法は本書に詳しく記載しました。正しく選んで上手に活用してください。


医療関係者の方々へ。

健康食品のことをタブー視する風潮が強いのはよく知っています。しかし、健康食品を治療に活用することは、患者さんにとってはもはや常識となっています。患者さんから意見を求められたら、医学専門家として適切なアドバイスをするよう努力してください。医師が健康食品に無関心であったために、患者は非科学的な宣伝文句に飛びつき、時に大きな経済的・肉体的被害を被《こうむ》ってきたのです。

現状では健康食品に対するエビデンスがほとんどないのが実状ですが、代替医療に対する考え方、栄養補助食品に対する考え方、食品としての商品選択上のアドバイスなどをしていただくことも重要です。私どももできるだけ早くエビデンスレベルの高い情報を提供できるよう努力します。


健康食品メーカーの方々へ。

みなさんは、患者さんがどれほど大きな期待を抱いて御社の商品を利用されているか、よくご存じのはずです。その期待に応えられる自信があるのならば、ぜひ臨床調査を実施し、その実力をだれもがわかる形で公表してください。このような臨床情報が蓄積されていけば、健康食品も治療の一つのオプションとして医療現場で市民権を得ることができるようになるでしょう。

私たちは、専門家として臨床調査にはいつでも協力します。怪しげな広告本や非医学的な「喜びの声」で消費者をごまかせる時代はもうすぐ終わります。臨床情報の蓄積が健康食品全体の地位を向上させるとともに、医師の協力という次のステージへの重要なステップとなります。

健康によいといいながら、自社製品の臨床的機能を評価する意思のない企業は、この業界から立ち去るべきです。そのような企業の存在が、健康食品の不健全な普及を促進し、医師の疑念と嫌悪の元凶となり、消費者に不利益をもたらすのです。

だれもが安心して健康食品を活用できる環境をつくり出すために、鍵を握っているのは健康食品を製造・販売しているみなさんなのです。健康創造企業としての自覚に期待しています。


アガリクスという健康食品が日本の市場に登場してまもなく十年が経過します。一時的なブームで終わることの多い健康食品業界において、アガリクスは異例の長寿製品であるとともに、そのシエアを今なお年々拡大しています。アガリクスが、現在の日本における民間療法の主役、健康食品の主役であることは疑いようがない事実です。

アガリクスは実際に利用者の支持率も高くなっています。

一時的なクチコミ効果やプラセボ（偽薬）効果だけで、高額な製品がここまで長期にわたって売り上げを伸ばしつづけることは考えにくいでしょう。

基礎的な研究データや症例報告などからも、確かにアガリクスには病気を治す何らかの作用があるのではないかと思わざるをえません。アガリクスは本当に効くのでしょうか？

本書の前半では、アガリクスに関するこれまでの研究成果や成分分析などから、アガリクスが本当に効くのか、なぜ効くのかを、医学的な視点から考えてみました。

また、後半では病気に対するアガリクスの活用方法について考えてみました。

アガリクスなど健康食品のことは医師には相談しにくいものです。本書では、アガリクス利用者の方々の疑問にできるだけ具体的に答えるようにしたつもりです。

これからアガリクスを飲んでみようと思っている方、現在アガリクスを飲んでいる方は、ぜひ一度読んでみてください。

本書をお読みになったみなさんが、上手にアガリクスを利用して、健康な生活を送られることを心より願っています。

【本書の利用方法】

①読みたいところからお読みください。

本書はアガリクスに関する全般的な情報を網羅することを目的に編集しました。内容は多岐にわたります。興味のあるところ、必要なところから読み始めてください。

②全体を読み流すことができます。

原則として各項目はわかりやすい表現で記載するよう心がけました。

また、読み流しても概略がご理解できるよう編集しました。

③より詳細、正確な情報も準備しています。

医学や生物学に関する項目は、わかりやすく説明すると、どうしても正確さが失われてしまいます。そこで、各項目に「もっと詳しく」というコラムを設けました。

このコラムは正確さを重視し、より詳細・専門的な内容を記載しました。

④読者のみなさまの情報提供をお待ちしています。

アガリクスの作用・副作用についてはまだまだ未知の部分が多く、実際の利用法も手探りの状態です。読者のみなさまから提供された情報を積み重ね、より使いやすく、より実践的な内容にしていきたいと考えております。アガリクスを利用して体験したことをぜひ教えてください。

※本書では、アガリクス・ブラゼイ・ムリルのことを便宜上アガリクスと略して表現しています。

［第1章］

アガリクスの基礎知識

健康食品として注目を浴びるアガリクス。
実験的に証明されたさまざまな薬理作用、世界各地の学会で報告される有効症例。
「奇跡のキノコ」と呼ばれるアガリクスとは、いったいどんなキノコなのでしょうか？

SUB CONTENTS

アガリクスとは？

健康食品として利用されているアガリクスは、学名アガリクス・ブラゼイ・ムリルの略称であり、このキノコを原料として加工されたものです。

日本名はカワリハラタケといいます。

ブラジルのピエダーデ地方で最初に発見されたというのが通説ですが、北アメリカ大陸のフロリダのあたりにも自生していたことがわかっています。現在は中国や南米、そして国内でも栽培が行われるようになっています。

「アガリクス」は三十種類以上ある

アガリクスというのはキノコの名前ではありません。

アガリクス属という、いわばファミリーネームです。アガリクスに関する混乱の一端は、「アガリクス」というキノコが多種存在することにあります。

アガリクス・ファミリーに属するキノコは三十七種類あり、そのうち、実際に「アガリクス」という名前がついているキノコは二十種類。実際に食用にされているものもあります。あのマッシュルームもアガリクス・ファミリーの一員です。健康食品として利用されているのは、学名アガリクス・ブラゼイ・ムリル（和名カワリハラタケ）という種類です。

アガリクスはキノコの中でも同担子菌亜綱というグループに属しています。

このグループには、ハラタケ目《もく》というアガリクス一族以外に、ヒナダシタケ目というサルノコシカケ一族（霊芝など）も含まれています。

さらにアガリクス一族であるハラタケ目を詳しく見てみると、アガリクスやマッシュルームなどのハラタケ科以外に、シメジ科というファミリーも含まれています。ここには、マツタケやエノキタケなど、食卓でもなじみの深いキノコがあります。

アガリクスは、マツタケなどの食用キノコ、霊芝などの薬用キノコと同系統の由緒正しいキノコなのです。

「神のキノコ」製品化までの五十年

二人の米国人研究者がブラジル長寿地域の研究を開始

アガリクスの歴史は一九五〇年代に遡ります。このアガリクスが医学界の注目を集めるきっかけになったのは、米国・ペンシルバニア州立大学のW・J・シンデン博士と、ランバート研究所のE・D・ランバート博士の研究です。

二人は、ブラジルのピエダーデ地方が過酷な生活環境であるにもかかわらず、長寿地域として知

【アガリクス・ファミリー】

同担子菌亜綱

ハラタケ目

- ハラタケ科
  - ハラタケ属（アガリクス属）
    - ハラタケ
    - モリノハラタケ
    - シロモリノカサ
    - ニセモリノカサ
    - キハラタケ
    - コハラタケ
    - ヒメシロモリノカサ
    - コモリノカサ
    - ヒメモリノカサ
    - カワリハラタケ（アガリクス）
    - ザラエノハラタケ
    - ハラタケモドキ
    - ツクリタケ ＝マッシュルーム
- シメジ科
  - キシメジ属（マツタケ）
  - ヒラタケ属（ヒラタケ）
  - エノキタケ属（エノキタケ）

られていることに注目しました。住民の食生活を分析した結果、二人はアガリクスというキノコに行きつくことになります。

この地域には野生馬が自生し、この馬糞と高温多湿の気候条件とが相まって、豊かな土壌が形成されていました。豊かな土壌が栄養豊富な「神のキノコ」（現地での呼称）＝アガリクス・ブラゼイ・ムリルをはぐくみ、これを生食していた住民の健康を維持しているのではないかと推測されました。

人工栽培を実現した日本人研究者たち

その後、米国の富裕層を中心に細々と利用されていましたが、人工栽培の技術が確立されてから、日本を中心にアガリクスの健康食品としての利用が始まります。近年では米国、豪州、欧州など世界中に普及しつつあります。

皮膚ガンの治療を受けた米国のレーガン大統領（当時）がアガリクスの利用を開始したことから、世界に広く知られるようになったというのが通説ですが、実際にはアガリクスは日本発の素材であり、人工栽培の技術を確立したのも日本人ですし、アガリクスの抗腫瘍効果を研究してきたのもほとんどが日本の施設や研究者たちです。

一九八〇年の日本薬理学会を皮切りに、アガリクスのガンや感染症に対する研究報告が相次いで行われ、その有効性が一般に知られるようになりました。現在ではアガリクスはご存じのように「有名ブランド」に成長し、二〇〇を超える製品が市場に流通しています。

アガリクスに関する学会

昭和40年（1960）	ブラジル原産アガリクスが紹介される
昭和55年（1980）	第53回日本薬理学会総会 アガリクスの抗ガン効果が発表される 第39回日本ガン学会総会 アガリクス抽出物質の抗腫瘍性が発表される。固形腫瘍サルコーマ180や腹水ガンに効果があることがわかる
昭和56年	第54回日本薬理学会総会 抗腫瘍性多糖の研究が発表される
昭和58年	第56回日本薬理学会総会 アガリクスキノコより得られた多糖体の抗腫瘍活性と抗腫瘍機序について
昭和59年	第57回日本薬理学会総会 アガリクスキノコより得られた多糖体の抗腫瘍作用機序について
昭和60年	日本ガン学会総会 マウス腹腔マクロファージにおける抗腫瘍性多糖体ATOM及びATOMの経口投与の影響
平成4年	日本での温室栽培に成功
平成6年	日本薬理学会誌第66巻の誌上に発表 アガリクスキノコ由来の(1－6)ベータDグリコプロテイン複合体のガン細胞MeshAに対する制ガン機序について 薬学雑誌第114巻　第5号の誌上に発表 アガリクスキノコ子実体に含まれる抗変異原性物質及び抗菌性物質についての研究結果 木材学会誌第40巻　第6号に誌上発表 アガリクスキノコの菌糸生長に及ぼす要因と子実体形成について
平成7年	医学と生物学第131巻　第1号に誌上発表 アガリクスキノコ「ヒメマツタケ」の抗アレルギー作用についての研究結果
平成9年（1997）	日本ガン学会総会 アガリクスキノコ由来のタンパク多糖体の抗腫瘍効果とその作用機序 大腸菌の化学予防としてアガリクスキノコに対する基礎的、臨床的検討について大腸ガンの一次予防法として期待できる結果

もっと詳しく アガリクスに関するこれまでの研究成果

アメリカ分析学会で医学界にデビュー

これまで研究として用いられるキノコとしては、サルノコシカケなどの霊芝類やシイタケがほとんどでした。アガリクスもこれらのキノコと同様に、徐々に薬理効果が有名になり、学会や研究会などで盛んに発表が行われるようになりました。そして、初めて学会で発表されたのが、一九六〇年、アメリカの分析学会です。これは、前出アメリカのペンシルバニア州立大学のシンデン博士とランバート博士が、アガリクスの成分を分析し、制ガン作用について発表したものです。これを機会に、アガリクスは世界中で研究されることになったのです。

日本で初めてアガリクスについての研究報告が発表されたのは、一九八〇年のことです。第五三回日本薬理学会総会で、「アガリクスの持つ抗ガン作用と生体の自然治癒力の向上」と題して発表されました。同じ年の十一月、ガンについて最も権威のあるとされる日本ガン学会でも紹介されました。これは、三重大学の伊藤均博士らが「アガリクスキノコ抽出物の抗腫瘍性」と題して発表したもので、アガリクスが固形ガンと腹水ガンの療法に効果があることを証明したものです。

この二つの学会発表をきっかけに、さまざまな学会でアガリクスの薬理効果が明らかにされていきました。これらの発表の中には、アガリクスと他のキノコとの抗腫瘍効果を比較したものもあり、アガリクスの作用が特に優れているということも明らかになりました。

最初のうちは、アガリクスの研究というと、マウスに人工的にガン組織を作り、アガリクスの抽出物を注射して効果を見るものでした。結果的にはガンは小さくなったり消失したりするのですが、これは口から摂取したときの効果とはいえません。

食品としてのアガリクスの有効性を検証するため、アガリクスの経口投与実験も行われるようになりました。その一つが、愛媛大学医学部で行われた実験です。マウスにガンを移植して人工的にガン組織を作るところまでは同じですが、その後は、アガリクス抽出物の注射ではなくアガリクスの熱水抽出物のエキスを食べさせたのです。この実験の結果、アガリクスは経口投与のみでも固形ガンが縮小することがわかりました。実験マウスの半分はガンが消失していたのです。

基礎的な研究から、より臨床的な研究へ

この実験で経口投与でも効果があると示されたことで、アガリクスの摂取によって、ガンに対する何らかの作用が期待できることが示唆されました。

愛媛大学の実験の後で行われた金沢大学薬学部の太田富久教授の研究でも、アガリクスの成分をマウスに経口投与した結果、ガンの増殖を八〇%も阻止しています。

一九九七年には日本ガン学会総会の発表で、アガリクスの多糖体の抗腫瘍効果とその作用機序について、大腸ガンの一次予防法としての効果が期待されるとの発表が行われました。

そして二〇〇一年、代替医療研究機構が発足し、人を対象とした大規模な臨床研究が開始されました。今後、アガリクスの具体的な有効性がすこしずつ明らかになっていくことでしょう。

アガリクスの栽培方法

アガリクスは限られた地域でごくわずかしか収穫できず、保存も困難なことから、長い間、現地と米国の一部の富裕層の間で利用されていたにすぎませんでした。しかし、現在では、人工栽培が確立され、世界中で利用されるようになっています。

アガリクスは、実際にどのように栽培されているのでしょうか?

アガリクスの栽培方法は、大きく分けて次の二種類があります。

一つは「自然栽培」。太陽と大地の恵みを存分に生かし、自然環境の中で栽培する方法です。しかし、これにはさまざまな困難を伴います。

もう一つは「人工栽培」。コンテナやビニールハウスの中で外界と遮断して栽培する方法です。

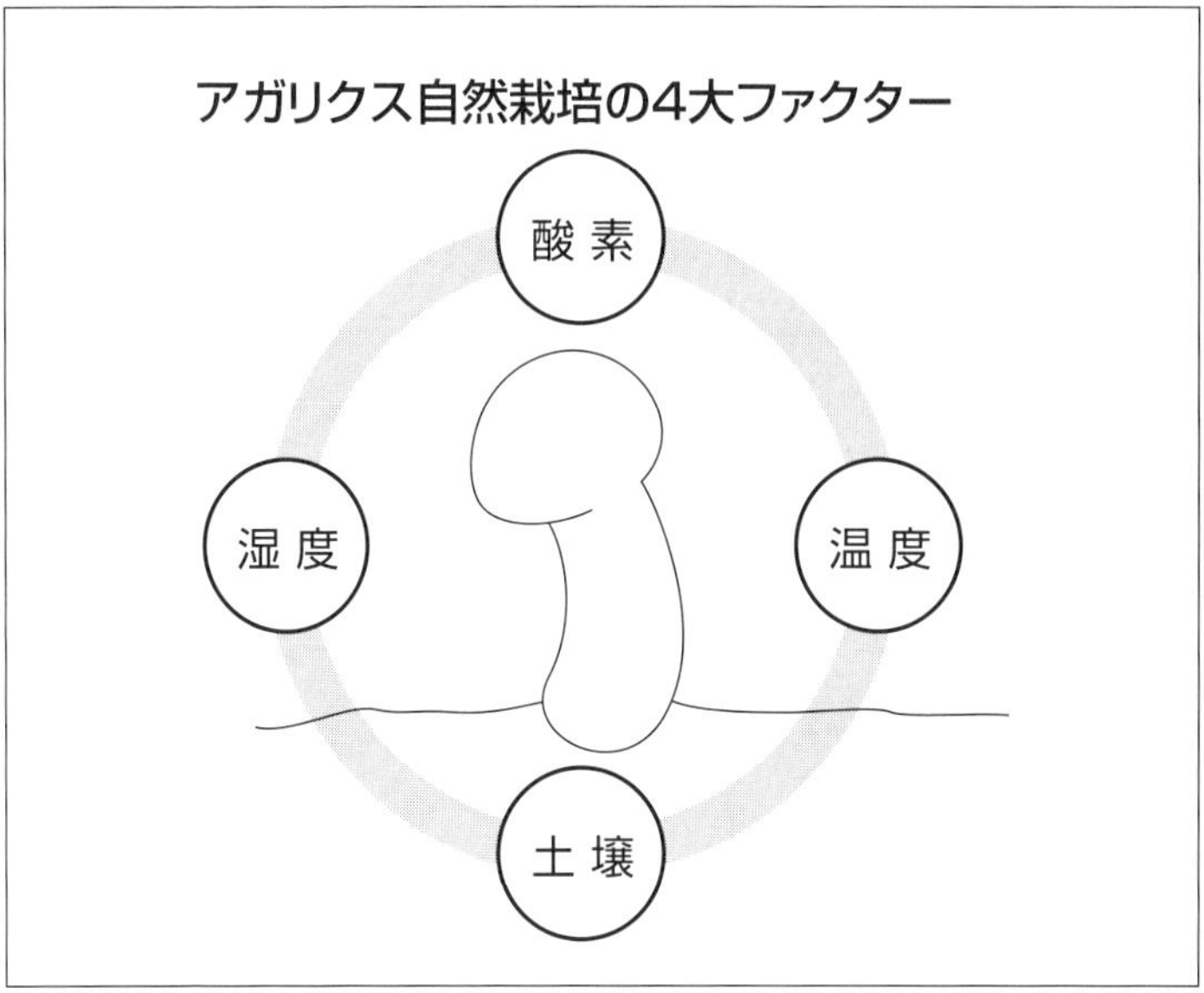

この方法での栽培は容易ですが、自然栽培に比べると、やはり栄養成分面で劣ります。

ここでは、アガリクスの自然栽培についてご紹介します。

アガリクスの栽培環境

①十分な湿度、温度、酸素

アガリクスを栽培するためには十分な湿度と気温、大量の新鮮な酸素、そして豊かな土壌が必要となります。アガリクスが自生していたブラジル・ピエダーデ地方は湿度が高く、昼と夜の温度差の大きい地域です。

自然栽培をするためには、このような環境の地域を選択しなければなりませんでした。しかし、湿度・温度が高く、昼夜の温度差の激しい地域は人が生活するには決して適した環境ではありません。
アガリクスの自然栽培は自然環境との戦いでもありました。

②土壌

ピエダーデ地方にはたくさんの野生馬が自生しており、その馬糞による有機物が豊富な土壌でした。アガリクスの栄養価が優れていたのは、土壌の栄養価が高かったためであると考えられます。アガリクスは土壌の栄養分を貪欲に吸収します。栄養価の高いアガリクスを育てるためには、土壌の栄養価も高くなければなりません。特に近年では、ミネラルと微量元素の土壌内での成分バランスにも注意します。

アガリクスの栽培を継続的に行うと、どんなに豊かな土壌も、栄養分をアガリクスに吸収され、どんどんやせた土地になっていきます。そのため、アガリクスの連作を続けると、そこで栽培されるアガリクスの品質は年々低下していきます。中国の平地での栽培では、連作や多作が行われるのが一般的です。どうしても品質は極端に落ちてしまいます。

アガリクスの栄養価を高く保つためには、連作、多作をせず、農地を休めながら（八〜十年のインターバルを置く）行う必要があります。

アガリクスを安定的に生産するためには、休耕地を含めて膨大な農地が必要になります。

もっと詳しく　アガリクスの栽培

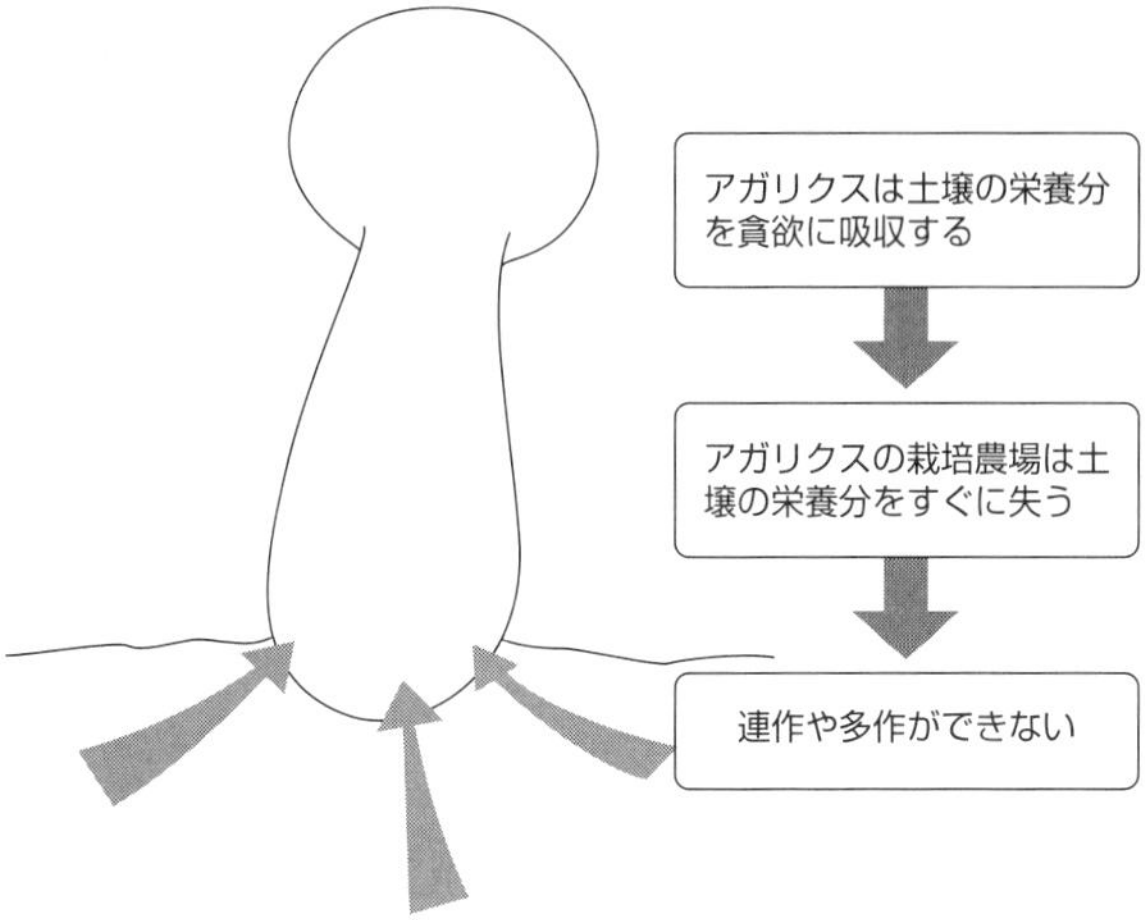
アガリクスは土壌の栄養分を貪欲に吸収する
アガリクスの栽培農場は土壌の栄養分をすぐに失う
連作や多作ができない

アガリクスを自然栽培するためには、それに適した環境の地域を確保しなければなりません。原産地とよく似た気候・土壌が必要になります。

　また環境の確保と栽培の継続に大きな手間がかかります。安定した高品質のアガリクスを生産し続けるためには、休耕地を含めて広大な農場と厖大な労働力が必要になります。収穫後には処理方法、管理方法、保存方法などに細心の注意が必要です。アガリクスが高価な理由の一つは、この栽培技術の高さにあるのかもしれません。

　この栽培を容易にするため、アガリクスを工業的に栽培する方法（タンク培養）が開発されました。この栽培方法は、ベータDグルカンを生産するには大変効率のよいやり方ですが、残念ながら栄養価のあるアガリクスを培養することはできません。総合的な栄養価の高いアガリクスを得るためには、やはり自然の土壌が不可欠なのです。

ここでは、アガリクスが菌種の状態からキノコの形になるまで、具体的にどのように栽培が行われているのかを簡単にご紹介します。

①菌種を作る

菌種とは、普通の植物の「種」にあたるものです。

収穫したばかりのアガリクスの中から、優れたものだけを選び出し、その胞子を採取し、培養します。優れたアガリクスだけが子孫を残すことができるのです。

アガリクスの栽培には、ここから約四カ月の時間が必要になります。

②堆肥を作る

堆肥は菌種がキノコに成長するためのゆりかごのようなものです。

サトウキビ・ワラ・大豆カスなどの原材料を混ぜ合わせ、一定の温度に保ち発酵させて堆肥を作ります。

③菌種を堆肥に入れる

菌種は、堆肥の中で菌糸体に成長、繁殖していきます。

菌糸体とは、キノコの「芽」あるいは「根」のようなものです。

菌糸体が集まって子実体と呼ばれるキノコの体を形成します。

④地面に植える

菌糸体を堆肥ごと畑に植えます。ワラをかぶせて温度や光を調節し、栽培します。温度や光以外にも風通しなどに細心の注意を必要とします。順調に発育すれば、三〜四週間でキノコの形ができてきます。

⑤収穫する

栽培されたアガリクスは手作業で収穫されます。短時間で自己融解を起こして溶けてしまうため、選別・洗浄の後、多くのアガリクスはその日のうちに六〇〜七〇℃で殺菌もかねて七〜九時間乾燥されます。このときには直射日光を避けて行うことが重要です。乾燥させたあとの品質管理も大切です。空気に触れないようにし、湿度や温度の管理をしっかり行い、アガリクスの成分が変化しないようにしなければなりません。

一部のアガリクスは生で出荷されることもあります。

⑥消費者のもとへ

加工されたアガリクスは流通経路を経て消費者のもとに届きます。

品質を維持するため、購入したアガリクスはなるべく冷暗所に保管し、開封後はすぐに使い切るようにしましょう。

もっと詳しく キノコ用語の基礎知識

ここから先、アガリクスの説明をするために避けて通れないのが「菌糸体」と「子実体」という言葉です。アガリクスの広告などで目にされたこともあるのではないでしょうか？

菌糸体とは？

キノコは菌類に属します。植物ですが、カビに近い仲間です。カビというと悪いイメージがあるかもしれませんが、菌類としては高等な部類に属します。

菌類は、他の植物のように葉緑素を持たず、太陽の光からエネルギーを作り出すことができません。菌糸と呼ばれる糸のような形で、土の中、枯れ木の中などに存在します。その中で栄養分を吸収し成長していきます。

この菌糸が集まり、子実体に成長していきます。

正確な表現ではありませんが、菌糸体とはキノコの根にあたるものだと認識してよいでしょう。

菌糸は数十～数百ミクロン（○・○○一ミリ）の長さの細い菌糸細胞が縦に一列に連なったものです。細胞の最も外側には堅い細胞壁があり、その内側には細胞膜があり、細胞膜で囲まれた部分を細胞質といいます。細胞膜は非常に弾性があり半透性で物質の出入りを調節しています。この細胞壁の中に有効成分の一つであるベータDグルカンが含まれて

キノコの体のつくり

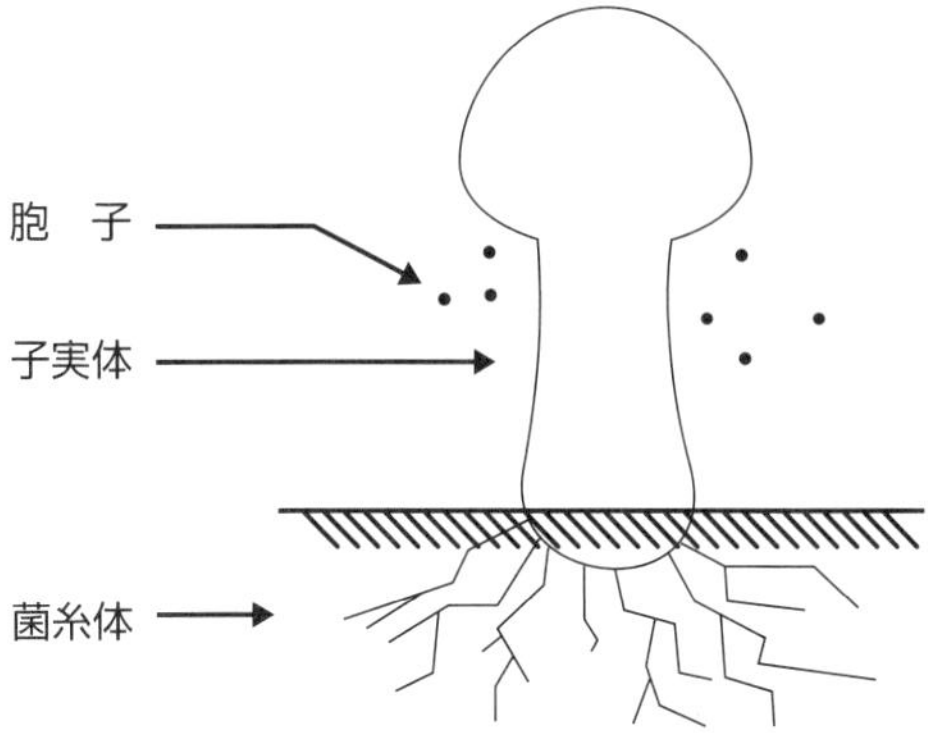

菌糸体が成長すると、子実体と呼ばれるキノコの本体を形成できる。
子実体が成長すると、胞子が作られ、外に飛んでいく。
この胞子が成熟すると、再び菌糸体となって繁殖し、そこにキノコを形成する。

います。

タンク培養とは？

ベータDグルカンは菌糸体の細胞に含まれています。

もし、ベータDグルカンを抽出することを目的にアガリクスを栽培するのであれば、わざわざキノコの形に成長させる必要はありません。菌糸のままで十分なわけです。

培養液の中にアガリクスの菌糸体を入れて培養すれば、工業的にアガリクスの菌糸だけを作り出すことが容易です。培養液の中では、アガリクスは子実体（キノコの形）になることはできません。この方法は菌糸の「培養」であり、キノコの栽培ではありません。

この方法で培養されたアガリクスに

は、もちろん土壌や太陽の恵みは一切含まれていません。食品としての栄養価はほとんどゼロであり、ベータDグルカン以外の有効成分を摂取することができません。このような形で栽培されたアガリクスは、農作物というよりは、工業製品というべきでしょう。

（ベータDグルカンだけの経口摂取による薬理作用の単独有効性は、いまだ認められていません）

酵素処理とは？

酵素を使って大きな分子を小さく分解することを酵素処理といいます。

ベータDグルカンは大きな分子であるため、人間の腸からは吸収されにくいといわれています。これを吸収しやすくするために、酵素を用いて、ベータDグルカンの分子量を小さく分解します。こうすることで、吸収が容易になると推測されています。タンク培養されたベータDグルカンの多くは酵素処理が施されています。

子実体とは？

菌糸は一本が二〜三〇ミクロンほどで非常に細く小さいのですが、これが何本も織り成されて肉眼で確認できるくらいの大きさの物体を形成します。これを子実体と呼んでいます。

俗にキノコと呼ばれているのは、子実体のことです。キノコは、縦方向に裂けやすいですが、これは菌糸の方向性と一致します。一万五〇〇〇本の菌糸が集まって、ようやく直径一ミリ程度の太さになります。地上の子実体からは、地中に無数の菌糸が延びており、その菌糸の量は子実体の何倍にも及びます。地上の子実体は、キノコ全体の菌糸の一部を見ているにすぎません。

地中に縦横無尽に張り巡らした菌糸から土壌の栄養分を余すところなく吸収し、子実体は成長すると同時に、胞子を作り出し、子孫を増やしていきます。

この子実体には、土壌から吸収された栄養分が集積します。

アガリクスの子実体は、他のキノコと異なり、タンパク質と糖質がともに高濃度に含まれ、栄養価が高いのが特徴です。

アガリクスの加工方法

アガリクスというキノコは、高品質であればあるほど、一度収穫されると、自らの酵素の働きで、短時間で自己融解を起こし、溶けてしまいます。ですから、海外産のアガリクスを生で食卓に並べることはほとんど不可能です。

この管理の難しい食材を、その成分を損なうことなく製品化するために、さまざまな加工方法が開発されました。ここでは一般的なものをご紹介します。

アガリクスの製品形態

①生アガリクス

【特徴】

アガリクスは三日と日持ちをしない食材なので、国産の一部を除けば、ほとんど流通していません。アガリクスとして販売されているキノコの中には、アガリクス・ブラゼイ・ムリル以外のものも含まれているようです。

いずれにしても、健康食品として継続的に摂取するためには、生アガリクスはあまり適した形態ではないと考えられます。

②乾燥体アガリクス

【特徴】

収穫したアガリクスを乾燥させたものです。生シイタケより乾シイタケのほうが栄養価が高いのと同様、アガリクスも乾燥したもののほうがはるかに栄養価が高くなります。

利用する際には、水に戻したり、お湯で煎じたりする必要があります。

【吸収率】

煎じることによって、アガリクスの水溶性の成分を簡単に抽出することができます。これを飲めば、身体に無理なく吸収されます。

ただし、煎じ液だけでは、成分をすべて活用することができません。煎じた残りの部分にも栄養分が含まれています。この残りの部分をいかに活用するかというのがポイントです。煮物や混ぜ御飯など、料理の材料として上手に使いましょう。

③アガリクス濃縮エキス

【特徴】

漢方薬と同じく熱抽出という方法で、アガリクスの水溶性の成分を濃縮したものです。酵素処理を加えたものもあります。ドリンク剤のように小さなボトルに入っているもの、カプセル状に加工したものやゲルタイプのものもあります。

粉末や錠剤型のアガリクスも、この濃縮エキスを元に加工したものが多いようです。

【吸収率】

もともと水溶性の成分だけを抽出していることもあり、吸収自体はスムーズであると考えられますが、問題は成分の中身です。濃縮エキスは有害物質も吸収されやすい形態です。この加工方法の場合には、特に原料や製品の成分構成に注意する必要があります。

④パウダー・粉末タイプ

【特徴】

粉末状に加工されたものです。

このタイプの加工方法にはかなりの幅があり、それぞれの方法によって吸収率は大きく異なります。

【吸収率】

■乾燥体を粉砕したもの

乾燥させたアガリクスの原体を機械的に粉砕したものです。簡単な加工方法ですが、吸収率の面では他の加工方法に劣ります。

■抽出エキスを粉末化したもの

吸収率という面では、乾燥体を粉砕したものよりも優れています。

■マイクロパウダー加工したもの（大山アガリクスMCパウダー）

アガリクス子実体からの抽出エキスを粉末にし、それを微粒子化したものです。粒子のサイズは一〇オングストローム（百万分の一ミリ）という超微細なもので、成分の吸収率という面で他の加工方法と比較し圧倒的に優れています。見た目では、乾燥体を粉砕したものと区別がつきにくいですが、水に溶かしてみると、その違いははっきりとわかります。

⑤錠剤・タブレットタイプ

【特徴】

薬のタブレットのように錠剤の形に加工された製品です。持ち運びが容易で取り扱いやすい形です。このタイプも加工方法には幅があり、その方法によって吸収率は大きく異なります。

（基本的な加工方法は、パウダー・粉末を錠剤やタブレットにしたものです）

【吸収率】

パウダー・粉末タイプに準じます。

アガリクス加工方法のポイント

アガリクスの加工において重要なことは以下の三点です。商品選びの参考にしてください。

①原料の成分と品質管理

加工する前の原料の成分が一番重要です。いくら吸収率がよくても、吸収すべき栄養素を含んでいなければ意味がありません。アガリクスは決して簡単に栽培できるものではありません。原料の品質を一定に維持し、安全性・栄養価を確保するための品質管理が行われているかを確認する必要があります。

②加工後の成分

加工することによって原料の成分の一部が失われる可能性があります。原料の成分を一〇〇％有効に活用できる加工が理想的です。

③加工後の吸収率

キノコはそのままの状態では、その栄養成分を一〇〇％吸収することができません。加工することによって、その吸収率をいかに向上させるかということが重要なポイントになります。現状では、マイクロカプセルタイプ（大山アガリクスＭＣパウダー）が吸収率の面で抜きん出ており、舌下吸収も可能になっています。細胞壁破砕によるものも、高吸収率が期待できます。

もっと詳しく　パウダー・粉末型製品の正体を見破る方法

パウダーや粉末、錠剤は、その形になる前に、どのような加工が施されているかによって吸収率が異なるということを説明しました。それでは、どうすれば、その加工方法を見破ることができるのでしょうか？

一番簡単な方法は、水に溶かしてみることです。

透明なグラスに水を入れて、愛飲している製品を溶かしてみてください。マドラーでかき混ぜると、どの製品も一見「溶けた」ように見えますが、ここで十分間放置します。

ただ単に乾燥体を破砕しただけの製品は、写真のように下に沈殿物が生じます。このような製品は「溶けた」ように見えても、実は水と混ざっただけです。もちろん、アガリクスには水溶性の成分が多くありますから、一部の成分は水に溶解して、水には若干の着色が生じます。

時間がたっても沈殿物が生じないものは、粉末の粒子が非常に微細であることを意味します。このようなものは、成分のほとんどが溶解しますので、水の色は濃い琥珀色になります。この粒子のサイズが吸収率の違いとなってあらわれます。

パウダータイプ製品の実体

いまご利用の製品を溶解させてみましょう。
パウダー加工法が何なのかが簡単にわかります。

① 製品をグラスに入れ、かき混ぜます。
どちらも完全に溶解したように見えますが……

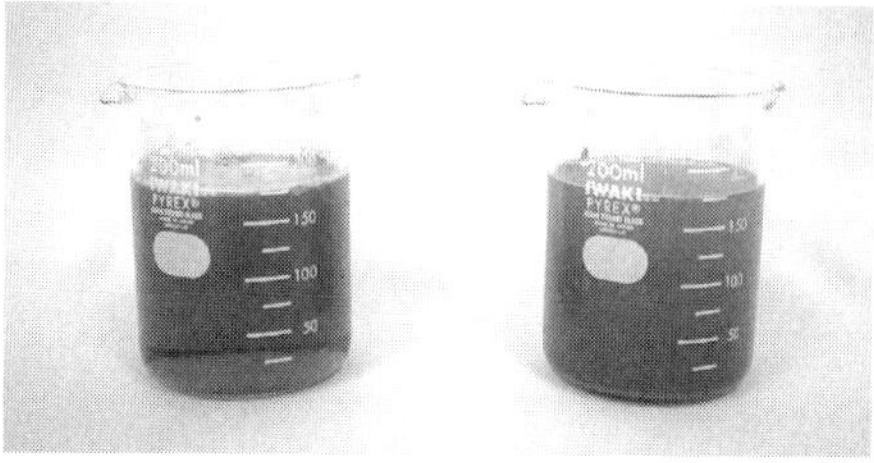

② 5分もすると、正体が明らかになります。

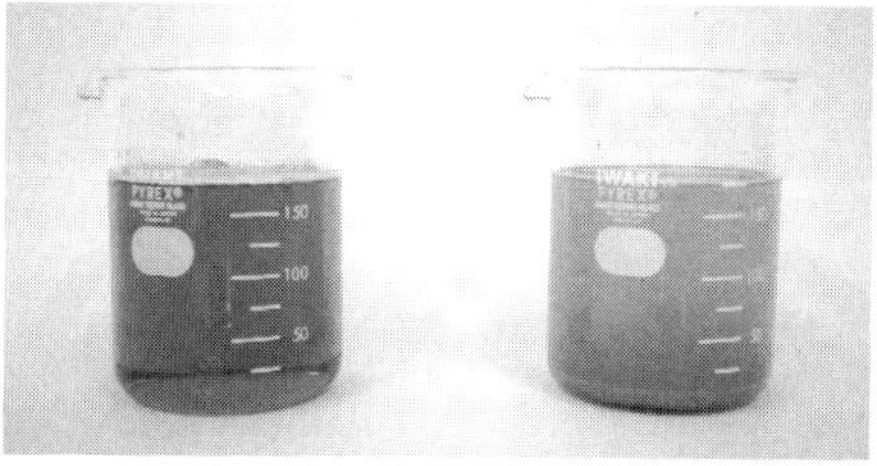

左:A社　パウダータイプ製品
マイクロカプセルパウダー加工（メーカー公表）。
完全に溶解し、濃厚な水溶液となっている。

右:B社　パウダータイプ製品
時間がたつと、グラスの下に沈殿物が生じる。
加工法は未公表だが、粉砕加工と推測される。

古来からキノコは、世界各地で民間療法に用いられてきました。

キノコには非常に多様な有効成分が含まれているのが明らかにされており、キノコから抽出した成分をもとに合成された抗生物質や抗ガン剤、免疫増強剤などもあります。

このような成分はキノコ固有の物質で、キノコの種類ごとに異なります。

アガリクスにも固有のさまざまな有効成分が含まれています。

また、キノコは固有物質以外にも豊富な栄養素を含んだ食品としても知られています。キノコの栄養素は栽培環境により大きく左右されるものですが、良質な土壌で自然栽培されたアガリクスには高い必須栄養素が豊富に含まれています。

［第2章］

アガリクスの成分

SUB CONTENTS

SUB CONTENTS

アガリクスは優れた栄養価のキノコ

キノコ類は、その成分によって大きく二つに分類できます

一つは、タンパク質やアミノ酸の多いキノコ類。このキノコは栄養価が高く、アミノ酸を豊富に含むことから、うまみのあるものが多いのが特徴です。

もう一つは糖分の多いキノコ類です。

キノコの糖質にはベータDグルカンなどの有効成分が含まれています。こちらのキノコは、うまみは乏しいものの有効成分が多いということになります。

アガリクスは、タンパク質も糖質も、どちらの栄養素も豊富に含む優れたキノコです。栄養価が高くうまみも多い、しかも有効成分に優れているということになります。健康食品として多くの人に支持されている理由は、ここにあるのかもしれません。

成分分析表（大山アガリクスの場合）

項　目	含有量	分析方法
水分	4.2 (g)	減圧加熱乾燥法
タンパク質	20.5 (g)	ケルダール法
脂質	0.5 (g)	酸分解法
炭水化物	68.1 (g)	−
エネルギー	359 (kcal)	−
灰分	6.7 (g)	直接灰化法
〔アミノ酸〕		
アルギニン	0.73 (g)	アミノ酸自動分析法
リジン	0.52 (g)	アミノ酸自動分析法
ヒスチジン	0.19 (g)	アミノ酸自動分析法
フェニルアラニン	0.29 (g)	アミノ酸自動分析法
チロシン	0.18 (g)	アミノ酸自動分析法
ロイシン	0.48 (g)	アミノ酸自動分析法
イソロイシン	0.29 (g)	アミノ酸自動分析法
メチオニン	0.12 (g)	アミノ酸自動分析法
バリン	0.41 (g)	アミノ酸自動分析法
アラニン	0.94 (g)	アミノ酸自動分析法
グリシン	0.48 (g)	アミノ酸自動分析法
プロリン	0.61 (g)	アミノ酸自動分析法
グルタミン酸	2.15 (g)	アミノ酸自動分析法
セリン	0.39 (g)	アミノ酸自動分析法
スレオニン	0.42 (g)	アミノ酸自動分析法
アスパラギン酸	0.76 (g)	アミノ酸自動分析法
トリプトファン	0.09 (g)	高速液体クロマトグラフ法
シスチン	0.11 (g)	アミノ酸自動分析法
〔多糖類〕		
ベータグルカン	1.7 (g)	酵素法
〔脂肪酸〕		
n-6多価不飽和脂肪酸	1.57 (g)	ガスクロマトグラフ法
〔ミネラル類〕		
リン	745 (mg)	バナドモリブデン酸吸光光度法
鉄	2.87 (mg)	O-フェナントロリン吸光光度法
カルシウム	23.2 (mg)	過マンガン酸カリウム容量法
ナトリウム	30.2 (mg)	原子吸光光度法
カリウム	2.43 (mg)	原子吸光光度法
マグネシウム	67.2 (mg)	原子吸光光度法
銅	1.04 (mg)	原子吸光光度法
亜鉛	2.46 (mg)	原子吸光光度法
マンガン	448 (μg)	原子吸光光度法
コバルト	0.26 (ppm)	原子吸光光度法
セレン	27 (μg)	蛍光光度法
ホウ素	6 (ppm)	ICP発光分析法
〔ビタミン類〕		
ビタミンB1	0.15 (mg)	高速クロマトグラフ法
ビタミンB2	2.56 (mg)	高速クロマトグラフ法
ビタミンB6	0.15 (mg)	微生物定量法
ビタミンB12	0.21 (μg)	微生物定量法
葉酸	0.12 (mg)	微生物定量法
パントテン酸	13.8 (mg)	微生物定量法
ビオチン	39.9 (μg)	微生物定量法
ナイアシン	28.3 (mg)	微生物定量法

試験依頼先：財団法人日本食品分析センター
試験成績書発行年月日：平成13年3月12日,14日,16日,19日 平成14年5月8日
試験成績書発行番号：第101023102-002～101023102-005 第100123094-001,第102043143-001

アガリクスと他のキノコとの
タンパク質、糖質の成分比較

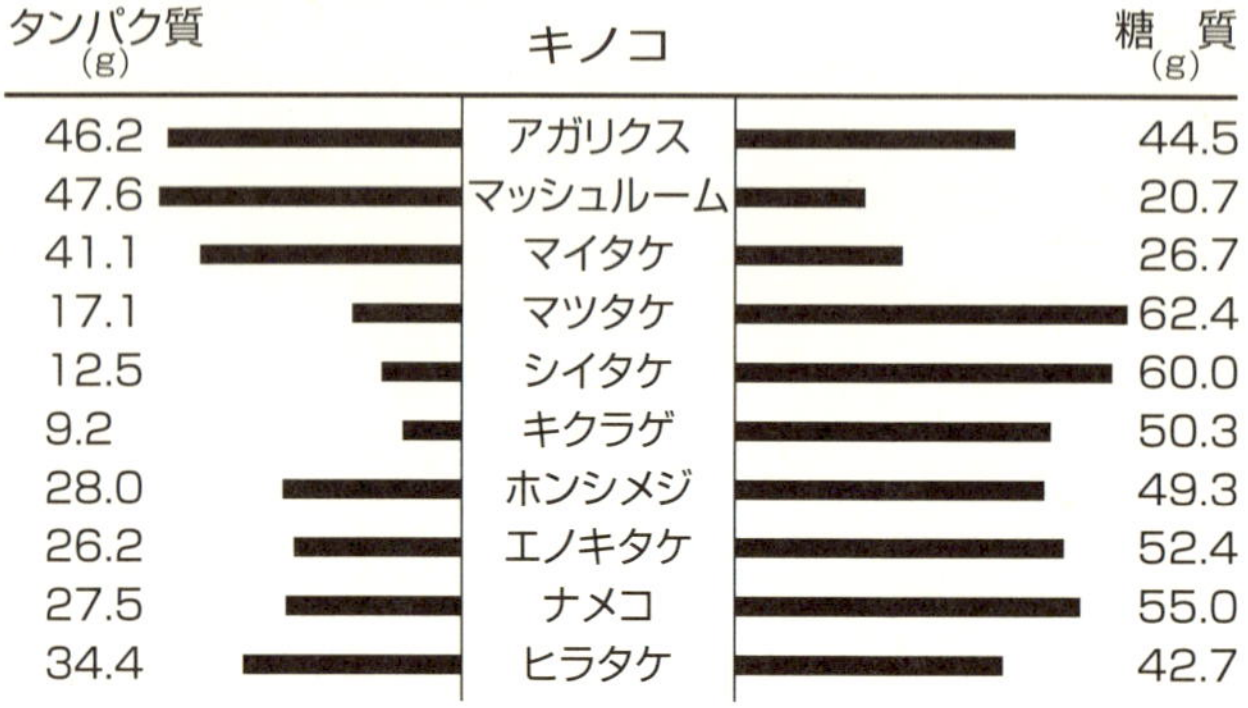

タンパク質 (g)	キノコ	糖質 (g)
46.2	アガリクス	44.5
47.6	マッシュルーム	20.7
41.1	マイタケ	26.7
17.1	マツタケ	62.4
12.5	シイタケ	60.0
9.2	キクラゲ	50.3
28.0	ホンシメジ	49.3
26.2	エノキタケ	52.4
27.5	ナメコ	55.0
34.4	ヒラタケ	42.7

アガリクス成分の人体に対する主要作用

アガリクスの成分を作用別にまとめてみました。

アガリクスの各成分は体内で多岐にわたる重要な働きを担っています。アガリクスといえば、ベータDグルカンを思い浮かべる方が多いと思いますが、アガリクスの有効成分はそれだけではありません。

ここでは、アガリクスの成分と、その人体に対する主要作用について記載しました。

報告されているアガリクスの多彩な有効性は、この多岐にわたる成分の作用で説明できるかもしれません。

《悪性腫瘍・ガンに関する作用》

腫瘍発育阻止　ベータDグルカン（多糖タンパク複合体）
腫瘍発育抑制　ゲルマニウム・セレン（必須微量元素）
　　　　　　　エルゴステロール・セルビステロール（ステロイド類）
大腸ガン予防効果（腸管内毒素吸着）
　　　　　　　セルロース類・キチン類・ペクチン類（食物繊維）

《免疫機能に関する作用》

免疫機能増強　ベータDグルカン（多糖タンパク複合体）
免疫機能補助　セレン（必須微量元素）
重金属毒性解毒　セレン（必須微量元素）

《血圧と動脈硬化に関する作用》

利尿作用　カリウム（必須常量元素）
血管収縮抑制　マグネシウム（必須微量元素）
脂質酸化抑制（動脈硬化抑制）
　　　　　　　マンガン・セレン（必須微量元素）

交感神経作用安定化　バリン・トリプトファン・フェニルアラニン（必須アミノ酸）
血管の保護　フェニルアラニン（必須アミノ酸）／ビタミンC（ビタミン類）

《肝機能に関する作用》

抗肝炎ウィルス効果（自己インターフェロン誘導）
ベータDグルカン（多糖タンパク複合体）
肝細胞庇護効果　アルギニン・メチオニン（必須アミノ酸）／銅（必須微量元素）
肝細胞再生　メチオニン（必須アミノ酸）
肝合成能維持　ビタミンK（ビタミン類）

《腎機能に関する作用》

腎細胞再生　メチオニン（必須アミノ酸）
利尿作用　カリウム（必須常量元素）／マグネシウム（必須常量元素）

《血液に関する作用》

造血機能　ビタミンB_{12}・葉酸（ビタミン類）／鉄・銅（必須微量元素）
造血機能補助　コバルト（必須微量元素）

血液細胞機能　トリプトファン（必須アミノ酸）

《消化管機能に関する作用》

腸管内腐敗防止・腸管蠕動《ぜんどう》促進（便秘に対する効果）

食物繊維類全般

腸管内有毒物質吸着　セルロース類・キチン類・ペクチン類（食物繊維）

腸管栄養吸収促進　グルタミン（アミノ酸）

消化器系機能調整　スレオニン（必須アミノ酸）

《血糖と尿酸代謝に関する作用》

インスリン合成促進　亜鉛（必須微量元素）

尿酸代謝調整　モリブデン（必須微量元素）

糖分・脂肪分の吸着　ペクチン・リグニン（食物繊維類）

《新陳代謝に関する作用》

新陳代謝促進　スレオニン・フェニルアラニン（必須アミノ酸）

甲状腺機能維持　フェニルアラニン（必須アミノ酸）／ヨード（必須元素）

《脳・神経系機能に関する作用》

刺激伝達　カリウム（必須常量元素）
精神安定　フェニルアラニン・バリン・トリプトファン（必須アミノ酸）
　　　　　銅（必須微量元素）
大脳活動活性化　バリン・ヒスチジンなど（必須アミノ酸）
　　　　　マグネシウム（必須微量元素）
筋肉収縮・運動調整　カルシウム・マグネシウム（必須微量元素）
　　　　　リジン・バリン（必須アミノ酸）
食欲維持　トリプトファン（必須アミノ酸）
味覚維持　亜鉛（必須微量元素）
視力維持　リジン（必須アミノ酸）

《成長と発育・老化に関する作用》

成長・発育　タンパク質全般／リジン（必須アミノ酸）
　　　　　モリブデン・亜鉛（必須微量元素）
老化防止　マンガン（必須微量元素）

《生殖能力に関する作用》

生殖能力維持　亜鉛（必須微量元素）
造精機能　アルギニン（必須アミノ酸）

《毛髪と皮膚に関する作用》

皮膚・毛髪の形成　コラーゲン（タンパク質）／トリプトファン（必須アミノ酸）
毛髪色素　銅（必須微量元素）
発毛促進　メチオニン（必須アミノ酸）

《骨格に関する作用》

骨合成　カルシウム（必須常量元素）
　エルゴステロール・ビタミンD（ビタミン類）

アガリクスの成分は大きく二つに分類できる

アガリクスには、ベータDグルカンに代表されるキノコ類に特徴的な成分以外にも、多彩な有効成分が豊富に含まれています。

ここではアガリクスの成分を、その由来から次の二つに分けて考えてみたいと思います。

キノコ固有の物質

キノコ類に特徴的な成分です。ベータDグルカンはじめ、俗に有効成分と呼ばれているのは、このキノコ固有の成分がほとんどです。アガリクスのベータDグルカンも、キノコ（真菌類）固有の成分です。

必須栄養素

アミノ酸やミネラル、ビタミン、脂肪酸や食物繊維などは、生物として身体の構造や機能を維持していくために必要不可欠な栄養素です。もちろんキノコ以外の食品にも含まれていますが、アガリクスは、必須栄養素をバランスよく豊富に含んでいます。

キノコ固有の成分

キノコ固有の物質としては、有名な糖タンパク複合体であるベータDグルカンや核酸類、酵素類などがあります。

このような成分には強力な生理活性作用があり、実際に抗ガン剤や免疫増強剤、抗生物質（抗菌薬）として製剤化されているものもあります。もちろんアガリクスにも、さまざまなキノコ固有の物質が含まれており、体内での強力な生理活性が実験的に確認されています。

これらの製剤は、いずれもキノコ固有の物質である糖タンパク複合体を利用したものです。おもに化学療法や放射線療法との併用で効果をあげるとされていますが、アガリクスの場合には、化学療法や放射線療法を受けずに単独で使用したケースでも有効症例の報告が多く認められています。

アガリクスの抗腫瘍効果も糖タンパク複合体から得られるものだとすると、アガリクスの糖タンパク複合体には、ここで紹介した薬剤よりもさらに強力な抗腫瘍効果が存在する可能性が示唆されます。

アガリクスに含まれる固有物質

糖タンパク複合体（多糖類）
　ベータDグルカン
　アルファ・グルカン
　ベータ・ガラクトグルカン
　核酸（RNA）など6種類
酵素類
　リパーゼ
　エステラーゼ
　レシチナーゼ
　グルコシダーゼ
　ペプチダーゼ
　チロシナーゼなど54種類
酵素阻害物質
ステロイド系物質
アルカロイド系物質
非タンパク態アミノ酸

製剤化されているキノコの多糖類

レンチナン（山之内製薬）
　シイタケ子実体抽出高分子グルカン
　腫瘍増殖抑制作用
　胃ガンにおける化学療法併用による生存期間の延長
クレスチン（呉羽化学・三共）
　カワラタケ菌糸体の糖タンパク
　胃ガン・大腸ガン・肺小細胞ガンにおける生存期間の延長と化学療法との併用による奏功期間の延長
ソニフィラン（科研）
　スエヒロタケ菌糸体の糖タンパク
　腫瘍増殖抑制作用
　子宮頸ガンにおける放射線療法の直接効果の増強

キノコの代表的な固有物質

アガリクスをはじめとするキノコ類は、世界各地で民間療法として広く利用されてきました。古くからの医書にもキノコの有用性は記述されていますが、科学的にキノコの成分の薬効が証明されたものもあります。しかし、毒素は別として、その生理活性や薬理作用についてはいまだ不明のものが多いのが実状です。

キノコの薬効・薬理はこれからの研究分野であるといえるでしょう。

ここでは、薬理作用の解明されたキノコの固有物質を一部ご紹介します。

※キノコの成分については、その分類方法が難解であるため、作用別の分類と物質構造別の分類を一緒に扱いました。そのため、一部記述に重複が生じています。ご了承ください。

①多糖類

■抗ガン作用・免疫機能増強作用

キノコ類が医薬として脚光を浴びるきっかけとなったのが、この多糖類の働きです。多糖類にはいくつもの種類がありますが、アガリクスに含まれるのは六種類です。

抗腫瘍多糖類を作り出すキノコ類はたくさんありますが、なかでもアガリクスやメシマコブ、ホウロクタケなどは活性が高いといわれています。これらの多糖類はすべて水溶性で、水に溶けた状態では、三重らせんと呼ばれる構造をとっています。水溶性でなければ身体に吸収されにくいため、多糖類の活性を高めるためには、この三重らせん構造が重要です。

この三重らせん構造を維持するためには、分子量は一万以上が必要であるといわれており、これ以下では三重らせん構造をとりにくくなり、活性が落ちるといわれています。

多糖類の抗ガン作用は、主に免疫機能の活性を高めることによりガン細胞の成長を抑制するものとされています。

これらの多糖類は、免疫系細胞の中でもT細胞に強く働き、ガンに罹患して体力が低下した患者さんや、抗ガン剤や放射線療法の副作用で低下した免疫機能を回復させるのに有用です。

多糖類の作用は、ガンに対する直接的なものではなく、免疫機能を介した間接的なものが大部分であるため、投与を中止すると抗腫瘍活性は失われることになります。ただし、一部には直接的な抗腫瘍作用を有する物質も指摘されています（タンパク性物質など）。

■抗炎症作用

■抗アレルギー作用／免疫機能調整作用

T細胞の中には免疫系の強化だけではなく、その働きを調整しているものもあり（サプレッサーT細胞）、この細胞への作用を上手に利用すれば、アレルギーや免疫異常に基づく病気にも活用できることになります。

これらの働きは、薬として利用されているステロイドに類似した作用です。

■血糖降下作用

キノコの多糖類には血糖を降下させる働きがあります。また、インスリンを生成する細胞の成長を誘導する作用もあるといわれています。

■降圧作用／動脈硬化予防作用

多糖体には直接血圧に関与するメカニズムがあると推測されています。

②ヌクレオチド（核酸関連物質）

■血小板凝集抑制作用

ヌクレオチドの生理活性については、未知の部分が多いのですが、シイタケを用いた実験で血小板凝集抑制作用があることがわかっています。

血小板凝集抑制とは、わかりやすくいえば、「血液をさらさらにする」という意味です。

狭心症や脳梗塞の危険が高い人には医療機関などから血小板凝集を抑制するための薬を処方されることがありますが、キノコ類にはそれと同じ作用を持った物質が含まれているということになります。脳梗塞や心筋梗塞などに対する予防効果などは検証すべきアガリクスの臨床作用の一つといえます。

※この物質の正体はＧＭＰ（グアノシン・モノフォスフェート）であることがわかっています。

③インターフェロン誘導物質（核酸関連物質）

■免疫機能増強作用／免疫機能調整作用

インターフェロンはきわめて強い生理活性を持った物質です。人間の体内では極微量が作り出され、免疫機能をコントロールする上で重要な働きをしています。

バイオテクノロジーの技術で、人工的に生産することが可能となり、ウィルス性肝炎や悪性腫瘍の治療などに用いられています。しかし、インターフェロンは、その強い作用に伴い、副作用も重大であるという問題があり、実際の治療においては、副作用を厳重にモニターしながら慎重に投与しなければなりません。

キノコ類には、インターフェロンを誘導する物質が含まれています。この物質は、自分の体内にあるインターフェロンを作る能力を活性化することにより、免疫機能を増強させ、ウィルスや腫瘍に対して作用を発揮します。

人工的に作り出したインターフェロンを注射するのではなく、自分の身体でインターフェロンを作り出すわけですから、もちろん強い副作用もありません。

インターフェロン誘導物質の正体は二重鎖RNAです。

■抗ウィルス作用（B型・C型肝炎ウィルスなど）

アガリクスが肝炎に有効であるというメカニズムには、このインターフェロン誘導物質が大きく関わっていると考えられます。同じウィルスでも、米国ではAIDS（後天性免疫不全症候群）の患者さんの利用が多いとのことです。

■抗腫瘍作用

インターフェロンは、もともと抗腫瘍効果を期待して合成された物質です。実際には、合成されたインターフェロン単独では強い抗腫瘍効果を発揮することはできませんでしたが、近年、抗ガン剤との組み合わせによっては、従来抗ガン剤が効きにくいといわれていた大腸ガン（肝転移）や、肝細胞ガンに対しても強い有効性が示唆されています。

④エリタデニン（核酸関連物質）

■コレステロール低下作用

この物質は、食べたコレステロールの排出量を増加させ、コレステロールの分解を促進することにより、血液中のコレステロールの量を低下させると考えられています。

実際にシイタケを用いた人体実験では、一週間シイタケを積極的に食べることで、コレステロール値が平均一二％低下したという報告もあります。

シイタケに限らず、キノコ類にはコレステロール低下作用を持つものが多く、エリタデニン以外にも同様の作用を持つ物質がいくつも存在することがわかっています。

⑤非タンパク態アミノ酸

■血糖降下作用

■抗腫瘍作用・細胞幼弱化抑制作用

通常、アミノ酸は組み合わさってタンパク質を構成しています。しかし、キノコにはタンパク質を構成するものの他に、特殊な構造をした非タンパクアミノ酸（タンパク質の一部にならないアミノ酸）がたくさんあります。

これらのアミノ酸にはさまざまな薬理活性の可能性が示唆されています。

例えば、次のような作用を持つ物質が見つかっています。

□血糖降下作用　アレン型アミノ酸

□抗腫瘍活性　ガンマLグルタミル4ヒドロキシベンゼン

ガンマLグルタミル4ヒロドキシアニリン

□細胞幼弱化阻害作用（発ガン抑制作用）

ガンマLグルタミル4ヒドロキシベンゼン

⑥抗生物質・抗ガン物質

■抗菌作用・抗真菌作用・抗結核作用

抗生物質とは、細菌に対して殺菌作用を示す物質のことです。そもそも、最初の抗生物質であるペニシリンはカビから分離されたわけですが、キノコからも百種類程度の抗生物質が報告されています。キノコの抗生物質の中には、カビや結核に強く作用するものも知られています。

■抗腫瘍作用

これらの抗生物質は抗ガン物質としても作用するものが多くあり、そのメカニズムは、ガン細胞の増殖をブロックすることにあります。細胞分裂に必要なＤＮＡやＲＮＡの合成を阻害すると同時

キノコに含まれる抗生物質・抗ガン物質

・ポリアセチレン化合物

・ポリエン化合物

・テルペノイド化合物

・芳香族化合物

・核酸アナログ

・ペプチド系物質

に、細胞を形作るのに必要なタンパク質の合成も阻害することが知られています。

⑦抗ウィルス物質

■抗ウィルス作用（ＨＩＶ・インフルエンザなど）

抗ウィルス作用を持つ物質も多く同定されていますが、ここでも糖タンパクが重要な地位を占めています。

山口大学ではエイズ治療に応用し、シイタケの糖タンパクが、実際に治療薬として認可されているＡＺＴ（アミドチミジン）よりも強い作用があることを報告しています。

前に紹介した多糖類も抗ウィルス作用を持ちますし、インターフェロン誘導物質として紹介した二重鎖ＲＮＡにも同様の作用があることがわかっています。

⑧カテコラミン代謝酵素阻害物質

■降圧作用

カテコラミンとは、交感神経の興奮に関与する神経伝達物質です。わかりやすくいえば、身体を興奮状態にする上で重要な働きをしているホルモンということになります。身体が興奮状態になると、血圧や脈拍、体温などの基礎代謝が上がり、精神的にも興奮状態になります。

このカテコラミンの働きを適度に抑えることによって、血圧を下げることができます。

降圧薬の中に交感神経遮断薬という分類がありますが、キノコの中には、この薬と同じような作用を持つ物質があることがわかっています。

この物質の働きを上手に利用できれば、降圧作用を期待することができます。

⑨ドーパミン・βヒロドドキシラーゼ阻害物質

⑩チロシン・ヒドロキシラーゼ阻害物質

■降圧作用

⑨⑩の二つには、カテコラミン代謝酵素阻害物質と同様、血圧を下げる作用があります。特にドーパミン・βヒドロキシラーゼには強い降圧作用があることが知られています。

アガリクスにしばしば報告されている迅速な降圧効果は、⑧~⑩の物質による作用なのかもしれません。

ただし、これらの有効成分のうち、実際に薬剤として利用されているものはありません。

⑪アルカロイド系物質

■鎮痛作用

アルカロイドとは、医療で鎮痛薬として用いられる薬剤類(モルヒネなど)とおなじ構造を持った物質で、鎮痛作用があります。

アガリクスにはガンの激痛に対しても劇的な有効性を示した例が報告されていますが、これはアルカロイド系物質の働きによるものかもしれません。

■精神賦活作用

中にはMAOと呼ばれる酵素を阻害する働きを持つものも見つかっていますが、このMAOとは精神活動に大きな影響を与える物質です。MAO阻害剤は精神賦活剤としても使用されていますが、キノコのアルカロイド系物質にも、MAO阻害剤同様に脳の活動を高める働きがあるといわれています。

必須栄養素

必須栄養素とは、身体の正常な構造を保ち、身体を正常に機能させていく上で必要不可欠な物質です。具体的には、必須アミノ酸やミネラル類、ビタミン類、必須脂肪酸、食物繊維などが含まれます。

キノコは必須栄養素を豊富に含む栄養価の高い食品として知られていますが、その栄養価は栽培土壌や栽培方法により大きく左右されます。

キノコ固有の物質には強い生理活性があり、薬効という観点から非常に重要ですが、それ以外にも重要な栄養素がまんべんなく豊富に含まれているという点が、アガリクスをはじめとするキノコ類の特徴の一つでもあります。

必須栄養素とは？

必須栄養素とは、正常な身体の構造や機能を維持していくために必須であるにもかかわらず、体内で合成できない物質をいいます。いい換えれば、健康を維持するために、常に食べ続けなければならない栄養素のことです。

必須栄養素を摂取しないと、身体の状態は悪化していきます。最初は無症状ですが、不足の程度に応じて症状が出現し、時に死に至ることもあります。

また、必須栄養素といえど、極端に摂りすぎれば中毒になることもあります。

健康を維持するために、過不足なく毎日摂取すべき栄養素。それが必須栄養素です。

アガリクスには、必須栄養素に分類される栄養成分が豊富に含まれています。

摂取すべき必須栄養素の量は、日本では厚生労働省が「栄養所要量」として設定しています。

アガリクスに含まれる必須栄養素

アガリクスの有効成分は、キノコ固有物質だけではありません。

アガリクスには、体の構造や機能を正常に保つために必要不可欠な必須栄養素が豊富に含まれています。この必須栄養素はアガリクスの有効性を支えるもう一つの柱でもあります。

アガリクスに含まれる必須栄養素には、

①アミノ酸②ミネラル③ビタミン④脂肪酸⑤食物繊維の五つがあります。

ここでは、それぞれの栄養素について詳しくご紹介します。

もっと詳しく　日本の食文化と栄養状態

厚生労働省発表の年齢階級別栄養素等摂取量から、現在日本人の栄養摂取状態と各栄養素の基準値の比をとると次ページの表のようになります。若い世代の鉄、カルシウムを除くと、ほとんどの栄養素で基準を満たし、タンパク質、ビタミン類などでは基準を大幅に上回る結果となっています。これを見る限り日本人の栄養状態は非常に良好であり、飽食の時代という言葉の通り、一見ほぼすべての栄養素が満たされているといえます。

日本人の平均寿命は戦後、飛躍的に延び、これは物質的な豊かさとともに上昇曲線を描いてきました。現在の平均寿命は男性で七十八歳、女性で八十六歳、これは世界で最も高い数字だということもご存じの通りです。

一般に、平均寿命が延びたというのは、医療の進歩と栄養状態の改善による部分が大きいといわれています。医療の進歩については異論のないところだと思いますが、食の豊かさと栄養状態の改善の関係については短絡的に考えるべきではありません。食が豊かになれば栄養状態が改善するとはいい切れないからです。ここで、戦後日本の食文化の変遷を栄養学的視点に基づいて考察してみる必要があります。

日本の食文化は、必須ミネラル・脂肪酸を多く含んだ魚介類および味噌・しょうゆ・漬

日本人の栄養素摂取率

栄養素	20～29歳		30～39歳		40～49歳		50～59歳		60～69歳		70歳以上	
	女	男	女	男	女	男	女	男	女	男	女	男
エネルギー（%）	101	95	104	101	108	102	115	115	113	113	120	117
タンパク質（%）	124	119	124	126	132	127	142	142	136	136	122	124
カルシウム（%）	70	69	74	83	82	85	98	94	101	101	92	100
鉄（%）	78	114	79	121	90	124	102	131	100	133	110	125
ビタミンA（%）	132	127	127	140	143	138	167	153	157	147	147	143
ビタミンB_1（%）	130	117	143	119	138	115	146	118	143	115	129	110
ビタミンB_2（%）	120	118	122	122	129	123	142	129	140	126	122	117
ビタミンC（%）	104	123	99	116	122	111	158	136	162	157	144	149

け物などの発酵食品の二点が特徴的です。これらを副食とし、米を主食とする炭水化物中心の食文化が長い歴史の中で形成されてきました。戦後、私たちのライフスタイルは大きく変遷しました。しかし、獣肉食の習慣が持ち込まれても、単一的な肉食中心の献立に偏《かたよ》ることなく、従来の日本固有の食文化の中にとけ込む形で拡散・浸透していったのです。例えば、牛肉を味噌に漬けるという調理法や、牛肉を刺身として生で食べるといった発想はきわめてユニークであり、「日本的」な獣肉食文化といえるでしょう。つまり、戦後の獣肉食の普及は、食文化そのものの変遷ではなく、食材の広がりを与えるといった形で、従来の食文化を前衛

的に発展させたものと考えることができます。

しかしながら、その初期の段階においては充足的に機能していた食の豊かさは、現在、高タンパク高カロリー化の栄養過剰状態となっています。平均すれば栄養所要量は満たされていますが、一人一人を見ていくと、栄養バランスは決してよいとはいえません。無数の必須栄養素を過不足なく摂れる食環境が今の日本にあるでしょうか？

たくさんの栄養素を摂ろうとすれば、食事の量を増やさなければなりません。それによりカロリーや脂肪分の過剰摂取となり、かえって栄養バランスを壊す原因となりかねません。

もっと詳しく　日本人の栄養状態と病気の変遷

第3章で述べる通り、罹患する病気は食生活と密接な関わりを持っています。食文化の発展とともに生命・健康を脅かす病気の種類はどのように推移していったかを見てみましょう。左のグラフは糖尿病・高血圧性疾患と脳血管疾患の年次変化を表しています。これらの病気は、いずれも生活習慣病、あるいは生活習慣病が原因で発症する動脈硬化性疾患であり、医学的に根治が難しく、また、原因が生活習慣であるが故に罹患者の

生活習慣病の年次変化

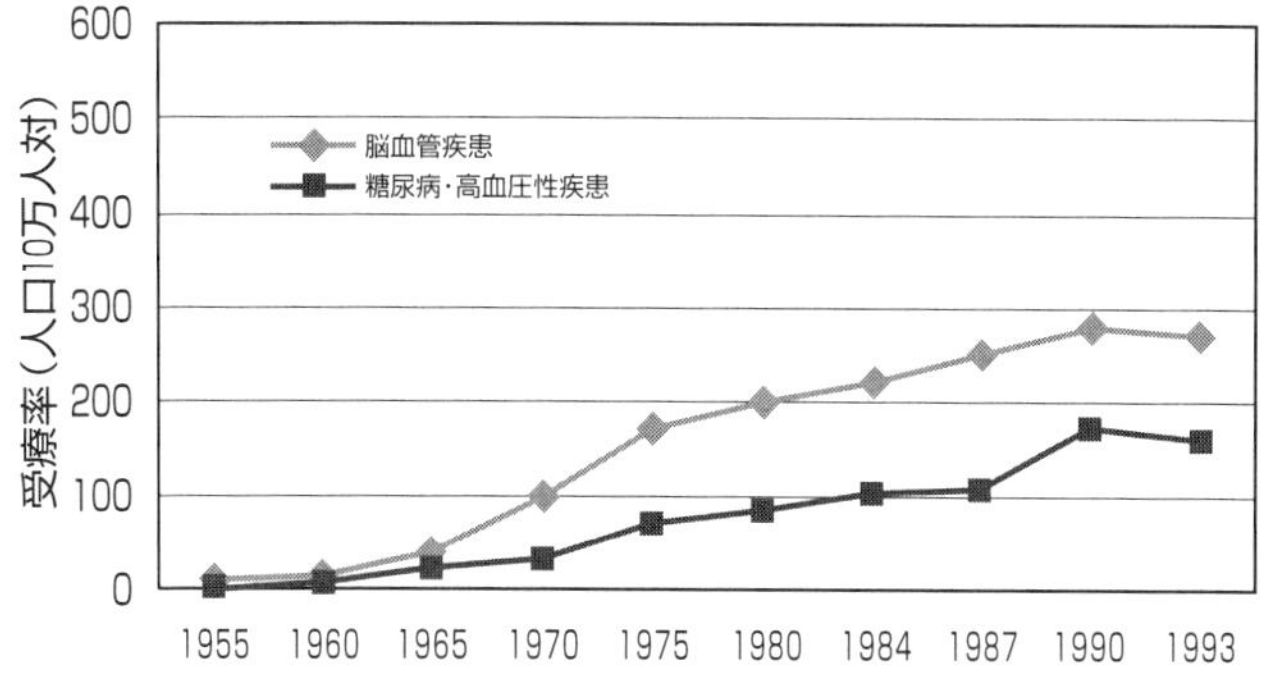

生活を制限して治療していく必要があるものです。

グラフを見ると、いずれも戦後を境に急激な増加が認められます。

医療の進歩・栄養状態の改善により、日本人の寿命は戦後急激な延びを見せました。しかし一方では、生活習慣病などの長期にわたって生命を脅かす病気は罹患率を延ばしています。

これは栄養状態の充足的な改善により寿命が延びたということ以上に、食を含む物資的な豊かさがもたらしたライフスタイルの変化が、新しい病気をもたらしているということを示しています。（ここまでは改善という表現を使ってきましたが）飽食がもたらした現在の栄養状態は一九五五年当時の栄養状態と比べて改善している状態にあるといえるのでしょうか？

もっと詳しく 栄養状態の改善とは？

厚生労働省が定めた栄養所要量は、大きく分けてタンパク質・脂肪酸・ビタミン類・ミネラル類で、タンパク質はその摂取用量のみ、脂肪酸ではそのエネルギー比率のみ、ビタミン類・ミネラル類は、それぞれ十二、十三種類しか所要量の基準がありません。

現在の常識から考えて、タンパク質に関してはアミノ酸の組成が重要になってくることは当然ですし、脂肪酸に関してもエネルギー比率・脂肪酸比率の算定の仕方には疑問を抱かざるをえません。

ビタミンに関しては妥当だと考えられますが、ミネラルに関しては十三種以外にも必須性が強く示唆されている物質はたくさんあります。いずれにしてもこの基準を満たすことが、そのまま栄養状態の完全を証明するとはいえません。

日本の行政指導というのは、とかく懲罰的になりやすく、またそれを受け入れやすい国民性でもあります。すなわち、「これを守っていないと病気になってしまいます」と行政側が公示すると、日本人は盲目的にその基準をクリアしようとして躍起になる一方で、それが達成されると「これが守れているのだから病気になる心配はない」と考えがちなのです。こうした国民性を深く理解し、考慮に入れるならば、行政側もＷＨＯが定める栄養所要項目以外の物質も、その必要性と所要量について積極的に情報提供する義務があるように思います。

栄養状態の改善とは、厚生労働省に定める栄養所要量を満たしていれば達成されるというものではありません。同省の公示による栄養所要量を絶対的なスケールとして、罹患する病気を栄養学的視点から観察すると、すべての生活習慣病は全体的な栄養の過剰摂取によってもたらされるものとしてしか帰結できなくなります。詳細は第3章に譲りますが、病気の背景にある栄養状態のアンバランスに注目すると、不足している物質が必ずあるはずですし、過剰な物質も際だってくるはずです。栄養状態の改善とは、厚生労働省が定める特定の物質の一方的な補給や、一方的な制限によって実現しうるものではなく、作用機序が未解明な物質を含むすべての栄養素をバランス良く摂取することで初めて実現されるものです。

もっと詳しく 栄養素に関する情報の取捨選択

体にとってその栄養素が必須かどうか、そして体の中でどのように機能しているのか?

これらが具体的に解明されているものは、全体から見るとまだ氷山の一角です。そのため、実験によっては幾通りもの解釈が可能となり、さまざまな論争の因《もと》になっているのが現状です。

最近では、食品と健康に関する情報があふれており、「現代人は○○が不足している。○○を補給することによって健康になれる」などという極端な見出しがテレビや新聞で連日のように報道されています。

それらの情報は、いずれも絶対的な科学的根拠といわんばかりに「××大学の××研究室の実験結果に基づいている」と、視聴者にリファレンスの信頼性をアピールします。

しかし、それらの情報はあくまで局部的な見地から全体を推測しているにすぎません。

生体内での実際の作用機序は、実験の結果とは必ずしも一致しないことがあります。何らかの結論を出す場合には、広い知識・たくさんの実験結果が背景にあり、それらを正当に含んだ形をとっているべきであり、無数にある中の一つの解釈にすぎない実験結果を抽出して極端な論理の展開によって真理を修飾することは、科学的であるとはいえません。

食と健康に関していえば、極端な見解が恣意的に流用され、その「効果」に尾ヒレをつけた健康食品の広告に過剰反応する行為には、栄養状態を改悪させる危険も含まれていることを認識する必要があるといえます。

例えば魚に含まれるドコサヘキサエン酸――通称ＤＨＡと呼ばれる物質は、さまざまなメディアでもてはやされていますが、比較的魚介類をたくさん摂る日本人が、さらにＤＨＡを摂取することで付加的な効果が期待できるのかどうかということも、実はわかっていませんし、ＤＨＡの過剰摂取に対する情報はあまり提供されていません。

ＤＨＡはｎ-３系多価不飽和脂肪酸の代表的な脂肪酸の一つですが、リノール酸のガンマリノレン酸への代謝を阻害し、結果としてアラキドン酸の生成を妨げることがわかっています。

アラキドン酸は生命活動において特に重要な役割を持っている脂肪酸（詳しくは専門書をご参照ください）であり、この生成が阻害されることによって、特にエネルギー代謝や免疫活動に障害が生じてきます。

もちろんこれは、摂取する脂肪を極端に魚油に置き換えた場合に生じる障害ですが、特に日本人の場合ではＤＨＡが体に良いとなれば、摂取する脂肪は魚一辺倒になり、また魚油カプセルなる物の服用まで想像でき、結果として脂肪の過剰摂取、アラキドン酸の不足という深刻な事態が予想されます。

個々各人の栄養状態の改善を見る場合、それを全体として捉えることが重要です。極端な偏りは栄養状態の改悪となる。栄養素はすべてバランスの上に成り立っているものである。この二つの前提がまずあって、不足している物質、過剰な物質の的確な見極めが不可欠なのです。

もちろん、アガリクスの過剰摂取についても、十分な検討が不可欠であることはいうまでもありません。ただし、アガリクスは特定の必須栄養素を大量に含むというのではなく、多くの種類をまんべんなく含むという形の成分構成を特徴としています。過剰摂取になったとしても、特定物質の中毒を起こすことは考えにくく、比較的使いやすい栄養食品であると考えられています。

①アミノ酸

アミノ酸は人体を構成する最小単位

皮膚、骨、臓器、筋肉、血液……からなる生物の体は、そのほとんどすべてがタンパク質によって作られています。このタンパク質は二十種類のアミノ酸の組み合わせによって構成されています。つまり、アミノ酸は人間の体を構成する最も基本的な単位であり、人体の構造を正常に保つために、文字通りなくてはならない存在です。

アミノ酸の体内での働き

<table>
<tr><th>成　分</th><th>体内での働き</th><th>こんな方に</th></tr>
<tr><td>イソロイシン</td><td>筋タンパクの分解抑制
疲労回復
成長の促進
神経系の働きを調える
血管拡張
肝機能を高める</td><td>成長期
肝臓が弱い
お酒を飲む機会が多い</td></tr>
<tr><td>ロイシン</td><td>筋タンパクの分解抑制
疲労回復
肝機能を高める</td><td>お酒を飲む機会が多い</td></tr>
<tr><td>バリン</td><td>成長を促進する
血中窒素量の正常化</td><td>成長期</td></tr>
<tr><td>アルギニン</td><td colspan="2">血管を拡張させて血流をよくする
アンモニアの代謝を促し乳酸生成を抑制、疲労軽減に役立つ
異物を攻撃するマクロファージを活性化して免疫力を高める</td></tr>
<tr><td>トリプトファン</td><td>睡眠障害改善
脳の機能を高める
痛みを緩和する
うつ症状を改善する</td><td>不眠に悩んでいる
頭を使う仕事である
ストレスが溜まっている</td></tr>
<tr><td>ヒスチジン</td><td>成長を促進する
ストレスの軽減</td><td>成長期
ストレスが溜まっている</td></tr>
<tr><td>スレオニン</td><td>成長を促進する
肝臓への脂肪蓄積を防ぐ</td><td>成長期
肝臓が弱い</td></tr>
<tr><td>フェニルアラニン</td><td>うつ症状を改善する</td><td>ストレスが溜まっている</td></tr>
<tr><td>メチオニン</td><td>うつ症状を改善する
抜け毛予防
動脈硬化予防
解毒・抗潰瘍作用</td><td>ストレスが溜まっている
抜け毛が気になる</td></tr>
<tr><td>リジン</td><td rowspan="2">成長を促進する
集中力を高める
肝機能を高める
皮膚等の弾力を保つコラーゲンの原料
体内で合成できるが、加齢とともに合成量が減る</td><td rowspan="2">成長期
肝臓が弱い
頭を使う仕事に就いている</td></tr>
<tr><td>プロリン</td></tr>
<tr><td>グルタミン</td><td colspan="2">消化間の粘膜細胞を増殖させる働きがあり、胃腸の粘膜をアルコールの刺激やストレスから保護して潰瘍を治療する</td></tr>
</table>

アミノ酸は、体内で合成できるもの（自分で作り出せるもの）と、合成できないもの（自分で作れないもの）の二つに分けられます。

体内では合成できないアミノ酸は、トリプトファン、メチオニン、リジン、フェニルアラニン、ロイシン、イソロイシン、バリン、スレオニン、ヒスチジンの八種類です。

したがって、この八つのアミノ酸だけは食事により補うしかなく、また一種類でも欠けると重大な障害を起こすところから、「必須アミノ酸」と呼ばれます。（ヒスチジンは体内で作られますが、急速な発育をする幼児の食事に欠かせないことから一九八五年から、これも必要なアミノ酸として加えるようになりました）

細胞の活動を正常に行うためには細胞内に必須アミノ酸を大量に貯蔵しておく必要があります。これが枯渇してしまうと、欠乏しているアミノ酸が構成するタンパク質が不足し始め、さまざまな障害が生じてきます。

必須アミノ酸は一種類でも欠けると生命を維持できなくなる

タンパク質は、生命維持に深く関わっています。それだけにタンパク質の不足は体にとって多くの悪影響をもたらします。栄養失調＝タンパク質不足と考えられるほどで、成長阻害に始まり時に精神障害を起こしてしまうこともあります。初期には、貧血や下痢、むくみが現れ、それが食欲不振につながって疲労感が残るようになります。また、長期にわたると皮膚がザラザラになり、抜け毛が起こることもあり、女性では生理が止まってしまうこともあります。

もっと詳しく アミノ酸からタンパク質の合成まで

二十種類のアミノ酸はそれぞれ、共通の構造をしている土台のような部分と、アミノ酸ごとに特有の形をしている側鎖と呼ばれる部分から成っています。土台の部分には、アミノ基とカルボキシル基と呼ばれる腕があります。遺伝情報にもとづいてタンパク質が合成されていくとき、一つ前のアミノ酸のカルボキシル基に、次のアミノ酸のアミノ基がつながれて、その繰り返しで鎖がのびていきます。アミノ酸が手をつないだように連なった土台の鎖を主鎖といいます。また、のびていく主鎖に、アミノ酸ごとに異なる形をした側鎖がぶらさがっています。この状態をタンパク質の一次構造といいます。

人間の身体の中ではアミノ酸がさまざまな代謝を受けて生命現象という複雑な反応系を支えています。このシステムが正常に働かなくなると、いわば、精密な歯車が狂ったかのようにさまざまな病気が生じてしまいます。（アルツハイマー病、狂牛病など）

RNAはリボースを糖成分とする核酸で、リボ核酸（ribonucleic acid）の略称。塩基成分はDNAの場合のチミンがウラシルとなっただけの高分子物質です。

遺伝情報は、DNA→RNA→タンパク質という流れで基本的には流れていきますが（このことをセントラル・ドグマといいます）、RNAはDNAから遺伝情報の「転写」を受け、それを「翻訳」してタンパク質を合成する過程で重要な働きをしています。

RNAにはDNAの遺伝情報の転写を受けたメッセンジャーRNA（mRNA）、タンパク質の原料であるアミノ酸を運ぶトランスファーRNA（tRNA）、タンパク質の製造工場であるリボゾームを構成するリボゾームRNA（rRNA）の三種類があります。

DNAと遺伝子

ヒトの場合、一つの細胞の中にある四六本の染色体中のDNA一本には、平均して一億の塩基が並んでおり、四六本で約六〇億塩基となります。その内の一本の染色体の中にあるDNAをまっすぐに伸ばすと、直径二ナノメートル（一〇〇〇万分の二ミリ）で長さが約三センチほどになります。（これを身近な例の水道管のサイズで表すと、直径二〇センチで長さが三〇〇〇キロとなり、これは北海道から九州までの距離に相当します）さらに四六本のDNAを合計すると約二メートルにもなります。

さて「DNA」と「遺伝子」を同じ意味に使用している場合がありますが、厳密にいうと違っていますので、ここで説明をしておきます。

(1)「DNA」とは「デオキシリボ核酸」という化学物質の名称です。

(2)「遺伝子」とはDNA中でタンパク質とRNAの作り方を遺伝情報として記載している部分をいいます。

DNAにおける遺伝情報が書き込まれた部分すなわち「遺伝子」は、DNAの五〜一

○%といわれています。遺伝子部分以外については、不要な（正確には、どのような働きをしているのかわからない部分）配列が延々と続いているのです。

遺伝情報の複製と保存

ＤＮＡの二重らせん構造には、遺伝情報を正確に複製する手段が含まれています。二本のＤＮＡ鎖は、お互いに相補的な構造であるので、おのおのの鎖が他方の塩基配列の情報を持っていることになります。その複製はまず二本鎖が分離することに始まり、おのおのの鎖が鋳型となってその鎖と相補的なヌクレオチド鎖が一本ずつ作られます。一回の複製が行われると、親のＤＮＡの各鎖は、新しく作られた相補的なＤＮＡ鎖と結合した状態で存在します。これを半保存的複製といいます。

転写（ＲＮＡの合成）

遺伝情報はＤＮＡにコードされて核内に存在しています。この情報は細胞質内で合成されるポリペプチドを介して発現されます。遺伝情報を核から細胞質へ伝達するのがＲＮＡです。特定のＤＮＡの塩基配列をＲＮＡに写し取る過程を転写といいます。転写は複製とは異なり、ＤＮＡのすべてが転写されるわけではなく、個々の遺伝子、または遺伝子群が転写されるのです。遺伝情報は二本鎖ＤＮＡのいずれか一方にコードされているので、転写はいつもその遺伝情報が収められている側のＤＮＡについて行われます。転写部位の認識はＲＮＡポリメラーゼが行い、ＤＮＡの上のプロモーターと呼ばれる、ある特別な塩基配列を持つ部位を認識して結合します。転写の終結はＲＮＡの機能に必要な配列を転写し、さらに一定の部位（終了コドン）に達したところで起こります。

翻訳（タンパク質の合成）

タンパク質の合成は三種類のＲＮＡ（ｔＲＮＡ、ｒＲＮＡ、ｍＲＮＡ）が関わって行われます。遺伝子（ＤＮＡ）に書き込まれたタンパク質のアミノ酸配列はｍＲＮＡに写され、リボゾームを舞台にして、ｔＲＮＡが運んでくるアミノ酸を材料として行われます。

（１）ｍＲＮＡ（メッセンジャーＲＮＡ）は、核内のＤＮＡから細胞質のリボゾームに遺伝情報を伝達します。真核細胞のｍＲＮＡは、一本のポリペプチド鎖に対する情報を持っています。細胞質内ではｍＲＮＡの寿命（高等生物で一〜数時間。大腸菌で三〜数分）は他のＲＮＡに比べて短時間です。

（２）ｔＲＮＡ（トランスファーＲＮＡ）は細胞内のＲＮＡの約一五％を占め、タンパク質合成の際、原料アミノ酸をリボゾームに運んで並べるトラックの働きをします。おのおののアミノ酸に対して少なくとも一つの特異的なｔＲＮＡが存在します。

（３）ｒＲＮＡ（リボゾームＲＮＡ）は細胞内のＲＮＡの約八〇％を占めます。リボゾームは大小二個のサブユニットからなる核タンパク質です。サブユニットはｒＲＮＡとタンパク質からなり、小サブユニットにｍＲＮＡの結合する部位があります。

タンパク質は合成と分解を繰り返しているのですが、それがどのように行われるかについては、一人一人の遺伝子の中に記されています。AとBを使ってCというタンパク質を作りなさい、Aというタンパク質をFという酵素で分解しなさいなどの命令は、遺伝子に記されているとおりに実行されます。したがって、あるタンパク質を作る遺伝子が欠落している人にとっては、そのタンパク質を作る設計図がないにも等しく、さまざまな先天性疾患の原因となっています。

②ミネラル（元素）

身体の機能を維持するために必要不可欠なミネラル

人間の身体は水素、酸素、窒素などの元素を主体として構成されています。鉄やカルシウムなどよく知られている金属（必須常量元素）や、コバルト、クロムなど、聞き慣れない金属も微量ながら含まれています。

これらの微量な金属については、以前より体内に存在することは知られていましたが、食物から摂取され、一時的に体内を通過していくだけのものと考えられてきました。しかしながら近年になって研究が進み、それらが体内で重要な役割を負っていることが証明され始めると、かつては有害

【主なミネラルの欠乏症状】

生殖障害
アディソン病
不整脈、心停止
血管拡張、興奮、不整脈、感情不安定、けいれん
骨格変性、破傷風、虫歯
成長減退、脂肪代謝異常
糖尿病、高血糖症、動脈硬化、成長の遅れ、角膜障害
痛風、貧血、性欲不振、虫歯、食道ガン、成長減退
骨格変性、発育障害、糖尿病、脂肪代謝異常、 生殖腺機能障害、筋無力症、動脈硬化、中枢神経障害
貧血症、脱毛症、根気減退
貧血症、食欲不振、体重減少
赤血球減少、成長阻害
貧血症、毛髪色素欠乏症、縮れ毛、栄養疾患、食欲不振、 成長減退、脳障害
こびと症、成長阻害、食欲不振、味覚障害、生殖腺機能障害、 睾丸萎縮症、知能障害、皮膚炎
—
骨格形成不全
成長阻害、門歯色素不全
貧血、成長阻害
発育不全、生殖機能障害
克山病、冠動脈疾患、ガン
スタミナ低下、脱毛、成長障害、皮膚異常、甲状腺機能低下症

【主なミネラルの過剰症状】

Li（リチウム）	腎障害
Na（ナトリウム）	高血圧症、脳出血、心臓疾患
K（カリウム）	アディソン病
Mg（マグネシウム）	無感覚症
Ca（カルシウム）	胆石、アテローム性動脈硬化症、白内障
V（バナジウム）	—
Cr（クロム）	肺・上気道ガン、接触性皮膚炎
Mo（モリブデン）	
Mn（マンガン）	肝硬変、神経障害、筋肉運動不整
Fe（鉄）	出血、嘔吐、循環器障害、血色素症
Co（コバルト）	心筋疾患、赤血球増加症、甲状腺肥大
Ni（ニッケル）	ガン
Cu（銅）	肝硬変、腹痛、嘔吐、下痢、運動障害、知覚神経障害、接触性皮膚炎、ウィルソン病
Zn（亜鉛）	嘔吐、下痢、肺の衰弱、高熱、悪寒
Cd（カドミウム）	イタイイタイ病
Si（ケイ素）	尿石形成
Sn（スズ）	肝障害
Pb（鉛）	中毒
As（ヒ素）	ガン
Se（セレン）	セレノーシス
I（ヨード）	甲状腺腫

元素であると考えられてきたヒ素、セレン、クロムなどについても必須の元素であると認識され、さらに最近ではカドミウムの必須性も議論されるまでになってきました。

ミネラルが不足すると……

■酵素やホルモンを作れず、身体の機能が障害される

身体の機能を司っているのは、さまざまな酵素やホルモンなどですが、ミネラルはこの原料として不可欠な物質です。ミネラルが不足すると、酵素やホルモンを十分に作ることができず、身体の機能が障害されます。

■細胞や臓器の働きを維持できなくなる

ミネラルは臓器の材料としても重要です。たとえば鉄は血液の原料として不可欠ですし、カルシウムは骨や細胞機能維持の上で、これも必要不可欠です。

不足しているミネラルの種類によっては、致死的な臓器障害をきたすことがあります。

ミネラルが過剰になると……

■中毒を起こすことがある

ミネラルは重要だからたくさん摂ろう、というのは間違ってはいませんが、摂りすぎると命にかかわる事態になることがあります。これを中毒といいます。

どんなに重要な物質でも適度な量でなければ、正常な機能を発揮することができません。このあたりが難しいところです。

もっと詳しく　ホメオスタシスとミネラルバランス

人間は必要なミネラルの大部分を食べ物から摂取しています。摂取したミネラルは身体の各組織に運ばれて利用されます。一部は貯蔵され、余ったものは尿や汗などと一緒に排出されます。

身体の中に吸収された必須ミネラルのほとんどは、金属（ミネラル）そのものの形で存在するわけではなく、タンパク質と結合し、安定した形を取っています。ミネラルと結合したタンパク質は金属タンパク質、あるいは金属酵素となって身体の中で一定の機能を果たしています。

体内のミネラルの含有量は、常時一定に保たれています。過剰に摂取されたミネラルは排泄され、摂取不足のミネラルは身体の外に漏れないように体内で再利用されます。この調節機構を「ホメオスタシス」といいます。ある程度の過剰摂取・摂取不足であれば、このホメオスタシスが体内のミネラルバランスを適切にコントロールしてくれます。しかし、このホメオスタシスの調節機能にも限界があります。ホメオスタシスの調節機能を著しく超える過剰摂取・摂取不足が続くと、体内のミネラルバランスを保つことができなくなり、さまざまな症状が出現してくることになります。

一般に、自然の下で生育した農産物や海産物を摂取して普通の食生活を営む限り、ミネラルの過不足は起こらないとされています。しかし、現代社会の食生活では、必ずしも通常の食事だけで、すべてのミネラルがバランスよく摂取できるわけではありません。加工食品はその製造過程で微量なミネラルを喪失し、工業的に生産された農産物はミネラルの偏りが目立ちます。

アガリクスに含まれる主なミネラル類

それでは、ここから、アガリクスに含まれるミネラル類とその働きをご紹介します。いずれも身体の機能を維持していく上で必要不可欠な必須栄養素です。

Ca カルシウム（必須多量元素）【Calcium】

【一日の摂取量】　六〇〇～一二〇〇ミリグラム
【人体での総量】　一・〇キログラム
【多く含まれる食品】　乳製品、魚介類、ゴマ、アーモンド
【不足すると】　けいれん、イライラ、骨粗鬆症、動脈硬化
【過剰に摂取すると】　不明

アガリクスに含まれる主なミネラル類

カルシウム（Ca)
鉄(Fe)
カリウム(K)
マグネシウムMg)
亜鉛(Zn)
マンガン(Mn)
銅(Cu)
ヨウ素(I)
クロム(Cr)
セレン(Se)
モリブデン(Mo)
コバルト(Co)

カルシウムは骨を構成している元素として知られていますが、その他にもいろいろな役割があり、骨を持つ動物だけでなく骨を持たない動物、また植物でさえもなくてはならない元素です。その中心的な役割の一つに筋肉の刺激と収縮の調節がありますす。一八八二年にリンゲルという科学者は亀の心臓を取り出して、それにカルシウムイオンを加えると数時間動き続けることを発見しました。また、カルシウムは、血液凝固反応などにも関係していて、多数の酵素を調節したり活性化する役割もあります。このようにカルシウムには重要なたくさんの働きがあるので、血液中のカルシウムが不足すると骨からカルシウムが溶けだして不足している分を補おうとします。これが過度に進行すると骨粗鬆症といって骨がスカスカになる状態に陥ってしまいます。

■体内での主な働き

カルシウムの体内での役割には主に三つあります。

①骨となって骨格を作る役割

体内に吸収されたカルシウムはリンと結合することによって骨や軟骨組織になります。体内のカルシウムの九九%は骨の中に存在しています。

②細胞中での役割

細胞の中で活躍するカルシウムは、いろいろなタンパク質と結合して、さまざまなメッセンジャーとして働いています。この働きは非常に広範囲で、細胞分裂、酸素の輸送、酵素の活性化など細胞の活動すべてに関係しています。

③細胞外での役割

脳で考えたことや体内の器官からの命令は、神経を伝わっていろいろなところに送られているのですが、その連絡経路の中でシナプスという部分から伝達物質を放出することによって信号を伝えている場所があります。この場所でカルシウムが重要な働きをしていて、カルシウムがないと伝達物質が放出されないということがわかっています。こうなると、命令の連絡経路が遮断されてしまい、例えばイライラなどの原因となります。この他、出血をした場合には血液を凝固させる物質を促進するなど、カルシウムの役割は細胞の外においても非常に広範囲です。

■関連する病気

骨粗鬆症　カルシウムの不足、マグネシウムの過剰が原因。

■上手な摂りかた

カルシウムは、前述の通り、体内で非常に多くの役割があるので、不足すると日常生活に支障をきたすようになります。そのため、カルシウムの摂取には十分な配慮が必要です。乳製品や魚介類などの食物を積極的に摂取するようにしましょう。

カルシウムを摂取する上で大切なのは「ビタミンD」です。カルシウムは十二指腸などで吸収されますが、その際にはビタミンDの助けが必要です。ビタミンDはカルシウム調節ホルモンとして働き、吸収を促進するだけでなく、カルシウムが骨を作るときにも重要な働きをします。ビタミンDが足りない状態でカルシウムをたくさん摂っても、効率が悪いといえます。

ビタミンDについての詳細はビタミンの項を参考にしていただければよいですが、ビタミンDが身体の中でうまく働く（活性化させる）ためには、紫外線の作用も必要です。つまり、日光を浴びるということもビタミンDの作用を考える上で重要なのです。カルシウムを十分に吸収し、体内で活用するためには、カルシウムをただ摂取するだけでなく、ビタミンDを摂取したり、太陽の光を十分に浴びたり、いろいろなことが必要なのです。

Fe 鉄 （必須微量元素） 【Iron】

【一日の摂取量】　六〜四〇ミリグラム
【人体での総量】　三〜四グラム
【多く含まれる食品】　肉、魚、のり、ひじき、貝類、レバー
【不足すると】　舌が萎縮する、口角炎、食べ物を飲み込みにくい、スプーン爪
【過剰に摂取すると】　ヘモデロトーシス

資源としての鉄の発見は人間にとって大変大きな意味がありました。従来の素材に比べて圧倒的に硬くて丈夫という性質を持つ鉄は青銅器に代わり、農器、武器として大いに利用され始めると、人間の生活、文化、歴史そのものが大きく変わっていきました。しかし、それ以前から鉄は人間の身体を作る重要な構成要素として利用されてきたのです。

よく知られているように鉄を放っておくとすぐに錆びてしまいます。錆びるというのは酸化しているということ、つまり錆びやすいというのは酸素と結合しやすいことを意味しています。生命はこの性質に注目して、身体の中に取り込まれた酸素を各細胞に届ける運搬役として鉄を採用しました。鉄は血液の構成成分として、主にヘモグロビンという鉄の化合物となり体中の細胞に酸素を運搬する働きをしています。また、酸素に関係してミオグロビンというタンパク質があります。これ

は、運動活動で使う酸素を筋肉中で貯蔵する働きをしています。その他の鉄は骨髄、肝臓、脾臓で貯蔵鉄として蓄えられています。

■体内での主な働き

鉄が身体に吸収されると、いろいろなタンパク質の原料になります。鉄に依存しているタンパク質の数はすべてのミネラルの中で最も多いといわれています。主なものは酸素の運搬を行うヘモグロビンやミオグロビンです。

体内に入った鉄は腸で吸収された後、骨髄の中の赤芽球という赤血球の元になる細胞の中に入ってヘモグロビンに合成されます。赤血球は体の中の細胞に酸素を運搬します。赤血球は約一二〇日ほどで寿命を迎え、寿命を迎えた赤血球は脾臓で分解され、中に含まれている鉄は再利用されます。

この他にも活性酸素を分解する働きがあるカタラーゼやペルオキシターゼ、エネルギーの代謝をしている細胞内で活躍するシトクロム類などがあります。

■関連する病気

鉄欠乏性貧血　貧血の中で最も多く見られるもので、鉄が不足することによってヘモグロビンが十分に作れなくなり、全身の細胞に十分な酸素を送ることができなくなります。その結果、めまい、だるいなどの症状が現れます。

スポーツ貧血　激しい運動のために汗や尿から鉄を失いヘモグロビンの量が減ってしまう貧血です。

ヘモクロマトーシス　生まれつき鉄の代謝が障害されており、鉄が体内の臓器に沈着してしまう病気です。肝硬変、糖尿病を併発します。

■上手な摂りかた

食物に含まれる鉄の形としては、ヘム鉄タンパク質と非ヘム鉄タンパク質とに分けられます。これらは胃の中の酸によって、ヘム／非ヘム鉄とタンパク質とに分離されます。ヘム鉄はヘモグロビン、ミオグロビン、シトクロム類の原料となるので、鉄の量が同等の食品でもヘム鉄の割合が多い食品の方が体内で有効に利用されるといえます。特に肉や魚に含まれるヘム鉄は吸収率が高いといわれています。また、ビタミンCは非ヘム鉄をヘム鉄に変換する働きがあるので一緒にビタミンCを摂ることも有効です。

逆に米糠などに含まれるフィチン酸や緑茶などに含まれるタンニン酸などを一緒に摂ると、これらの物質に鉄が結合して水に溶けない性質を示すので、腸からの吸収率が低下します。気をつけなければいけないことは、サプリメントとして鉄剤を利用するときには、決してお茶などと一緒に飲まないようにすることです。

K カリウム（必須多量元素）　【Potassium】

【一日の摂取量】　一・四〜七・四グラム

【人体での総量】　一四〇グラム
【多く含まれる食品】　バナナ、ピーナッツ
【不足すると】　下痢、嘔吐、筋肉麻痺、呼吸障害、不整脈
【過剰に摂取すると】　副腎皮質機能不全、尿毒症、尿路閉塞

カリウムはナトリウムとともに細胞の中に出入りすることで信号の役割をしている物質です。例えば、細胞の中に水分が多くなりすぎた時には水を排出するように働き、タンパク質の合成の命令があれば作るように、また中止の命令があれば抑制する働きなど、生命維持の重要な役割を演じています。

したがってカリウムが不足してしまうと、この生理作用が十分に機能しなくなり、下痢、嘔吐、筋肉麻痺、呼吸障害など全身の症状が現れてきます。しかし、通常の食事をしている人では不足する可能性はまずありません。

■体内での主な働き

カリウムが体内に入ると腸から三十分以内に吸収されます。吸収されたカリウムは血流にのり身体の細胞の隅々にまで行き渡り、血液中から細胞の中に出入りすることによって、さまざまな生理作用を及ぼしています。取り入れられたカリウムにより、体全体のカリウムが過剰になった場合には、腎臓に集められて尿となって排出されます。カリウムはナトリウムと深い関係にあり、カリウ

ムが細胞の中を出入りする時にはナトリウムと対になって行われます。腎臓に問題があってナトリウムを排出できない人にとっては、カリウムを摂ることによってナトリウムの排出が可能になることが臨床的にはわかっています。また高血圧を予防する意味で、体の中に存在するナトリウムとカリウムの比は２以下が望ましいとされています。

■関連する病気

高カリウム血症　腎臓の機能異変によりカリウムを排出できなくなり、心臓の機能に異常が生じる状態です。カリウムの濃度によって症状の程度は異なり、不整脈から始まり心停止にまで至ります。

Mg マグネシウム（必須微量元素）【Magnesium】

【一日の摂取量】　二～五ミリグラム
【人体での総量】　二〇～三〇グラム
【多く含まれる食品】　乳製品、ナッツ、豆類
【不足すると】　筋肉の震え、脈の乱れ

マグネシウムは海水中に〇・一三％程度含まれている他、土壌中にも〇・五％ほど含まれている

物質です。日本では海水からマグネシウム塩を取り出し、これは大豆のタンパク質を固まらせる作用があることから、豆腐のにがりとして利用されてきました。人間の身体に含まれる金属としてはカルシウムやナトリウムの次に多い物質で、もちろん必須元素です。人間にとって必須物質なのですから動物にとっても同様であることはもちろんですが、マグネシウムは植物にとってもなくてはならない物質の一つです。植物はマグネシウムによって、生きていく上で最も重要な光合成という活動をしています。これは、光合成を行っている細胞である葉緑素（クロロフィル）の中心にはマグネシウムがあり、葉緑体の最も重要な構成物質となっているからです。また、このマグネシウムによって葉緑体が緑であると考えられています。

■体内での主な働き

①たくさんの酵素を活性化する。

マグネシウムによって活性化される酵素は三百種類以上あると確認されています。

②エネルギー源となる物質を安定化させている。

マグネシウムはすべての活動のエネルギー源になるATPという物質に結合して安定化させています。ATPをエネルギーとして利用する段になるとマグネシウムははずれます。

③タンパク質の合成を調整する。

マグネシウムは細胞の中で、タンパク質を合成する中心的な働きをするリボソームという物質を凝集する働きをしています。細胞の中のマグネシウムはカルシウムとともにその量を調節する働きがあるので、これによってタンパク質の合成を調節可能にしています。
■関連する病気
循環器系の病気の予防　マグネシウムとカルシウムの摂取比を1：1にすることによって血管を正常に保つことができると考えられています。
■上手な摂りかた
マグネシウムは小腸によって吸収され、取り込まれたマグネシウムの六〇〜六五％は骨に、二七％は筋肉、その他は各組織に分配されます。

Zn 亜鉛（必須微量元素）【Zinc】

【一日の摂取量】　一五ミリグラム
【人体での総量】　二グラム
【多く含まれる食品】　魚介類、海草類、肉類、豆類
【不足すると】　味覚・嗅覚異常、脱毛、成長障害、皮膚炎、鉄欠乏性の貧血
【過剰に摂取すると】　中毒症状（腹痛、発熱、下痢、吐き気）

亜鉛（Zn）は鉛（Pb）と語感が似ていることから混同されやすく、必須元素でありながら、何か

体に良くないイメージがありました。しかし、最近になって亜鉛不足による味覚障害などがテレビなどで盛んに取り上げられるようになってから、その必須性が浸透してきた元素の一つです。亜鉛の不足による味覚障害は有名ですが、その他に成長障害、脱毛、皮膚炎などさまざまな症状が起きることがわかっています。また近年になって、亜鉛フィンガータンパク質という遺伝情報を司っている物質が発見されました。具体的な作用機序についてはこれからの研究によるところですが、生命の本質的なメカニズムに関係している亜鉛は、まさに必須元素と呼ぶにふさわしい物質だといえます。

■体内での主な働き

亜鉛はさまざまな酵素の構成物質として働いています。亜鉛が含まれる酵素の多くは加水分解反応と呼ばれる反応をすることによってその役割を特徴づけています。加水分解反応とは簡単にいえば分解をする、そして水が出るということですが、逆に水を加えて結合させる働きもあります。代表的な酵素はタンパク質を分解する酵素と呼吸に関する酵素です。タンパク質を分解する酵素は主に脾臓や腎臓で活躍しています。タンパク質は複雑な鎖のように結合している高分子化合物なので、これを分解するということは実用的な大きさにする、すなわち消化するということを意味しています。これはタンパク質のどこの部分を切断して小さくするかによって効果が異なるので、酵素がどの部分を切断するかによって、いろいろな名前が付けられています。

また、呼吸に関する酵素については、炭酸脱水酵素があります。これは身体の中で作られた二酸化炭素を炭酸へ、また炭酸から二酸化炭素へ変換する酵素です。呼吸をする仕組みは、鉄を含むヘモグロビンという物質と綿密な連携をとって行われています。身体の中にあるすべての細胞は酸素を必要としていて、酸素が使われた後には二酸化炭素が排出されます。まず、炭酸脱水酵素は二酸化炭素を排出するために運びやすい炭酸の形にします。そして、炭酸はヘモグロビンによりHCO_3^-になり血液の中を流れて肺までくると、またヘモグロビンにより炭酸に戻されます。戻された炭酸は、さらに炭酸脱水酵素によって二酸化炭素となり、最終的に肺から排出されていく仕組みになっています。ここで、ヘモグロビンがなぜ炭酸からHCO_3^-にするかというと、実はこの課程で酸素の交換を行っているためです。

以上は代表的なものですが、亜鉛を含む酵素はこれらの他にもたくさんあり、それぞれに重要な役割を持っています。ちなみに、アルコール脱水酵素といってアルコールを分解する最初の段階で働く酵素も亜鉛を含んだ酵素です。

■関連する病気

味覚障害、聴覚障害、勃起不全。

Mn

マンガン（必須微量元素）【Manganese】

【一日の摂取量】　○・四～一○ミリグラム

【人体での総量】　一二ミリグラム
【多く含まれる食品】　お茶、貝類
【不足すると】　神経障害、性機能障害
【過剰に摂取すると】　甲状腺肥大、頭痛、倦怠感、運動機能障害

マンガンは主に工業用として鉄の混ぜものとして使われることの多い元素です。鉄に混ぜることによって非常に強靭な合金ができるので、日常生活においてなくてはならない金属の一つです。それは体内においても同様で必須微量元素の一つとされています。体内における役割は多種多様で、酵素の活性を促すものから酵素の構成を担っているものまで広範囲に渡ります。不足した場合にはこれらの働きが低下するためにさまざまな障害が起きると考えられますが、平均的な食生活をしている人に、不足することはまずありません。

■体内での主な働き

マンガンの体内での役割は、まず酵素に結合してその働きを活発にしていることがあげられます。対象となる酵素は非常にたくさんあり、主なものでは骨の代謝、糖の代謝、脂質の代謝、生殖機能、免疫機能に関する酵素があります。また、体内でカルシウム、マグネシウムなど性質が似た金属の代わりをすることがあります。例えば、カルシウムと結びつくはずのタンパク質にマンガンが結びつくことによってカルシウムの合成を抑制していると考えられています。その他、活性酸素を非活

性化する酵素（ＳＯＤ）の中にはマンガンが原料として構成されているものもあります。この酵素は活性酸素という有害な物質を水と酸素に分解することにより、無毒化する働きをしています。

■関連する病気

甲状腺肥大、甲状腺腫瘍　　地質にマンガンが豊富な地域でのマンガン過剰摂取が原因。

■上手な摂りかた

マンガンは通常の食生活で不足することはありません。特に食生活に気をつけていなくても大丈夫です。

Cu 銅（必須微量元素）【Copper】

【一日の摂取量】　二〜三ミリグラム

【人体での総量】　一〇〇ミリグラム

【多く含まれる食品】　レバー、ココア、カキ、カシューナッツ

【不足すると】　貧血、動脈・骨の異常、脳障害

【過剰に摂取すると】　黄疸、肝硬変、下痢、吐き気、運動障害、知覚神経障害

銅は人間にとってはなじみの深い元素です。青銅器（銅とスズの化合物）や真ちゅう（銅と亜鉛

の化合物）として古くから利用されてきた歴史があり、鉄の発見以降も「加工しやすい」「電気をよく通す」「熱を良く通す」性質が認められ、現代でもなくてはならない金属の一つです。

銅は人体にとっても必須元素で、特定のタンパク質や酵素の原料となっている物質です。銅が不足すると、当然これらのタンパク質や酵素が身体の中に作られなくなるので、これらのタンパク質や酵素が担当する役割が失われ、主に血液、血管、毛髪に関する症状がでてきます。これらのタンパク質や酵素は主に肝臓で作られているので、過剰に摂取した場合には銅が肝臓に蓄積され、肝臓に関する症状がでてきます。またこれは肝ガンの原因になっているという報告もあります。

■体内での主な働き

食べ物に含まれる銅は消化器官から吸収され、血液の中に入り血液の中のタンパク質にくっついて、身体の各組織に運ばれます。特に肝臓では銅を含むタンパク質や酵素を作っているので肝臓に運ばれた銅はこれらの原料となり、アミン酸化酵素、チロシナーゼ（メラニン色素の形成）、スーパーオキシドジスムターゼ（活性酸素の分解）、セルロプラスミン（銅を体内で運搬する）、シトクロムC酸化酵素などの酵素が作られます。また最近では、銅には血管の働きを正常に保つ酵素を補助する効果のあることがわかり、動脈硬化や心筋梗塞の予防も期待されています。

■関連する病気

動脈硬化・心筋梗塞　　銅の不足が原因。

メンケス病（先天性）　銅が消化器官にとどまり、消化器官では過剰、その他の器官では不足することが原因。

ウィルソン病（先天性）　銅を排出できないことが原因。

■上手な摂りかた

通常の食事で不足、過剰はありませんが、魚介類を多く摂る地域の住民の血液中の銅の量を調べてみると、都市部の住民の二倍も多いことがわかっています。そして、これらの地域では動脈硬化や心筋梗塞で死亡する確率が極端に低かったのです。日本人の食生活が肉食を中心とする欧米化するにつれて動脈硬化や心筋梗塞などの循環器系の疾患が増えてきたことは、銅の摂取量と見事に一致しています。したがって、銅の上手な摂り方は、魚介類、海草類を中心におく献立を意識的に取り入れることが一番簡単な方法だといえます。まだ日本人は肉を食べて健康になるようにできてはいません。

I　ヨウ素（必須微量元素）　【Iodine】

【一日の摂取量】　〇・一〜〇・五ミリグラム

【人体での総量】　一二〜二〇ミリグラム

【多く含まれる食品】　海草や魚介類などの海産物

【不足すると】　甲状腺機能の低下（太りやすい、発育不全、脱毛）、甲状腺腫

【過剰に摂取すると】　甲状腺の肥大

ヨウ素は海草や魚介類に含まれている元素で、海に囲まれた日本人では不足することはなかったのですが、食生活の欧米化に伴い魚介類を食べる機会が以前よりも減ったせいか不足を指摘する声もあります。ヨウ素は甲状腺という器官で甲状腺ホルモンの原料として使われている物質なので、不足すると甲状腺から分泌されるホルモンが不足してしまいます。甲状腺ホルモンは主にエネルギーに関する調節をしているホルモンなので、不足してしまうと太りやすくなったり、脱毛があったり、成長期なのに成長が止まったりします。

■体内での主な働き

体内に入ったヨウ素は甲状腺という器官に入り甲状腺ホルモンの原料として使われます。甲状腺ホルモンは三種類あり、サイロキシン、トリヨードサイロニン、カルシトニンですが、九〇%以上はサイロキシンというホルモンで占められています。役割には左記の三つがあります。もちろんこれらの原料となるヨウ素が不足してしまうとホルモンは不足してしまい、さまざまな障害が起きてきます。

①エネルギー代謝の促進　　酸素、体熱、基礎代謝を高める働き。

②物質代謝の促進　　濃度が低い場合：タンパク質の合成。
　　濃度が高い場合：糖質・脂肪・タンパク質の分解消費。

③発育・発達の促進　骨や中枢神経の発育を促進する働き。

■関連する病気

甲状腺機能低下症　ヨウ素の不足が原因となり、甲状腺から分泌されるホルモン量が低下しエネルギー代謝、物質代謝、発育・発達の促進が損なわれ、さまざまな症状が出現します。

■上手な摂りかた

ヨウ素は魚介類や海草類などにたくさん含まれている物質です。日本での欠乏症はあまりないのですが、極端な偏食をしている人などは不足している可能性が非常に高いといえます。

Cr クロム（必須微量元素）【Chromium】

【一日の摂取量】　〇・〇一〜一・二ミリグラム

【人体での総量】　二グラム

【多く含まれる食品】　海草類、チーズ

【不足すると】　糖尿病、動脈硬化症

【過剰に摂取すると】　吐き気、中枢神経障害、肝・腎障害、肺ガンクロムと鉄の合金はステンレスとしてよく知られています。六価クロムが毒であることは昔から知られていましたが、クロムが必須元素であるということがわかってきたのはそれ以降のことでした。クロムは生理機能として糖代謝、脂肪代謝に関与しているとされていて、クロム摂取量の不足が生活習慣病である糖尿病や動脈硬化症に関係していると考えられています。

■体内での主な働き

食品に含まれているクロムを摂取した場合、クロムは腸から吸収されます。クロムが体内でどのように振る舞っているかについては詳しくはわかっていませんが、糖を代謝するために必要とされているのではないかといわれています。クロムが欠乏すると糖を使う代謝機能が低下し、糖尿病や動脈硬化の原因になっているというわけです。このように体の中でどのように機能しているのか、まだよくわかっていないクロムですが、すでに薬品としてピコリン酸クロムというクロムが含まれた薬が販売されています。この薬は糖尿病や高脂血症の薬なのですが、筋肉の増強、脂肪率の低下をもたらすとしてアメリカでは注目されています。ただしこの薬でも、クロムがどのようにその有効性を発揮しているのかということは詳しくわかっていないので、安全性について疑問の声もあるようです。

■関連する病気

糖尿病、動脈硬化　　クロムの摂取不足。
肺ガン　　クロム工場の従業員などが六価クロムの過剰摂取。

Se セレン（必須微量元素）【Selenium】

【一日の摂取量】　〇・〇五ミリグラム
【人体での総量】　一二ミリグラム
【多く含まれる食品】　イワシ、サクラエビ、キビナゴ
【不足すると】　心不全
【過剰に摂取すると】　（急性）下痢、呼吸困難、体温上昇、（慢性）皮膚炎、脱毛

セレンという物質は地殻にもわずかにしか含まれていない物質ですが、人間にとっては、それに比べると高い濃度で必要とされる必須微量元素です。セレンについては、一九三五年の中国の克山病が有名です。中国のある限られた山岳地域で急性の心不全（突然死）が起こりました。当時セレンが必須元素だとはされていなかったのですが、土壌を調べてみると含まれるセレンの量が極端に少なく、また、突然死した人の体内セレン量も他の地域の人よりも少ないことがわかりました。これによりセレンが必須元素ではないかと強く疑われ、その研究がスタートしました。

■体内での主な働き
セレンは体内に取り込まれると、ビタミンEのような組織の酸化防止剤として働くことがわかっています。また甲状腺ホルモンのサイロキシンをトリヨードサイロニン（※ヨウ素の項参照）に変

換する酵素はセレンを原料として作られていて、甲状腺内で重要な働きをしています。この他、セレン化合物には抗炎症作用、免疫抑制作用、制ガン作用があるとされていますが、まだ不明な部分が多いようです。

■関連する病気

克山病　セレンの不足が原因で心不全が起こる。

■上手な摂りかた

一日に〇・〇五ミリグラム摂ればよいとされているセレンですが、日本で通常の食生活を送っている人に不足症状が現れたという報告はありません。かえってセレンの場合には適正量と中毒量が接近しているので、サプリメントで補給する場合には摂りすぎに注意が必要です。通常の食生活で不足することはまずありません。

Mo モリブデン（必須微量元素）　【Molybdenum】

【一日の摂取量】　〇・〇二五～〇・〇三ミリグラム

【人体での総量】　一〇ミリグラム

【多く含まれる食品】　豆類、もやし、レバー

【不足すると】　頻脈、多呼吸、夜盲症、視野暗点

【過剰に摂取すると】　痛風

モリブデンはアメリカに集中的に分布している金属で、資源としての利用が盛んな金属です。融点、沸点が高く、材料的な特性に優れるためにいろいろなものに利用されています。人間にとってモリブデンとは、酵素やタンパク質の原料となる重要な元素です。現在見つかっている酵素やタンパク質以外にもモリブデンを抗生物質として持つ酵素やタンパク質があることが予言されています。まだわかっていないことが多い物質です。

■体内での主な働き

モリブデンを含む酵素やタンパク質はいくつか知られていて、生理機能としてアミノ酸代謝、核酸代謝、硫酸・亜硫酸代謝に関係していると考えられています。モリブデンが原料となって構成されている酵素にはキサンチンノキシダーゼ、亜硫酸オキシダーゼ、アルデヒドオキシダーゼがあります。キサンチンノキシダーゼは尿酸の生産を促進させる働きがあるので、モリブデンの摂りすぎによってキサンチンノキシダーゼが増えてしまうと過剰に尿酸が生産され痛風の原因となります。

また動物での実験結果ですが、銅とモリブデンは体内において拮抗関係にあることがわかっています。拮抗関係とは一方が不足すると他方が過剰になってしまうことをいいます。モリブデンが欠乏した状態にある羊は銅が過剰蓄積されていたという報告もあります。

■関連する病気

痛風　モリブデンの過剰摂取が原因。（土壌中にモリブデンが多いロシア地方に多い）

■上手な摂りかた

通常の食生活をしている人で欠乏症状や過剰症状が出現することはまずありません。

Co コバルト（必須微量元素）【Cobalt】

【一日の摂取量】　〇・〇五～一・八ミリグラム

【人体での総量】　一・五ミリグラム

【多く含まれる食品】　魚介類、肉類、卵類、乳製品

【不足すると】　悪性貧血、食欲減退、体重減少

【過剰に摂取すると】　不明

適度な鉄分を含む草を食べているのにもかかわらず、牛や羊が貧血になって衰弱してしまうという病気がありました。この病気は地域的な原因不明のものとされていましたが、実はその地域の土壌にコバルトが不足していることがわかり、動物にとってコバルトは必須元素であることがわかりました。その後の研究により、コバルトは人間にとっても必須元素だということがわかり、ビタミンB_{12}の発見につながっていきました。コバルトはビタミンB_{12}という形で魚介類や肉類に多く含まれ

ている物質です

■体内での主な働き／関連する病気

コバルトは腸で吸収されると脳や肝臓でビタミンB_{12}として働きます。

もっと詳しく 細胞内外への物質輸送

ナトリウム、カリウム、マグネシウム、カルシウムは体液のpH、浸透圧の調整、神経への命令伝達などの電気化学的現象に関与している必須元素なので、これらを電解質元素と呼んでいます。生体内では、これらの元素は陽イオンとして存在し、細胞膜を通して細胞内外に移動することによって適切な濃度を保っています。

■チャネル輸送（受動輸送）

細胞膜を通して物質が輸送される場合、基質を透過させる特異的な通路が膜タンパク質によって作られます。この通路は穴のようになっていて、そこを通って物質が細胞の中に取り込まれる仕組みになっています。これをチャネル輸送といいます。チャネルには物質を選択するためのフィルターのようなものがあって、許された物質が接近すると開放され、そうでない時は閉鎖されています。この開閉する部分をゲートと呼び、膜電位のセンサーによって開閉されています。

■キャリアー輸送（受動輸送）

物質が膜内に存在するキャリアーという物質と結合して脂溶性化合物なり細胞膜を通っていく仕組みはキャリアー輸送と呼ばれています。キャリアーによる物質輸送はイオン濃度の勾配によって平衡に達するまで輸送されるので受動輸送に促進拡散が伴っていると解釈されます。キャリアーは細胞膜の中にあって、電解質と結合するキャリアーを特にイオノフォアといいます。

キャリアーは、その輸送のメカニズムで以下の三つに分類されます。

中性キャリアー　バリノマイシン、ノナクチン、トリナクチン、ジナクチン、モナクチン、エンニアチン

陽イオンキャリアー　ナイジェリシン、モネンシン、ジアネマイシン、カリマイシン

チャネル形成キャリアー　グラミジンA、ナイスタチン、フィリピン、アンホテリシンB

■ポンプ輸送（能動輸送）

ポンプ輸送とは、濃度勾配に逆らって濃度の低い側から高い側へ汲み上げるような輸送を行う仕組みです。これはエネルギーを必要とするために能動輸送と呼ばれています。このエネルギーはアデノシン三リン酸（ＡＴＰ）をアデノシン二リン酸（ＡＤＰ）にすることで行われています。

③ビタミン

身体の機能をなめらかに運用する潤滑剤

栄養学が現在のように発達する前から、主要栄養素（タンパク質、糖質、脂質）以外に生命活動に必要な物質の存在が予言されてきました。

ビタミンとは生命活動に必要な栄養素であるという意味から、vital amine → vitamin という呼称で十九世紀から研究が始まった物質です。十九世紀以前にも欠乏症状によって、そのような物質の存在は予言され、具体的な対処療法がなされてきました。初めて発見されたビタミンはビタミンＡで、それ以後発見される順にビタミンＢ、Ｃ、Ｄ……というようにアルファベット順に名付けられていきました。

ビタミンは体内で起こっているさまざまな反応を調節している物質です。生命という機械をなめ

アガリクスに含まれる主なビタミン類
ビタミンD
ビタミンB_1
ビタミンB_2
ナイアシン
ビタミンB_6
パントテン酸
葉酸
ビタミンC

らかに動かす「潤滑油」のような働きをしています。

アガリクスに含まれる主なビタミン類

ここでは、アガリクスに含まれているビタミン類をご紹介します。

いずれも身体をスムーズに機能させていく上で必要不可欠な必須栄養素です。

ビタミンD　【脂溶性ビタミン】

【一日の摂取量】　400IU

【多く含まれる食品】　アガリクスなどのキノコ類、卵黄、サケ

【不足すると】　クル病や骨軟化症、骨粗鬆症など、骨に関する障害

【過剰に摂取すると】　食欲不振、嘔吐、臓器の石灰化など

カルシウムと骨の代謝に重要な働き

ビタミンDは、動物に由来するビタミンD_3と植物に由来するビタミンD_2があります。ビタミンDは、はじめ骨の病気であるクル病予防のビタミンとして発見されました。吸収されたビタミンDは肝臓と腎臓で変形し、ホルモンと同様の作用を持つようになります。

■体内での主な働き

小腸でカルシウムの吸収を助け、さらに、血液中のカルシウム濃度を一定に保つ働きをしています。ビタミンDはカルシウムの吸収から始まり、骨へのカルシウムの取り込み、血液中のカルシウムが不足したときの骨からのカルシウムの動員といった、体内のカルシウム代謝に非常に重要な働きをしています。

■関連する病気

クル病や骨軟化症、骨粗鬆症など、骨に関する障害が生じます。カルシウムが不足しがちな日本人にとってはビタミンDは重要な栄養素です。

■上手な摂りかた

アガリクスなどのキノコ類、卵黄、サケに多く含まれます。

サケの切り身なら一切れで十分です。

ビタミンB_1 【ビタミンB群　水溶性ビタミン】

【一日の摂取量】　一・一ミリグラム
【多く含まれる食品】　ビール酵母、のり、豚肉、ぬか、玄米、大豆など
【不足すると】　むくみ、疲れやすい、心臓肥大、だるい、食欲減退などの症状
【過剰に摂取すると】　特に問題はありません

糖分の代謝に必要不可欠なビタミン

最も有名なビタミンの一つで、化学名はチアミンです。ビタミンB_1は日本で四十年ほど前まで頻繁に発症した脚気の原因となる物質で、ビタミンB_1が不足すると脚気になります。ビタミンB_1は糖質の代謝に重要な働きをしています。

日本人などの、米を主食としていてデンプンが多い食生活を送っている人は、ビタミンB_1を非常に多く必要とするために、欠乏が起きやすく脚気が多発したと考えられています。

■体内での主な働き
ビタミンB_1は糖代謝の調節のほかに、さまざまな酵素を助ける働きや神経系の情報伝達にも関係しています。そのためビタミンB_1の欠乏は、神経の異常を起こしやすくなっています。

■関連する病気
全身のだるさや食欲不振などが出現します。

■上手な摂りかた

豚肉なら一〇〇グラムぐらいで十分な量を摂取できます。

ビタミンB_2 【ビタミンB群　水溶性ビタミン】

【一日の摂取量】　一・二ミリグラム
【多く含まれる食品】　ウナギ、イワシ、レバー、のりなど
【不足すると】　成長障害や皮膚や舌・唇の炎症（口内炎）など
【過剰に摂取すると】　特に問題はありません

身体の成長に必要不可欠なビタミン

ビタミンB_2は化学名をリボフラビンといい、脂肪などエネルギー源の栄養素を燃焼するのに必要なビタミンで、身体の成長になくてはならない存在です。身体に貯蔵することができないので常に補給する必要があります。

■関連する病気
成長障害や口内炎などの皮膚・粘膜の炎症。
■上手な摂りかた
豚肉なら一〇〇グラムぐらいで十分な量を摂取できます。

牛や豚のレバーなら三〇グラムほどで十分です。魚なら二〇〇グラム以上が必要です。

ナイアシン　【ビタミンB群　水溶性ビタミン】

【一日の摂取量】　一・七ミリグラム
【多く含まれる食品】　肉や魚類
【不足すると】　ペラグラ
【過剰に摂取すると】　頭痛、吐き気、下痢など

身体を動かすエネルギーを作り出す

ナイアシンはニコチン酸とニコチン酸アミドの総称ですが、タバコに含まれるニコチンとはほとんど関係ありません。ナイアシンは体内ではビタミンB_2と同じように体内のエネルギー源を作り出す反応の手助けをしています。また、脂肪酸やコレステロールの精製にも使われていて非常に重要な働きをするビタミンです。

■上手な摂りかた

カツオなら一〇〇グラムで十分です。マグロやサバ、イワシで一〇〇〜二〇〇グラムです。

肉ならレバーに多く含まれ一〇〇グラムほどでよいですが、その他の部分にもバランスよく含ま

れています。

ビタミンB_6 【ビタミンB群　水溶性ビタミン】

【一日の摂取量】　一・五ミリグラム
【多く含まれる食品】　酵母や玄米、サケ、カツオ、マグロ、大豆、レバー、豚肉など
【不足すると】　けいれん、皮膚や粘膜の炎症など
【過剰に摂取すると】　特に問題はありません

体内でのアミノ酸の利用促進と神経の保護

ビタミンB_6は体内でタンパク質の原料となるアミノ酸の利用に役立ち、神経を保護する働きもしています。アミノ酸の利用には多かれ少なかれ、ほとんどの反応にビタミンB_6が関係しています。

■関連する病気
けいれんなどの神経症状や口内炎などの皮膚・粘膜の炎症。

■上手な摂りかた
魚なら二〇〇グラムほどに相当します。
普通の食事で十分摂取できる量です。

パントテン酸　【ビタミンB群　水溶性ビタミン】

【一日の摂取量】　四～五ミリグラム
【多く含まれる食品】　酵母、レバー、大豆、緑色野菜
【不足すると】　胃腸障害、皮膚障害、毛髪障害、副腎機能不全、うつ病など
【過剰に摂取すると】　特に問題はありません

多彩な機能を発揮する重要なビタミン

パントテン酸はビタミンB群の一種で、さまざまな酵素の働きをしています。具体的には、細胞の形成・維持、神経の発達の手助けをしています。また、脂肪や糖をエネルギーに変換する時にも必要不可欠です。抗体の生成やさまざまなホルモンを分泌する副腎の機能を維持する働きもするなど、いろいろな場所で役に立っています。

■関連する病気
皮膚や胃腸に障害が起きます。

毛髪の色の異常、副腎にも影響がでることがあります。低血糖、十二指腸潰瘍、うつ病などの病気があります。

葉酸 【ビタミンB群　水溶性ビタミン】

【一日の摂取量】　〇・二ミリグラム
【多く含まれる食品】　酵母、豆類、玄米、緑色野菜、にんじん、アボカドなど
【不足すると】　貧血、胃腸障害、粘膜障害（口内炎など）
【過剰に摂取すると】　亜鉛（ミネラル）の吸収を阻害する可能性がある

細胞の分化・成長を担う重要なビタミン

葉酸は植物の葉に多く含まれるということから名づけられたビタミンです。葉酸にはビタミンB_{12}と一緒になって血液を作るという非常に重要な機能があります。葉酸が不足すると巨赤芽球貧血を引き起こします。葉酸は似た構造を持つ物質がたくさんあり、腸内の細菌によって合成されるために通常の食生活では不足することはありません。しかし、ビタミンCの過剰摂取やアルコールの多量摂取、薬剤の影響で不足することがあります。

■関連する病気

造血器障害（巨赤芽球貧血などの血球減少症）、口内炎、胃潰瘍など。

■上手な摂りかた

アルコールを飲む人は不足することがあるので多めに摂取する必要があります。

妊娠中や授乳期の人も同様です。

ビタミンC　【水溶性ビタミン】

【一日の摂取量】　一〇〇ミリグラム
【多く含まれる食品】　野菜や果物全般
【不足すると】　成長障害、創傷回復遅延、皮下出血
【過剰に摂取すると】　身体の抵抗力が上がるといわれています

強い抗酸化作用が抵抗力を高め、病気を予防する

ビタミンCは水溶性ビタミンの一種です。体内での主な働きはビタミンEと同じ抗酸化作用です。また、最近の研究ではビタミンCを多量に摂取することで、さまざまな病気に効果があるということがわかっています。具体的には、免疫力を高める、カゼのウィルスをやっつける、発ガン性物質の生成阻止、ストレスなどに有効です。ストレスが多くなると、副腎皮質ホルモンが多量に分泌され、副腎でビタミンCが多量に利用されるからです。免疫力の低下した高齢者にビタミンCを投与すると感染に対する抵抗力が増加することがわかっています。

■関連する病気

生　理　作　用
生長、生殖、感染予防、上皮組織の正常化、視覚の正常化
カルシウムの吸収とカルシウムの歯・骨への沈着、石灰化促進、細胞分化調節（体内で活性型に変えられて作用する）
脂質の過酸化を防止、細胞膜・生体膜・リポタンパク質の機能維持
血液の凝固促進、血液中の凝固因子中のγカルボキシグルタミン酸の合成に関与
コカルボキシラーゼとして働き、糖質の燃焼に必要
フラビン酵素の補酵素、FADFMNの構成成分、脂肪酸の燃焼に必要
補酵素NAD・NADPの構成成分
ピリドキサールリン酸として、アミノ基転移反応などの補酵素として作用
補酵素（CoA）の構成成分
いくつかのカルボキシラーゼの補酵素
赤血球の産生に関係
アデノシルコリノイド（補酵素）としての酵素反応に関与
αケト酸の脱水素酵素の補助因子
プロコラーゲン中のリシン、プロリン残基などの水酸化反応に関与

ビタミンの働き

ビタミン		過剰症状	欠乏症状
ビタミンA		皮膚乾燥、落屑、口唇炎、眼球乾燥、食欲不振、吐き気、頭痛、知覚異常、悪寒、高カルシウム血症、月経異常、関節痛など	成長停止、生殖不能、感染症に対する抵抗性低下、暗順応低下、夜盲症、眼球乾燥、失明
ビタミンD ビタミンD_2 ビタミンD_3		食欲不振、体重減少、尿非頻繁、嘔吐、臓器の異常石灰化（重症時）	クル病、骨軟化症、骨粗鬆症
ビタミンE		ほとんど起きない、3g以上で、頭痛、吐き気など	神経機能低下、筋無力症、成人病の亢進、不妊
ビタミンK ビタミンK_1 ビタミンK_2		大過剰で、貧血、肝機能障害（特に肝臓疾患の患者）	出血症、凝固因子の異常、止血時間の延長
ビタミンB群	ビタミンB_1	大過剰でも過剰症状なし	多発性神経炎（脚気）、ウェルニック脳症
	ビタミンB_2	大過剰でも過剰症状なし	成長障害、口唇炎、脂漏性皮膚炎、舌炎、表在角膜炎
	ナイアシン	皮膚の紅潮、頭痛、吐き気、下痢など（以上ニコチンサン）ニコチンサンアミドでは報告なし	ペラグラ
	ビタミンB_6	神経異常、日光浴で皮膚の紅潮	乳児けいれん症、ペラグラ様皮膚炎、脂漏性皮膚炎
	パントテン酸	報告なし	灼熱痛症状
	ビオチン	報告なし	脂漏性皮膚炎、鱗屑状皮膚炎、感覚異常、悪心、嘔吐など
	葉酸	亜鉛の吸収阻害	悪性貧血（巨赤芽球貧血）
	ビタミンB_{12}	大過剰でも過剰報告なし	悪性貧血（巨赤芽球貧血）
	リポ酸	–	–
ビタミンC		大過剰でも過剰報告なし	壊血病

成長障害、創傷回復遅延、皮下出血（壊血病など）。

④脂肪酸

抗炎症作用と抗酸化作用を持つ多価不飽和脂肪酸

脂肪酸は飽和脂肪酸（動物性の脂肪）と不飽和脂肪酸（植物性、魚性の脂肪）とに大きく分けられます。

飽和脂肪酸は牛肉・豚肉など、獣肉に多く含まれる物質で、近年の飽食化につれて、著しく摂取量が増えた脂肪です。おいしいとされる食品は、たいてい飽和脂肪酸の割合が多く、摂りすぎによる各種生活習慣病の増加が懸念されている脂肪酸です。

一方、不飽和脂肪酸は、一価不飽和脂肪酸と多価不飽和脂肪酸に分けられます。一価不飽和脂肪酸は炭素の二重結合が一つ存在するもので、代表的なものにオリーブ油などに多く含まれるオレイン酸があります。一方、多価不飽和脂肪酸は炭素の二重結合が二つ以上存在するもので、メチル基からの二重結合の位置によりn-6系とn-3系に分けられています。n-6系は主に植物油、n-3系は主に魚油に多く含まれる脂肪酸です。

この多価不飽和脂肪酸は人間の身体に必要不可欠な物質です。これに属するものにリノール酸やアルファリノレン酸がありますが、この二つは身体の中で作りだすことができません。毎日、食事から供給し続けなければならない食品です。
アガリクスにはリノール酸が含まれています。

リノール酸【n-6系多価不飽和脂肪酸】

■LDLコレステロールや中性脂肪を低下させる
リノール酸をはじめとするn-6系多価不飽和脂肪酸は、肝臓で脂肪分を代謝する酵素の合成に強く関わり、LDLコレステロールや中性脂肪など、動脈硬化の原因となる「悪玉コレステロール」を低下させます。これは他の脂肪酸では認められない独特の働きです。

■抗不整脈作用
リノール酸には心臓の筋肉（心筋）の細胞に作用して、不整脈を出にくくすることがわかっています。これは、心臓の電気刺激に対する感受性を和らげることで得られる作用であると推測されています。

■インスリン抵抗性の改善
糖尿病や動脈硬化の原因として注目を浴びているのが「インスリン抵抗性」です。
リノール酸には、インスリン抵抗性を改善する作用があります。

もっと詳しく　n-6系多価不飽和脂肪酸

このコラムの記述は非常に専門的であり、化学・生物学・栄養学の基礎知識のある方を対象としていることをあらかじめお断りしておきます。

n-6系多価不飽和脂肪酸とは?

アガリクスに含まれる脂質は、n-6系多価不飽和脂肪酸に分類されるリノール酸です。リノール酸はとても重要な脂質ですが、ここでは、まずn-6系多価飽和脂肪酸について説明します。

体内に存在するn-6系の脂肪酸は腎臓、脂肪、乳房、心臓、肝臓、睾丸などに多く分布し、n-3系の脂肪酸は脳や神経、網膜に多く分布する脂肪酸です。

細胞膜を構成するために必要なn-6脂肪酸はリン脂質あるいはコレステロールエステルとなって運ばれていて、リン脂質分子内では1位には主として飽和脂肪酸が結合しており、2位に不飽和脂肪酸が結合しています。コレステロールエステルはホスファチジルコリンの2位の不飽和脂肪酸がレシチン:コレステロールアシルトランスファーゼによる遊離コレステロールに転移させて生成されたものであり、不飽和脂肪を持っている分子を多く含んでいます。

貯蔵脂肪であるトリグリセリド（中性脂肪）は不飽和脂肪酸が比較的少ないのですが、やはり2位に結合しています。脂肪組織の脂肪酸はホルモン感受性リパーゼにより分解されて、血中に遊離脂肪酸として放出されます。一部は筋肉に取り込まれてエネルギー源として利用されますが、一部は肝臓で再びトリグリセリドに取り込まれて血中に再分泌されます。エネルギー源として利用される脂肪酸は飽和脂肪酸が優先され、多価不飽和脂肪酸は保存される傾向があります。

酵素の遺伝子発現の調節、抗不整脈作用、インスリン感受性……

n-6系脂肪酸は遺伝子発現を調節している脂肪酸で、肝臓の脂質合成酵素や解糖系酵素の遺伝子発現を抑制します。このような働きは飽和脂肪酸や一価不飽和脂肪酸にない働きです。

また、多価不飽和脂肪酸は、心筋細胞に対して飽和脂肪酸よりも電気刺激に対する心室細動の閾値を高める抗不整脈効果があり、一価不飽和脂肪酸にはそのような効果はありません。多価不飽和脂肪酸の中では、n-6系脂肪酸よりn-3系の脂肪酸のほうが抗不整脈効果が強いことがわかっています。また、骨格筋のインスリン感受性は細胞膜リン脂質を構成している脂肪酸によって変動しますが、リン脂質に占めるアラキドン酸の比率と骨格筋のインスリン感受性は比例しているとの報告もあります。

分です。

「必須脂肪酸」リノール酸の主要な役割

リノール酸は細胞膜を形成するリン脂質の主要な脂肪酸で、細胞機能維持に不可欠の成分です。

細胞膜は主としてリン脂質とコレステロールから構成されています。リン脂質にもホスファチジルエタノールアミン（PE）、ホスファチジルコリン（PC）、スフィンゴミエリン（SPM）、ホスファチジルセリン（PS）などいろいろな種類があり、細胞膜によってその構成は異なります。リン脂質は極性基を外側にして脂質二重層を形成し、細胞膜では内側と外側とでリン脂質構成比が異なる構造を持っています。細胞膜には流動性が必要なので、流動性を維持するために二重結合を持つ脂肪酸の利用が不可欠になります。なぜなら脂肪酸に二重結合があると、その部分で分子が屈曲して一つの分子でより大きな空間を占めることができ、分子の隙間が大きくなるからです。そのため膜の流動性が高まり、細胞間のさまざまな物質のやりとりが可能になります。

リノール酸が不足するとオレイン酸がその代役を果たすことが分かっています。これはあくまでも緊急避難的な体の反応なので、オレイン酸では体裁上の代役は果たせても細胞膜の正常な物質交換が厳密には行われなくなりさまざまな障害が起きてきます。代表的なものに皮膚の鱗片状化があり、オレイン酸はリノール酸に比べて隙間が大きく、透過性が大きいので、細胞の水分が失われ、特に外界に接する部分で乾燥症状が現れてきます。その他に成長障害、生殖障害があり、これは正常な細胞機能が欠落して起こるものと考えられています。

また、リノール酸は酵素によりその他の多価不飽和脂肪酸に代謝されていくことがわかっています。

不飽和結合を二つ持っているリノール酸は鎖伸長酵素やΔ《デルタ》5・6不飽和化酵素や鎖伸長酵素を受けて二重結合や分子量を増やしガンマリノレン酸、ジホモガンマリノレン酸、アラキドン酸に代謝されていきます。これらの脂肪酸のうちアラキドン酸以外は食事から吸収されることのない脂肪酸で、アラキドン酸についても含まれる食品が少ないことから、リノール酸経路で発現する脂肪酸のすべてはリノール酸からの代謝によることになり、常に食事によって補給し続けていかなくてはならない脂肪酸ということから「必須脂肪酸」と呼ばれています。

リノール酸はＬＤＬコレステロールを低下させる

リノール酸の多い油脂を摂取した場合に、血清総コレステロールおよびＬＤＬコレステロールを低下させることがわかっています。一価不飽和脂肪酸であるオレイン酸にも同様の効果があり、ＬＤＬコレステロール、ＨＤＬコレステロール、トリグリセリド（中性脂肪）の血中レベルにおよぼす影響について調べた結果があります。

これによるとＬＤＬコレステロールは有意に低下が認められ、ＨＤＬコレステロールについてはリノール酸摂取量が一二％以上になると低下が認められるとされています。また、トリグリセリドについては若干の低下が認められました。

この実験により、リノール酸によるＬＤＬコレステロール低下は飽和脂肪酸によるＬＤＬ受容体の活性低下を解除すること、あるいは肝臓からのコレステロールの分泌の抑制、すなわちアポＢ含有タンパク質の分解抑制に関与していると考えられるとの推論がなされています。

⑤食物繊維

生理活性作用豊富な、一番新しい「栄養素」

食物繊維は「人間の消化酵素で消化されにくく、身体に吸収できないものの総称」と定義されます。つまり、食物繊維とは消化されにくいものを全般に指す言葉で、食物繊維に分類されるものも多岐にわたります。

なお最近の研究では、食物繊維はまったく消化分解されないのではなく、腸内細菌によって発酵され、脂肪酸を生じることで、身体内でのホルモンの分泌に影響を与えていることがわかってきました。この作用は、糖尿病や高脂血症に有効に働くことから、食物繊維を含んだ食品の中には「特定保健用食品」として認定されているものもあります。

以前は人間の身体には無駄なものと敬遠され、精製して取り除き、排除する努力がなされてきたのですが、今ではガンや心疾患・高血圧・糖尿病などの生活習慣病と関係が深いことがわかり、一躍注目される存在になったのです。

近年、食物繊維の生理活性作用はますます重要視されるようになり、現在では糖質、脂質、タンパク質、ビタミン、ミネラルの五大栄養素と同格にされ、六大栄養素の一つとして数えられています。

食物繊維が豊富なアガリクス

現代の日本人は食物繊維の摂取量は低く、厚生労働省が摂取量に達していないと指摘しています。社会的要請でしょうか、健康食品としても食物繊維を含んだファイバー飲料というものが各種出回っています。

食物繊維の摂取量が減少した原因としては、日本人の食生活が欧米化したことで、食物繊維を豊富に含む植物性食品の消費が減り、肉食や脂肪分の多い食事に移行してきたことがあげられます。また、インスタント食品や冷凍食品など加工食品の需要増加なども原因として考えられるでしょう。

その食生活の変化が招いたものが、ある種の病気の増加です。

以前は少なかった大腸ガンの罹患率は急激に欧米レベルに上昇してきました。糖尿病や高脂血症などの生活習慣病も右肩上がりの増加を示しています。これらの疾患の罹患率と食物繊維の摂取量の間には反比例の関係があります。

日本人が健康を取り戻すための一つの答えが食物繊維なのかもしれません。

アガリクスは、食物繊維が非常に豊富に含まれた食品です。日常の食事ではどうしても不足しがちな食物繊維を補うために、アガリクスの摂取は重要な手段の一つであるといえます。

食物繊維と病気の関係

食物繊維といえば便秘との関係くらいしか思い浮かばないかもしれません。しかし、食物繊維には、さまざまな疾患に対する強い予防作用があります。

食物繊維が注目されるきっかけをつくったのは、イギリス人外科医デニス・バーキットによる疫学調査の結果でした。

バーキットは食物繊維を多く食べているアフリカ人に生活習慣病が少なく、肉類を多く食べる西欧人に生活習慣病が多いこと、そしてその理由が食生活の習慣の違い、つまり食物繊維の摂取量にあることをつきとめました。

また、糞便量や便性状は健康のバロメータともいわれておりますが、アフリカ人の糞便量は西欧人の約二倍もあること、排便回数や糞便の消化管通過時間が繊維の摂取量によって大きく影響されることも明らかにしました。

食物繊維が医療費を軽減する可能性については以前から指摘されていました。一九七七年、アメリカ上院栄養問題特別委員会は、現在の米国人の食生活では食物繊維が不足するため、生活習慣病（肥満・動脈硬化・心疾患・糖尿病）やガン、便秘、胆石、痔などの罹患率が高まると報告しています。

食物繊維が不足すると

食物繊維の摂取が不足すると、便秘の原因になるだけでなく、動脈硬化や高血圧、糖尿病の発生や進行、その治療にも影響を及ぼします。

また、食物繊維の少ない食事は高脂肪食であることが多く、低繊維と高脂肪のダブル効果で生活習慣病のリスクを高めていきます。

食物繊維を摂りすぎると

便の排出が良くなりすぎて下痢になります。軟便くらいであれば問題ありませんが、激しい水のような下痢はミネラルなどの栄養素も必要以上に排出してしまいます。

下痢をするということは、食物繊維の摂りすぎかもしれません。ただし、食物繊維だけで激しい下痢になることはありませんので、一日に三回以上の下痢を起こす場合には、食物繊維以外の原因（細菌性腸炎）などを疑うべきです。

アガリクスに含まれる食物繊維

キノコには食物繊維が多量に含まれています。例えばアガリクスにはペクチンやリグニンなどの食物繊維が豊富です。

キノコを構成している菌糸体の細胞壁は高分子多糖体でできています。高分子多糖体は分子量が数万から数百万と巨大であるため、そのままでは消化されず、吸収率も低くなっています。こういった消化されにくい物質が食物繊維として働きます。

通常の食事は、腸内で長く停滞すると、発酵の原因となって、アンモニアやインドール、硫化水素などの有害物質を生成します。これが長く腸内にとどまると体に悪影響をおよぼし、発ガンの原因になることもあります。食物繊維は、排便を促進することで、食物が腸内で発酵することを防ぎます。

アガリクスには、学会でも紹介されている医学的な裏付けのとれた有効症例が確かに存在しています。ガンやウィルス性肝炎、高血圧や糖尿病、高脂血症などの生活習慣病をはじめ、さまざまな病気に対する有効性が報告されています。
アガリクスはどのように作用するのでしょうか？

[第3章]

アガリクス有効性のメカニズム

SUB CONTENTS

人はなぜ病気になるのか？

アガリクスの病気に対するメカニズムを理解するためには、まず病気が発生・進行するメカニズムから考える必要があります。

ここではまず、病気が発生・進行する概念から、それに対するアプローチを考えます。

日本人の六〇%はガン・動脈硬化性疾患で死亡する

健康は、私たちの最大の関心事の一つです。

日本は衛生状態がよく、食事に困ることもありません。だれもが最高水準の医療を受けることができます。しかし、わたしたちは健康でしょうか？

高血圧や糖尿病などの生活習慣病は年々増加傾向にあり、それに伴う脳梗塞や心筋梗塞などの動脈硬化性疾患で命を落とす人が増えています。ガンも増加傾向を示しており、日本人の最大の死因となっています。

いずれの病態も若年発症の傾向が目立ちはじめ、問題となっています。肺炎などの急性疾患は減少したものの、これらの慢性疾患はむしろ増加傾向を示し、日本人の慢性疾患による死亡率は六割を越えています。

世界で最も栄養と医療・衛生に恵まれたこの国は、残念ながら病人大国なのです。

なぜ病気になるのか？

なぜ、わたしたちは病気になるのでしょうか？

ここで、病気という言葉の意味をもう一度考えてみましょう。

病気とは？
生体が正常とは異なった形態または機能を示す状態。
人間や動物が内部からの自然的な発生、または外部からの感染によって、身体に異常が起こり、正常な生活ができなくなる状態。

病気とは、身体の構造（形態）や機能が異常を示す状態です。

慢性疾患増加の背景には、日本人の身体の構造や機能の低下があります。身体の構造そのものや、身体を健康に維持するための機能が破綻することにより、病気が発症・進行するのです。

身体の構造や機能を正常に維持するために必要不可欠なものには、必須アミノ酸・必須元素・必須脂肪酸・ビタミン類・食物繊維などがあります。これらは「必須栄養素」と呼ばれています。

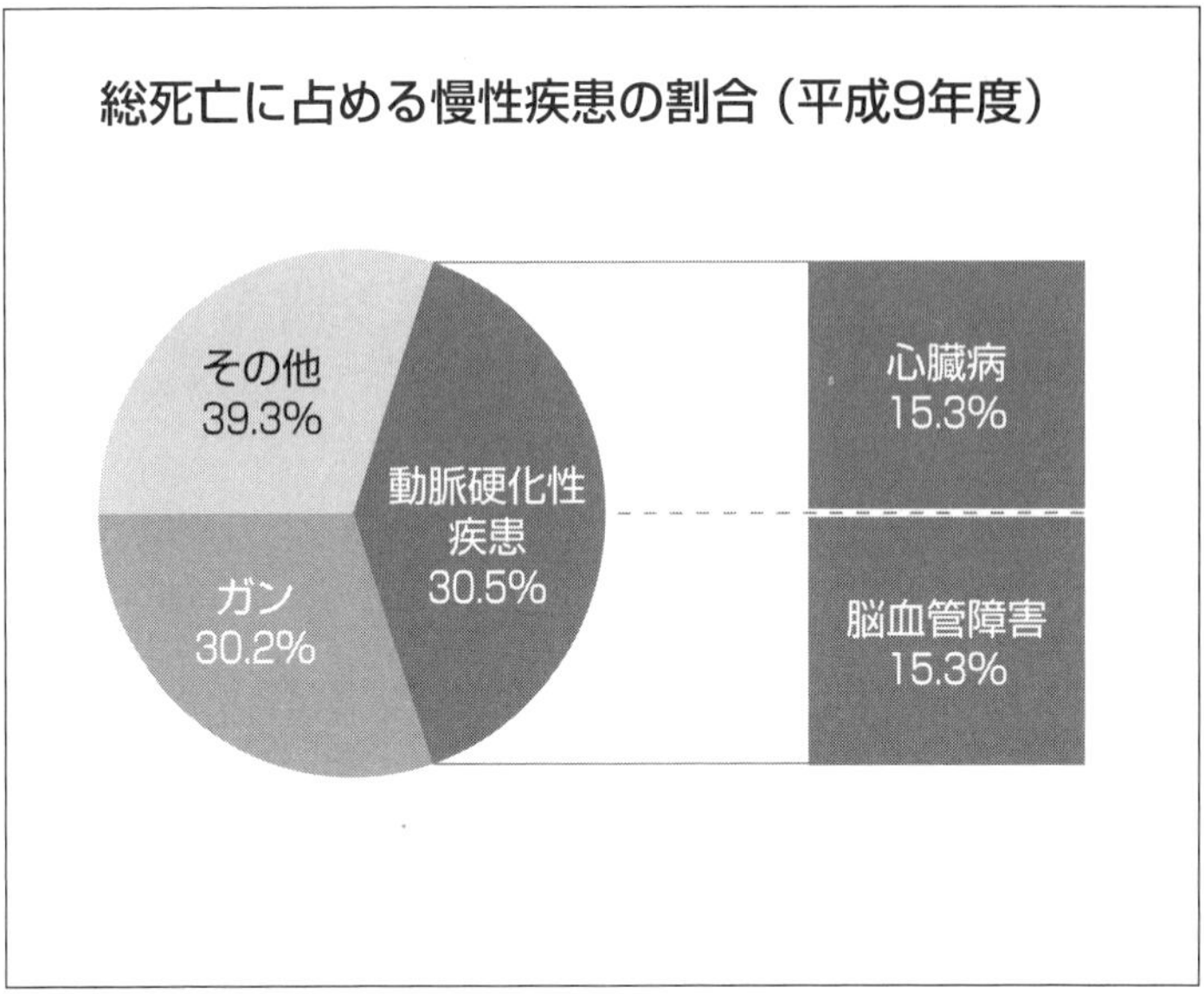

現代人は、これらの必須栄養素が不足する傾向にあり、慢性疾患増加との関連が指摘されています。

こんなに豊かな食生活をしているのに、本当に足りないものがあるのでしょうか？

そう思ったあなたは、自分の食生活をもう一度よく見直してみてください。数十種類の必須栄養素が本当に、もれなく摂取できていますか？

※必須栄養素については、第2章をご参照ください。

病気は、身体の構造・機能が破綻することで発症する

①最も重要なのは「必須栄養素」

必須栄養素とは、生命を維持していく上で必要不可欠な物質と定義されます。必須

栄養素が不足すると、不足している物質の種類によって、多彩な欠乏症状が出現します。

多くの病気の症状は、必須栄養素の欠乏症状の組み合わせで説明することができます。不足の程度によっては、「必須栄養素」という言葉の定義通り、時には命を失うこともあるのです。

わたしたち日本人は、平均すると、カルシウムを除くすべての項目で、必須栄養素は満足なレベルを維持しているとされています。

しかし、一人一人を見ていくと、特定の物質が不足していることが明らかなケースも多いのです。特に発病頻度が高い中高年層に必須栄養素の欠乏が認められます。

日本集団検診学会では、中高齢者に対する健康診断において、全項目が正常値を示している人はほとんどいないことが報告されています。

②必須栄養素が不足すると、身体の機能が低下する

人間の身体は、数え切れないくらい多くの細胞によってできています。

これらの細胞すべてが正常に機能していくために、必要不可欠な物質が「必須栄養素」です。これが欠乏していると、身体の機能は著しく低下します。身体の機能を円滑化する必須栄養素としては、必須元素や必須脂肪酸、ビタミン類などが重要です。

また、免疫抗体や酵素・ホルモン・神経伝達物質など、身体を機能させていく上で必要なタンパク質はすべてアミノ酸から作られます。必須アミノ酸の不足もまた、身体の機能を運営していく上で重大な障害をきたします。

【必須栄養素の濃度と生存率】

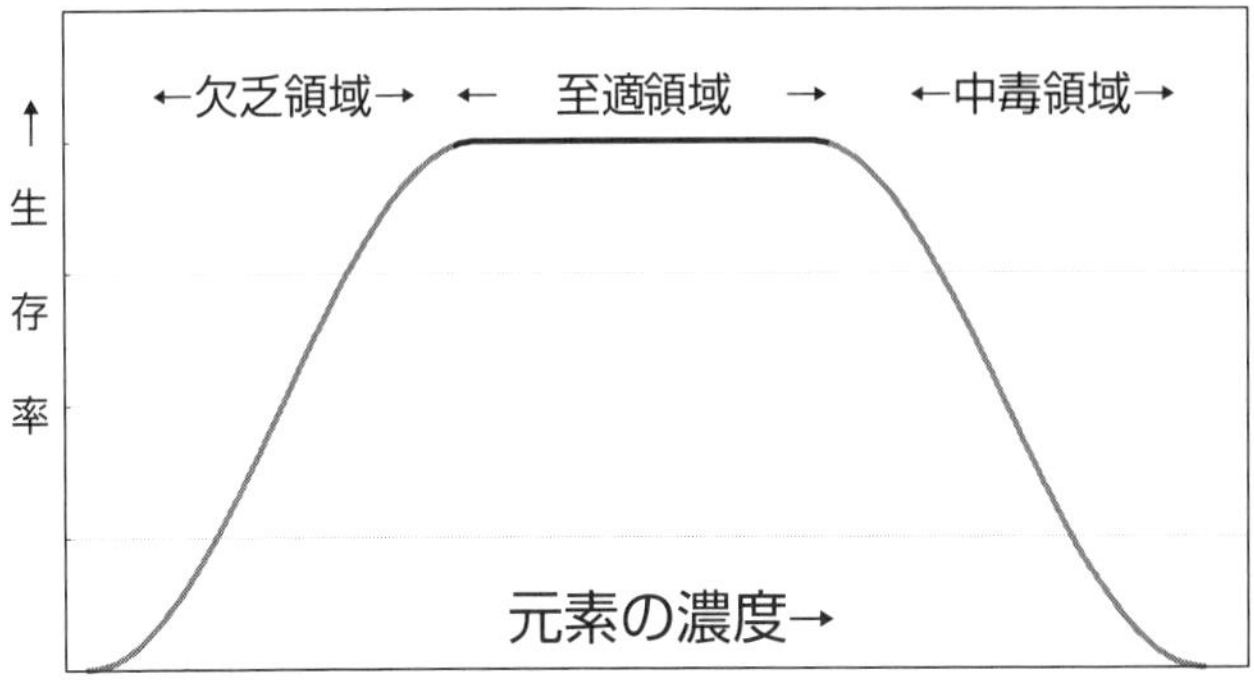

必須栄養素とは、身体の構造や機能を正常に保つために必要不可欠な物質のことです。必須栄養素は至適濃度であれば、健康を維持することができますが、欠乏したり、過剰になったりすると、その程度によっては徐々に症状が出現し、最終的には死に至ることになります。

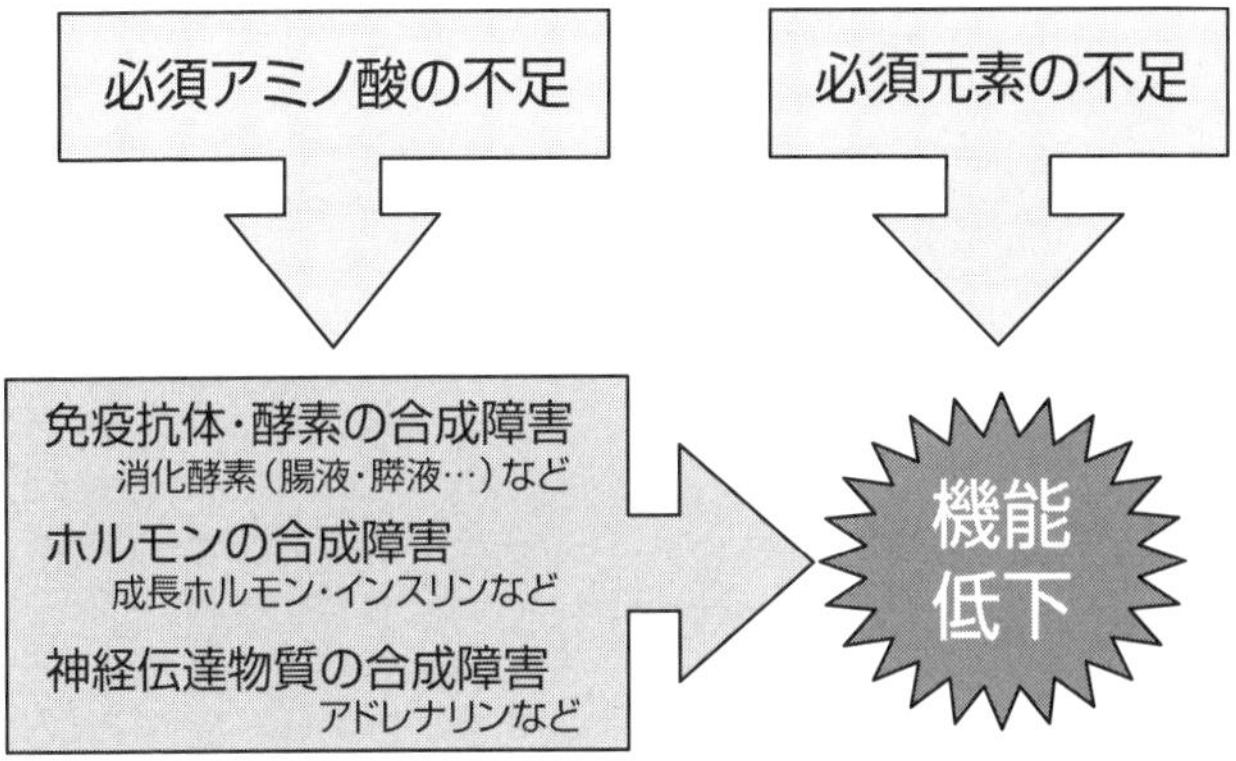

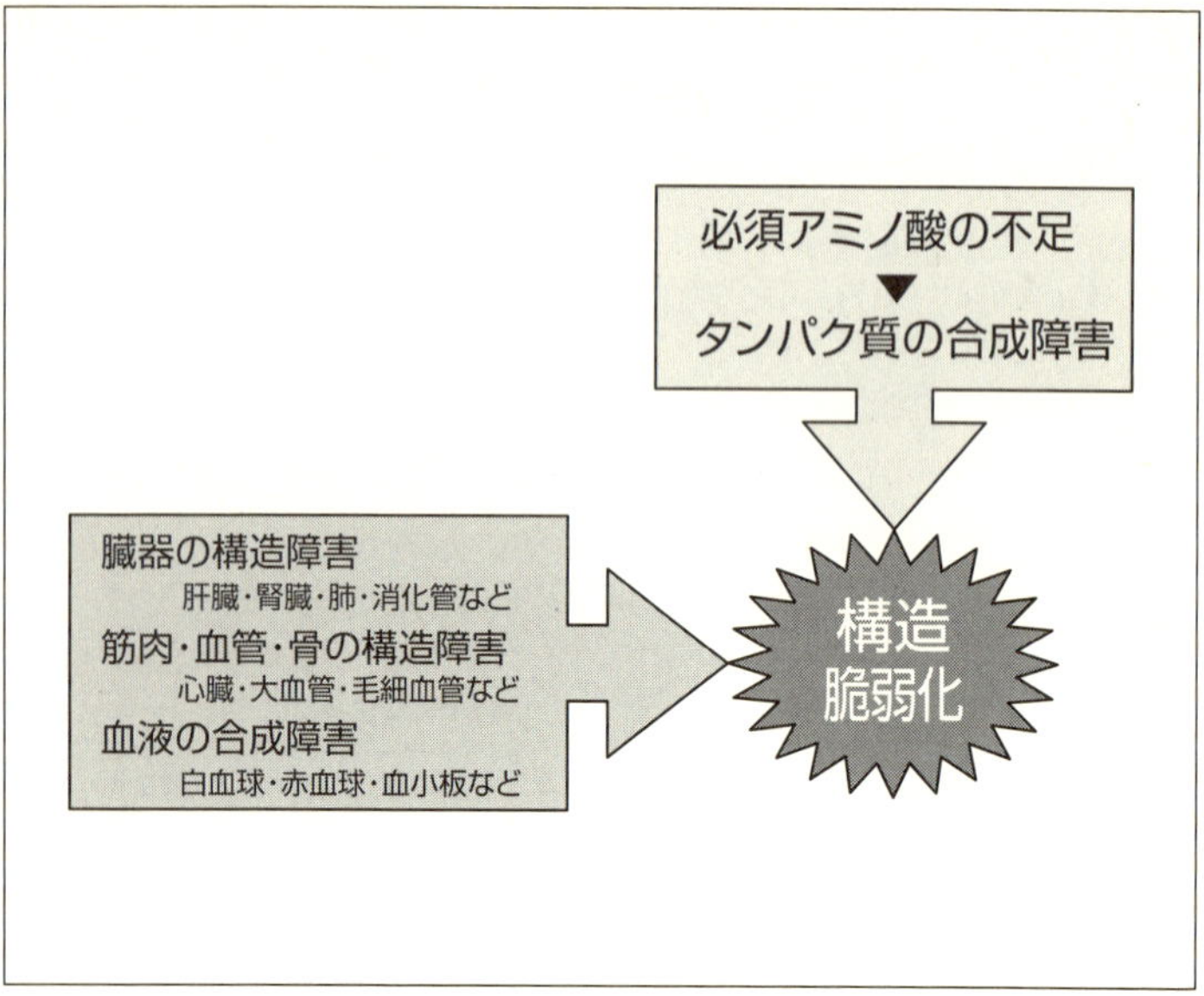

③必須栄養素が不足すると、身体の構造が脆弱化する

身体の構造は、そのほとんどがタンパク質です。タンパク質は二十三種類のアミノ酸の組み合わせで作り出されています。必須アミノ酸が一種類でも不足すると、タンパク質を作り出すことができず、身体の構造が弱くなります。

タンパク質は、身体の構造自体以外にも、免疫抗体やホルモン、神経伝達物質としても作られます。これらがうまく作れなくなると身体の機能にも障害をきたすことになります。身体の構造を正常に維持するために必要な必須栄養素として、必須アミノ酸や必須脂肪酸、ミネラル類が重要です。

④身体の機能低下・構造脆弱化が病気を発症させる

身体の機能低下・構造脆弱化の結果、わたしたちは病気を発症します。

近年増加の一途をたどる、ガンや高血圧などの生活習慣病も、身体の構造や機能が破綻した結果です。

身体の構造や機能が破綻する原因は、必須物質の不足だけではありません。精神的・肉体的ストレスも、これらに大きな影響を与えます。

ガンや生活習慣病などの慢性疾患を予防・治療するためには、現代医学による治療に加え、身体の構造や機能を正常化させるためのアプローチが必要になります。

病気の発症・進行を防ぐことは可能か？

①身体の構造・機能を正常化すれば、病気を予防・治癒できる

病気の根本的な原因が身体の構造・機能の破綻であるならば、これを是正することで病気の発症・進行を抑えることが可能なはずです。

身体の構造・機能を正常化するために、あなたにできるアプローチは二つあります。

一つは自律神経系を介した身体の機能を正常化するためのアプローチ。すなわち、規則正しい生活、適度な運動、精神的ストレスの解消などです。これには音楽療法やアロマテラピーなどの代替医療的な方法も試みられていますが、根本的な解決は現代社会においては困難かもしれません。

もう一つは必須栄養素を補充するというアプローチです。

身体の構造・機能を正常化するためには、不足している必須栄養素を補えばよいのです。

②必須栄養素の補充で、破綻した身体の構造・機能を立て直す

病気の症状として現れるものは、大部分が必須栄養素の欠乏症状であると考えてよいでしょう。

もちろん、臓器の機能が大幅に損なわれるような病態（臓器機能不全）にまで至ってしまえば、病気の症状は単純な必須栄養素の欠乏症状で説明することはできません。しかし、そのような病気も、最初は一つの必須物質の欠乏から始まるのです。

健康に生きていくためには、すべての必須栄養素を必要量摂取することが不可欠です。不可逆な臓器障害をきたしてしまった場合には、残念ながらそれを元の健康な状態に戻すことはできません。しかし、病気の進行を抑制したり、合併症を予防したりすることはできるはずです。

薬局やコンビニエンスストアには、不足している必須栄養素を補充すべく、さまざまな機能性食品が並んでいます。これらを有効に利用すれば、必須栄養素を補充するのは簡単なことのように感じられるかもしれません。

しかし実際は、そんなに単純な話ではないのです。

③機能性食品は有用か？

残念ながら、通常の食生活だけで、すべての必須栄養素を過不足なく摂取することはとても困難です。すべての必須栄養素を食事から摂ろうとすると、現在の日本の状況では食事の量を増やさざ

るをえず、結果的に糖分や脂肪分を摂りすぎ、かえって食事のバランスを崩すことになりかねません。

そこで考えられるのが機能性食品（サプリメント）によって不足している必須栄養素を補うことです。

機能性食品は大きく分けて二通りあります。一つはある物質を特定して抽出・精製しているもの（成分サプリメント）、もう一つは天然素材のものを成分はそのままに加工したもの（自然食品）です。

④成分サプリメントの濫用は危険

どのようにして不足している必須栄養素を補充すればよいかと悩む前に、どの栄養素が不足しているかということをよく考える必要があります。

最近、「サプリメント」と呼ばれる成分栄養剤が多く販売されています。成分栄養剤は、不足している栄養素が特定できれば、きわめて有効な手段です。

しかし多くの場合、自分に足りない栄養素が何かを知ることは困難です。選択を誤ると、不足している栄養素を補うことができないばかりか、過剰補給による中毒の危険も予測されます。

では、どうすればよいのでしょうか？　医療機関を受診して、医師や栄養士からアドバイスをもらうのは一案です。カルシウムや鉄分の不足くらいなら普通の病院でも診断できます。しかし、数十種類に及ぶ必須栄養素のすべてを測定して過不足を判断するのは容易な作業ではありません。

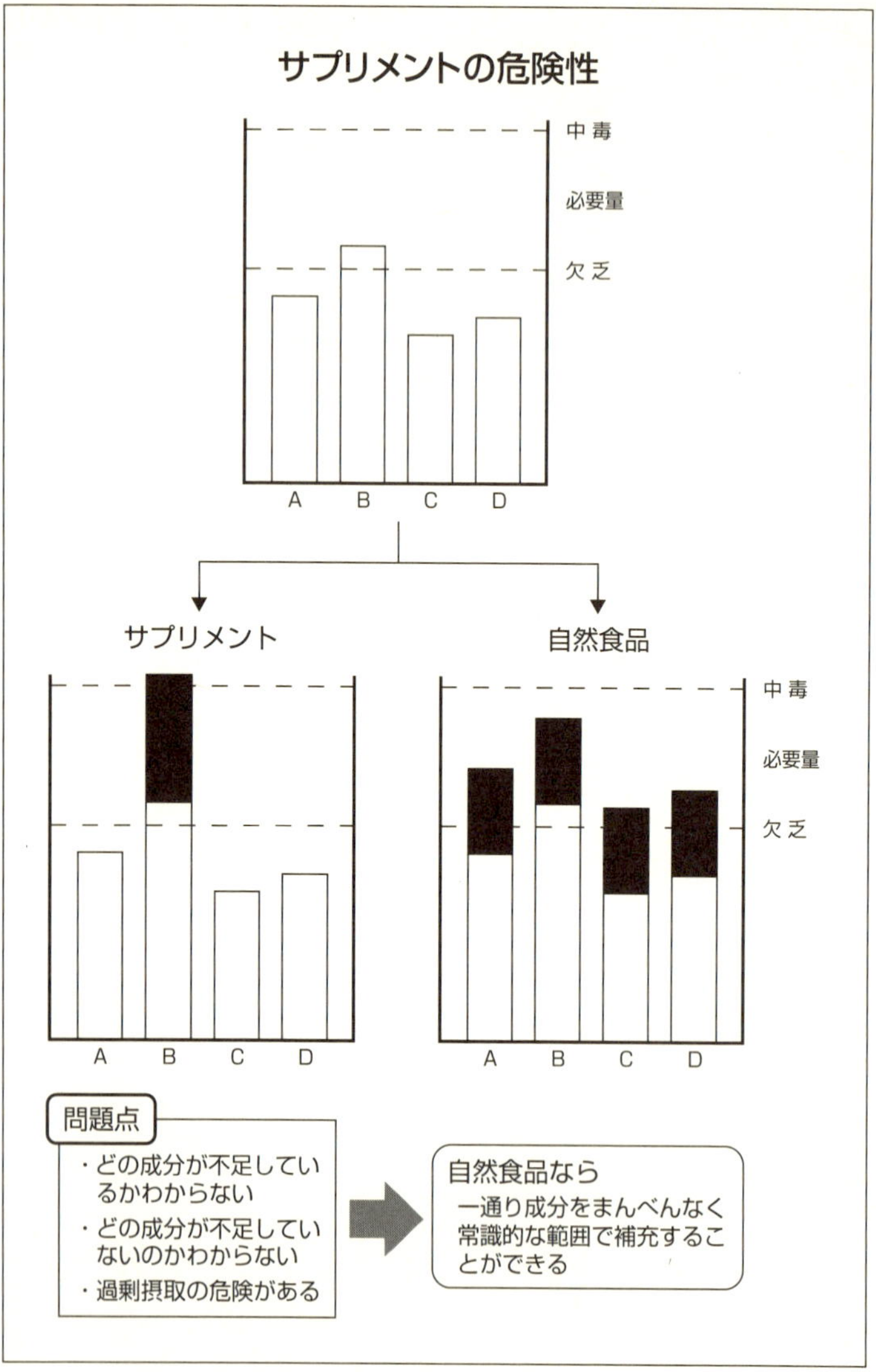
サプリメントの危険性
中毒
必要量
欠乏
A B C D
サプリメント
自然食品
中毒
必要量
欠乏
A B C D
A B C D
問題点
・どの成分が不足しているかわからない
・どの成分が不足していないのかわからない
・過剰摂取の危険がある
自然食品なら
一通り成分をまんべんなく常識的な範囲で補充することができる

また、吸収率も問題になります。鉄を例に考えてみましょう。

鉄分だけを補給する目的で鉄の補助食品を摂る場合、鉄は胃の中では強酸により溶解していますが、小腸に達すると沈殿し、この沈殿物質に亜鉛、銅、セレンなどの他の必須ミネラルが付着し、それらとともに腸からの吸収が困難になります。

このようにある特定の栄養素に絞って補給する場合には、その元素そのものの吸収効率も悪くなるばかりか、ほかの栄養素の吸収まで妨げてしまうことがあるのです。

結論からいえば、成分サプリメントは、誰もが手軽に利用できる補助食品とはいいがたいということになります。ではどうすればよいのでしょうか？　実は、この成分サプリメントの問題点を簡単にクリアする方法があるのです。

⑤必須栄養素を確実に補給するためには自然食品がベストチョイス

それは、自然食品を利用することです。なぜ、自然食品なのでしょうか？

次ページのグラフを見てください。これは、人体の成分と地球（地殻）の成分を比較したものです。ご覧になっておわかりいただけると思いますが、人体の構成成分は、地球のそれと非常に類似しています。

人間も地球の一部ですから、これは当然のことかもしれません。

見方を変えれば、豊かな土壌には人間が必要としている成分が理想的なバランスで含まれているということになります。豊かな土壌の恵みを受けて育った自然食品こそが、理想的な「総合サプリ

地球の成分と人体の成分構成比較

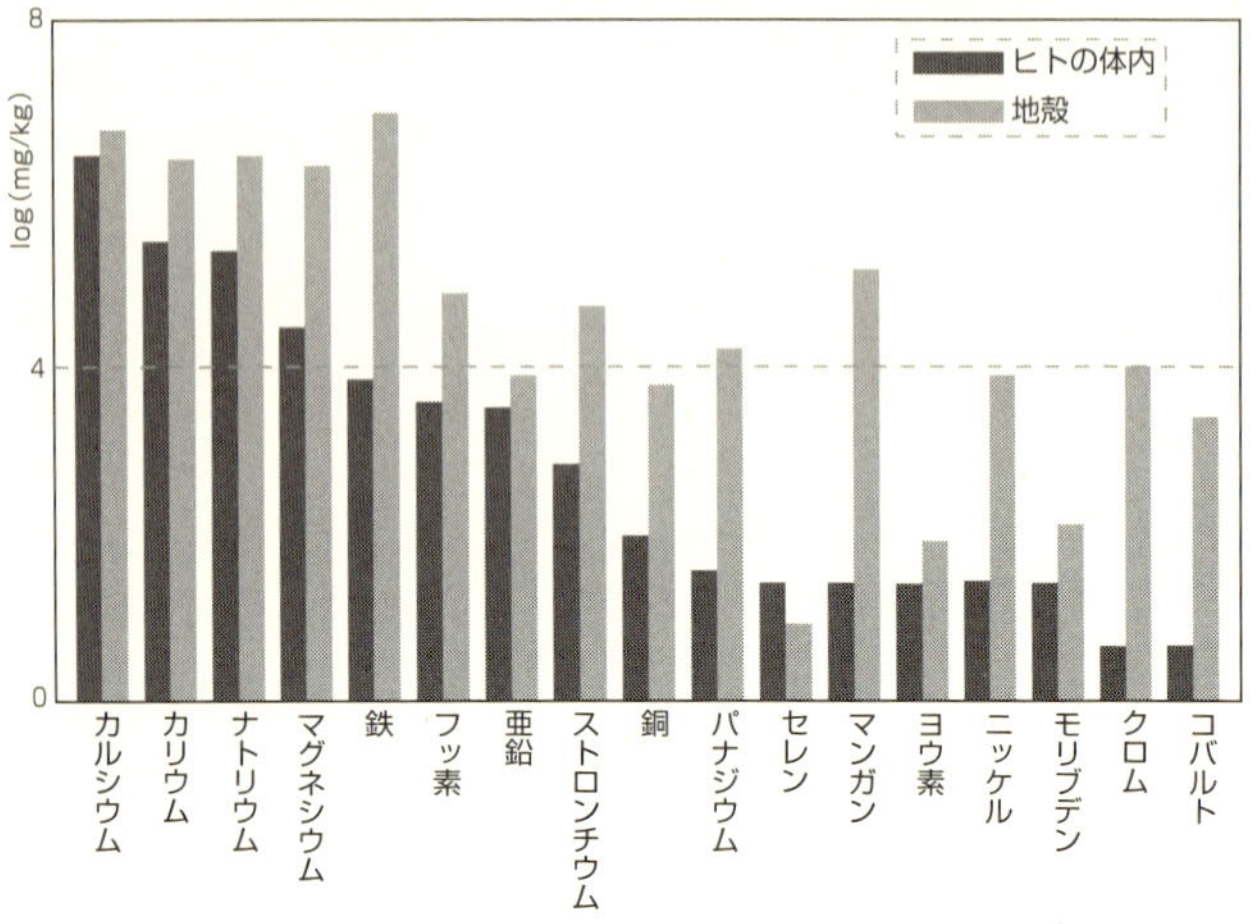

メント」であるといえます。

人間を含め、動物の体は、自然のものを食べることによってバランスが保たれ、吸収の効率が最もよくなるようにできています。したがって、補助食品においても、ある特定の物質を抽出・精製したものではなく、自然素材の成分を維持しているものを選択するべきだといえます。

実際にいくつかの自然食品の成分分析を試みると、必要とされている成分の多くがバランスよく含まれていることがわかります。

わたしたちは一見ゆたかな食生活を送っているように見えますが、実際には自然の恩恵を受けていない「工業製品」中心の食事をしています。栄養状態はよいといわれつつも、このような食生活では、数多くの必須栄養素をムラなく摂ることは困難なのです。

自然食品を日常の食生活に取り入れることで、必須物質をもれなく、まんべんなく補充することができるはずです。それを確実に実践できれば、病気を発症の段階で抑えることが可能になるでしょう。また、現在罹患している病気も、その根本を改善することで、治癒が望める可能性もあります。

アガリクスが今注目を集めているのは、この自然食品への回帰現象の一つなのかもしれません。

⑥必須栄養素に加え、「生理活性物質」が積極的な健康管理に役立つ

自然食品には、もう一つメリットがあります。それは、生理活性物質を含んでいるということです。

生理活性物質とは、体内で特殊な反応を引き起こす物質ですが、身体にプラスに作用する物質が食品中にも多く見いだされています。抗生物質（抗菌薬）や抗ガン剤など、食品中の生理活性物質をもとに作り出された薬物も多くあります。

自然食品は、必須栄養素の補充にとどまらず、生理活性物質も同時に摂取できることにより、より積極的な健康管理に役立つことでしょう。

特にキノコ類には固有の生理活性物質が多彩に含まれています。

アガリクスは、必須栄養素をバランスよく含むとともに、生理活性物質も豊富です。

健康維持のためには理想的な自然食品であるといえます。

アガリクスが有効な病気

アガリクスは実にさまざまな病気に有効症例が報告されています。
ここでは、症例報告の中から、特に有効性が期待できる病気について紹介します。

アガリクスが有効な病気の共通点

左ページの表でご紹介した病気は、一見バラバラに見えるかもしれません。しかし、医学的な観点からは三つのキーワードでまとめることができます。
それは、「免疫機能」「栄養状態」「消化管機能」です。

アガリクスが有効な病気のキーワード

① 免疫機能
② 栄養状態
③ 消化管機能

アガリクスの有効性が報告されている病気

悪性腫瘍（ガン・肉腫・血液疾患）	
生活習慣病	高血圧
	糖尿病・高血糖
	高脂血症・高中性脂肪血症
	肥　満
	高尿酸血症・痛風
感染症	肺炎・肺結核
	インフルエンザ
	上気道炎・感冒
慢性肝疾患	Ｂ型慢性肝炎・Ｃ型慢性肝炎
	肝硬変
	アルコール性肝障害
	薬剤性肝障害
	脂肪肝
膠原病・アレルギー性疾患	気管支喘息
	アトピー性皮膚炎
	慢性関節リウマチ
	全身性エリテマトーデス
消化器疾患	潰瘍性大腸炎
	クローン病
	過敏性腸症候群・消化管ガス症候群
	便　秘
骨粗鬆症	
貧　血	
免疫不全状態	化学療法・放射線療法に伴う免疫不全状態
	先天性免疫不全症候群
	後天性免疫不全症候群（エイズ）
	ガン・慢性感染症などの慢性消耗性疾患罹患状態
精神神経疾患	老年性痴呆／うつ
	パーキンソン病（パーキンソン症候群）

アガリクスの有効性が報告されている病気
免疫機能が関与するもの

■免疫機能の低下による病気

悪性腫瘍（ガン・肉腫）
感染症／感冒／インフルエンザ／肺炎／結核など
Ｂ型・Ｃ型肝炎／肝硬変
免疫不全状態

■免疫機能の異常による病気

膠原病／慢性関節リウマチ／全身性エリテマトーデス…
アレルギー性疾患／アトピー性皮膚炎／気管支喘息…
炎症性腸疾患
潰瘍性大腸炎
クローン病

アガリクスが有効であるとされる病気を分類し直してみると、免疫機能、栄養状態、消化管機能のいずれかに起因するものが大部分です。

このことから、私たちは、アガリクスは免疫機能、栄養状態、消化管機能に対して何らかの作用を有するのではないかと考えています。

それぞれについて、その有効性のメカニズムを検討してみました。

①免疫機能とアガリクス

免疫機能はさまざまな病気の原因となるとともに、さまざまな病気によって引き起こされる状態でもあります。

免疫機能と関連した病気としては、悪

免疫機能による生体バリア

■外バリア（物理的バリア）

目	まつげ・涙・まぶた
鼻	鼻毛・鼻水
喉・器官	セキ・タン・組織内免疫細胞
皮膚	表皮・組織内免疫細胞
粘膜	免疫細胞
消化管	胃液による殺菌・組織内免疫細胞

■内バリア（化学的・生物学的バリア）

液性免疫	免疫グロブリンなど
細胞性免疫	リンパ球・マクロファージなど

性腫瘍（ガン）や感染症、膠原病やアレルギー性疾患などがあります。

免疫機能は人間の身体を健康に維持していくために最も重要な機能であるといえます。

免疫機能の働き

免疫機能はどのように病気と関係しているのでしょうか？

アガリクスの作用を理解していただくために、まずは免疫機能について簡単にご説明します。

免疫機能は、体外からの外敵の侵入を防止する

免疫機能とは、人間の身体を外敵から守る仕組みのことをいいます。

人間の身体は常時さまざまな外敵にさら

されています。空気中には細菌やウィルス、花粉やガスなどが常に浮遊していますし、皮膚に接触するものにも無数の微生物や化学物質が付着しています。食事として体内に入るものにも細菌やウィルスはもちろん、さまざまな有毒物質が含まれています。

人間の身体は、これらの外敵が体内に侵入するのを防ぐために、さまざまなバリアを持っています。

免疫機能は、ガンの発生や進行を抑制する

外敵と書くと、敵は外にしかいないように感じますが、決してそうではありません。

人間の体内にも、ある日突然外敵が誕生することがあります。代表的なものはガンに代表される悪性腫瘍です。悪性腫瘍は、本来人間の正常な身体の一部を構成しているはずの細胞が、突然変異を起こし、全く違った性格の細胞に変わってしまうために発生します。一度細胞の性格が変わると、この細胞は、人間の身体の一部であるという記憶を失い、自分勝手に増殖し、最終的には、自分の宿主である人間を殺してしまいます。自分の細胞の一部が、突然「外敵」に変わる可能性があるということです。

人間の免疫機能は、このような体内に突然発生した外敵に対しても防御能力を持っています。人間の体内には無数の細胞があるので、その中の一部で突然変異が起こるということは決して珍しいことではありません。人間の体内では毎日のように突然変異が起こっています。つまり、人間の体内には毎日「ガン」が発生しているということです。しかし、免疫機能が正常であれば、このガン

細胞を増殖する前に破壊することができます。

すなわち、ガンになるということは、ガンの発生・進行を免疫機能がくい止めることができなかったということを意味します。

病気や治療の副作用などで免疫機能が壊されてしまうと、完全滅菌した清潔な環境でなければ人間は生きていくことができません。また、このような環境にいても、体内にガンが発生しやすくなり、長生きすることができません。

多くの方が健康に毎日を過ごすことができているのは、自分自身の免疫機能のおかげなのです。

過剰な免疫反応も病気をもたらす

免疫機能は身体にとって絶対必要な機能ですし、これを強化することで、さまざまな病気を予防することが可能になります。

しかし、免疫機能が異常に亢進すると、アレルギー反応（じんましん、アトピー性皮膚炎、気管支喘息など）や、自己免疫反応（慢性関節リウマチ、全身性エリテマトーデス、潰瘍性大腸炎など）をきたすことになります。

この過剰な免疫反応の多くは、免疫機能のごく一部が暴走することによって起こるものです。

アガリクスを飲用し、全体的な免疫機能を強化することで病気になることはありません。誤解のないようにご理解ください。むしろアガリクスには、この暴走した免疫機能の働きを調整する作用があるのではないかといわれています。

もっと詳しく 免疫機能の仕組み

免疫機能とは、自分の身体を構成しているものとは違ったものが侵入または出現したとき、それを排除する仕組みです。

免疫機能を担う細胞にはリンパ球、マクロファージ、好中球、好酸球、好塩基球などがあり、それぞれに相互作用を及ぼして人間の身体を外敵から守っています。免疫を担当する細胞は、それぞれの相互作用によって免疫機能を強めたり弱めたり、その調節も行っています。

アガリクスを上手に活用すれば、免疫機能細胞を活性化することにより生体防御機構を強化することができます。必須元素の補充による身体の構造強化とともに、さまざまな病気に対して抵抗性を獲得できると考えられます。

ベータDグルカンの免疫細胞への作用

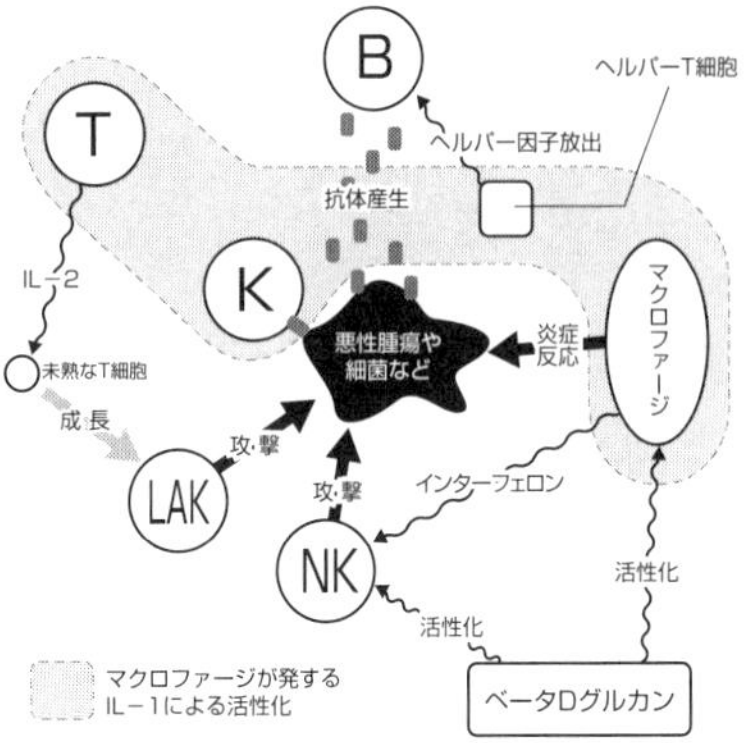

免疫を担当する細胞

リンパ球	
B細胞	抗体を産生する
T細胞	異物細胞を破壊して排除する 活性物質を産出する（リンホカイン） 他のリンパ球の作用を調節する キラーT細胞　NK細胞　LAK細胞 ヘルパーT細胞　サプレッサーT細胞 アンプリファイアーT細胞　エフェクターT細胞
マクロファージ	外敵を体内に取り込み、抗原を提示する リンパ球の相互作用を支持する 異物を最終的に排除する
好中球	化膿菌の排除
好酸球	即時型のアレルギー、寄生虫の排除に関与する
好塩基球	即時型のアレルギーに関与

もっと詳しく 現代人の免疫機能は低下している

免疫機能は病気の発生や進行を予防する上でとても重要な役割を果たしています。しかし、現代人の多くは、この免疫機能が低下しています。

近年、増加傾向にある病気を見ると、免疫機能の低下が関与していると思われる病気が多いことがわかります。

免疫機能を向上させるためには、問題点を解決すればよいのですが、現代社会では自分の意志でどうにもできない部分がたくさんあるのも事実です。それが現代人の免疫機能低下の最大の要因でもあるのですが。

自分で免疫機能を改善させるための最も手っ取り早い方法。それが食事からのアプローチです。アガリクスを活用するのは、一つの方法として有効だと考えられます。

免疫機能に対するアガリクスの作用

アガリクスに興味をお持ちのみなさんは、「アガリクスは免疫力を高める」という話を必ずどこかで聞いたことがあると思います。

免疫力とは、人間の身体に生まれながらに備わっている免疫機能のことですが、アガリ

免疫機能を低下させる要因

①栄養状態の悪化
②栄養バランスの悪い食事
③食事量の減少
④喫　煙
⑤精神的ストレス
⑥肉体的ストレス
　疲労
　睡眠不足
　運動不足
⑦有害物質
　食品添加物
　残留農薬
　排気ガスなど

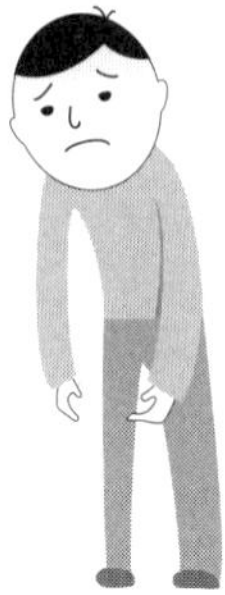

クスには、この免疫機能を調整したり活性化したりする働きを持つ成分が数多く含まれています。

また、アガリクスが有効とされている病気を見ても、免疫機能と関係しているものが多いことがわかります。

もっと詳しく 免疫機能を調整・活性化するアガリクスの成分

ベータDグルカン（糖タンパク複合体）

ベータDグルカンは、免疫担当細胞であるマクロファージを活性化します。マクロファージは、免疫機能の司令塔であるヘルパーT細胞に刺激を伝えます。ヘルパーT細胞は、外敵を直接攻撃する働きを持つNK（ナチュラルキラー）細胞やキラーT細胞などを活性化し、身体の免疫力を強化します。

免疫機能を日頃から強化しておけば、ウィルスや細菌、結核菌などの感染症に対する防御能力が高まりますし、体内で毎日のように発生しているガン細胞に対しても確実に殺傷能力を発揮することができるでしょう。アガリクスのベータDグルカンには、このような免疫賦活作用があることが実験的に確認されています。

また、ヘルパーT細胞は、免疫機能の調整役であるサプレッサーT細胞も活性化します。これにより、アレルギーや自己免疫など、過剰な免疫反応を抑えることができます。気管支喘息やアトピー性皮膚炎、慢性関節リウマチなどの病気に有効であるというのも、ベータDグルカンの作用である可能性があります。

免疫機能は、動脈硬化や糖尿病の発症・肝炎・腎炎などにも深く関わっており、悪性腫瘍以外にも間接的な効果が期待できる疾患が多くあります。

ガラクトグルカン／アルファグルカンなど（糖タンパク複合体）

ベータDグルカン以外の糖タンパク複合体にも、同様の免疫賦活作用、抗腫瘍作用が実験的に確認されています。

近年、ガン細胞の治療においては、ガン細胞を「アポトーシス」（自殺させる）という概念が導入されています。これはガンの遺伝子治療などに用いるものですが、アガリクスの糖タンパク複合体は、体内で代謝された後に、ガン細胞をアポトーシスに導くということが示唆されています。

セレン（必須微量元素）

セレンはミネラルの一種ですが、体内にはごく微量にしか存在していません。しかし、免疫機能を維持する上で、きわめて重要な働きをしています。

免疫機能の中でも外敵に対する攻撃力の強いＮＫ（ナチュラルキラー）細胞を活性化し、免疫機能を強化します。

試験管内で行われたガン増殖実験において、セレンを試験管内にごく微量投与すると、ガンの増殖を抑制することが確認されています。逆にセレンがないと、ガンは増殖を続けます。動物実験でもセレンの有無によってガンの進行速度が圧倒的に異なることがわかっており、米国では必須栄養素として摂取が奨励されています。

また、セレンには強い抗酸化作用があります。ガンや生活習慣病の発症には酸化ストレスが強く関与しているといわれており、セレンの抗酸化作用は、この発病ストレスを軽減します。また、セレンには重金属毒性の解毒作用もあります。

ビタミン類

ビタミンEやエルゴステロールは発ガンを予防します。

またビタミンB群には免疫細胞の活動を支援する働きがあり、免疫機能を側面から強化します。ビタミン類には強い抗酸化作用があるものも多く、酸化ストレスによる発病に対して予防的に作用します。

その他の必須栄養素

必須アミノ酸や必須ミネラルなど、栄養状態全般を改善することにより、身体の構造や機能を正常化します。それにより免疫機能を含む全身状態を改善し、健康な状態を作り出すことができます。

これについての詳細は次項にて説明します。

もっと詳しく ベータDグルカンの強い生理活性作用

ここで、アガリクスの生理活性物質ベータDグルカンについて、詳しく説明します。ベータDグルカンは糖タンパク複合体と呼ばれる物質で、身体の免疫機能に作用します。

①ガンに対する免疫機能について

生体には自力でガンを治す力があることは、ガンが自然治癒する例があることから示唆されます。一般に免疫機能が低下している人ではガンの発生頻度が一般の人よりも一〇〇倍も高いといわれています。ガンの発生から進行について免疫機能が重要な役割を果たしているのは間違いありません。

まず、ガン細胞を発見したマクロファージがガンに対して直接攻撃を開始します。そのマクロファージは抗原を提示する働き（ガンが敵であると他の免疫細胞に伝える働き）があり、リンパ球へガンの存在を知らせます。

ガンの存在を確認したヘルパーT細胞はB細胞にヘルパー因子という液状物質を与え、そのB細胞はガンに対する抗体を放出します。その抗体によりキラーT細胞が集まり、ガンに対しての攻撃を開始します。また一方で、T細胞からリンホカインを受けた未熟なT

細胞はＬＡＫ細胞という攻撃力の大きな細胞へ変わり、ガン発生の初期から活躍しているＮＫ細胞とともにガン細胞を攻撃します。

このように、私たちの身体の中では、免疫細胞が綿密な連携をとりながら、ガンを発生初期の段階で駆逐しているのです。人間の体内では毎日のように「ガンの芽」が出ているといわれています。この「ガンの芽」の大部分は発症初期の段階で免疫細胞が駆逐します。免疫機能が低下すると、ガンを初期の段階で完全に駆逐することができず、ガンは徐々に進行していきます。

②ベータＤグルカンによるガン細胞攻撃のメカニズム

ではアガリクスに含まれるベータＤグルカンによって、具体的にどのような免疫機能の向上が得られるのでしょうか？

ベータＤグルカンによる免疫機能への作用メカニズムは以下の三つが明らかになっています。

（１）ＮＫ細胞、マクロファージを活性化する

ＮＫ細胞は直接ガン細胞を攻撃するきわめて殺傷能力の高い細胞です。キラーＴ細胞のように抗体を必要としないために、ガン細胞発生の初期から活躍することができます。このＮＫ細胞はベータＤグルカンにより活性化され、より殺傷能力が高まることが確認され

ガンと免疫

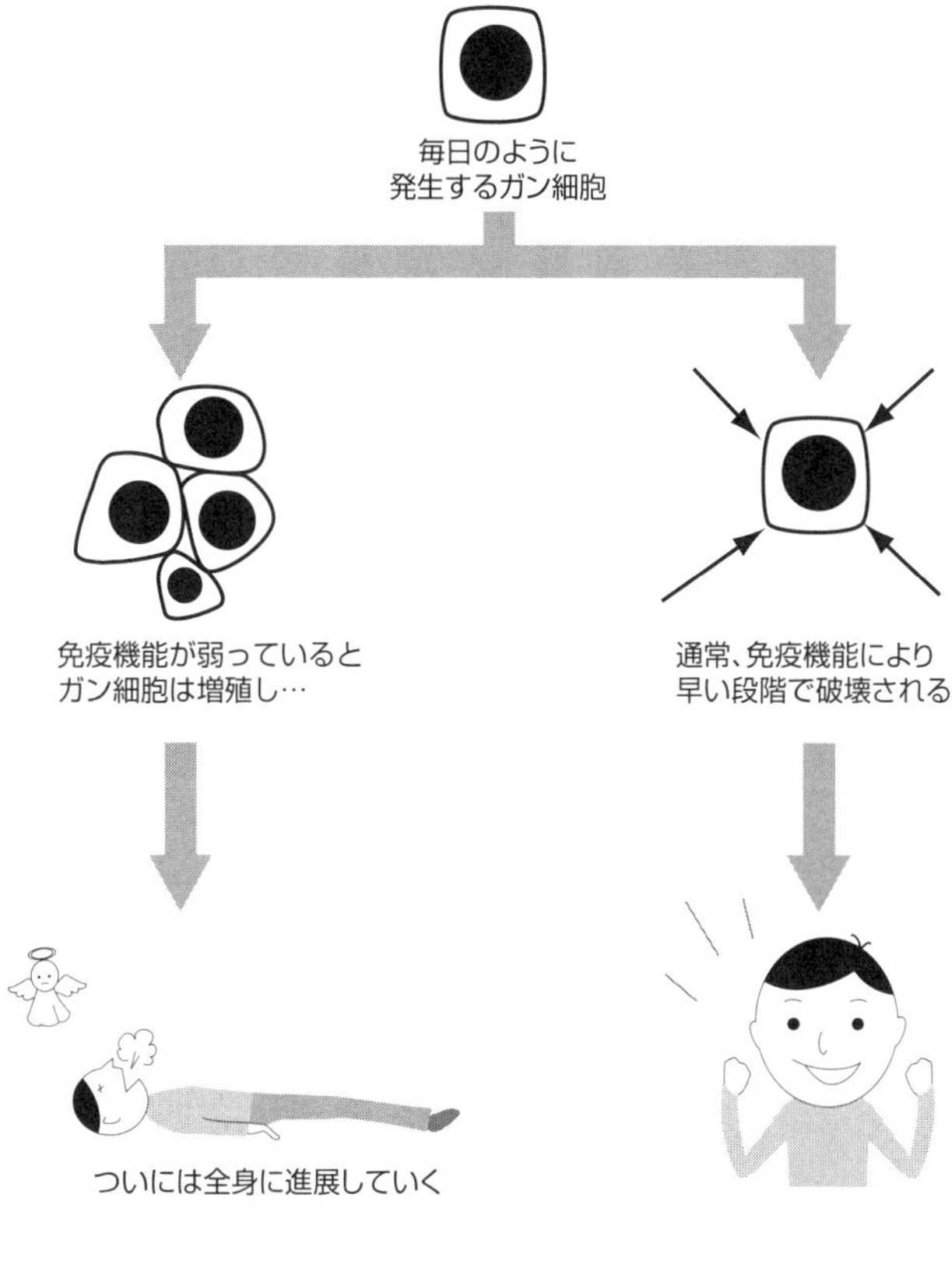
毎日のように
発生するガン細胞
免疫機能が弱っていると
ガン細胞は増殖し…
通常、免疫機能により
早い段階で破壊される
ついには全身に進展していく

ています。

また、マクロファージはベータDグルカンにより活性化されるとＩＬ‐１を産生します。ＩＬ‐１はＴ細胞を活性化し、産生したマクロファージ自身も活性化されます。また、ＩＬ‐１は遅延型アレルギーによる炎症反応を引き起こすので、熱に弱いガン細胞には有効とされています。マクロファージはインターフェロンを出すこともわかっており、これもＮＫ細胞の活性化につながっています。

また近年、ベータDグルカン以外にも、レチノイン酸などにも同様の作用があることが注目されています。

（２）ガンの抗原性を高める

ガン患者の血清中にはリンパ球の反応を阻害するさまざまな物質が存在することが知られています。これは、ガン細胞が自衛のために免疫に対抗する物質を出しているためです。わかりやすくいえば、ガン自身が免疫細胞（マクロファージ）に発見されないように煙幕を張っているのです。

ベータDグルカンにより活性化されたマクロファージはガンの抗原性を高めることがわかっています。つまり、活性化したマクロファージが煙幕を張って隠れているガンをリンパ球に提示し、攻撃するリンパ球が十分機能を発揮する環境を作っていると考えられています。

このようなメカニズムでガンを治療することは現代医学でも行われています。治療のメカニズムとしては、モノクローナル抗体などを用いた治療と同様の作用です。

（3）マクロファージによる腫瘍壊死因子の産出

マクロファージは腫瘍壊死因子ＴＮＦというサイトカインの一種を放出することがわかっています。

多糖体により、より活性化されたマクロファージはＴＮＦを産出し、ガン細胞だけを選んで攻撃することがわかっています。

②栄養状態とアガリクス

現代人の多くは栄養状態に問題があるといわれています。

健康診断で異常と診断される頻度の高いコレステロールや血糖値、血圧や脂肪肝、尿酸値などは、すべて栄養の問題です。栄養は過剰でも不足でも病気の原因となります。

ここには生活習慣病など、一般に栄養の摂りすぎといわれている病気と、骨粗鬆症・貧血などの栄養不足による病気が含まれます。

栄養状態と病気の関係

栄養状態と病気には密接な関係があります。

この章の前半では「なぜ病気になるのか」ということをお話しました。

ここで簡単にもう一度おさらいをしておきましょう。

生物が病気になる原因は、端的にいえば、
①身体の構造が異常であること
②身体の機能が異常であること

アガリクスの有効性が報告されている病気
栄養状態が関与するもの

■栄養素の過剰摂取・偏食など
生活習慣病全般

■栄養素の不足
骨粗鬆症
生活習慣病全般
貧血
全身衰弱・免疫不全状態

■栄養素の代謝異常
糖尿病
高脂血症
高中性脂肪血症
高尿酸血症・痛風
骨粗鬆症

■栄養素の排泄異常
高血圧
高尿酸血症・痛風

この二つです。

さらに、身体の構造や機能が異常になれば、免疫なども正常に働くことができません。そのため、病気が発生しても、身体はその発症や進行を食い止めることができません。

必須栄養素が不足すると病気になる

身体の構造や機能を正常に保つために必要不可欠な物質が必須栄養素です。

必須栄養素が過不足なくきちんと補給されていれば健康な状態を維持できる。不足するとその程度に応じた症状が出現し、不足の程度によっては病気を発症し、時として死に至るということは説明しました。

アガリクスは必須栄養素豊富な食材

アガリクスには必須栄養素のほとんどすべてが含まれています。そしてその含有バランスは理想的なものです。なぜ、アガリクスの栄養バランスはこんなによいのでしょうか?

これは偶然ではありません。

アガリクスは土壌の栄養素をすべて吸収して成長します。アガリクスの成分は土壌の成分そのものといってもよいでしょう。

ここで再び160ページのグラフを見てください。地球(土壌と海洋)の成分構成と人体の成分構成を比較したものです。人体の成分構成は土壌や海洋、すなわち地球の成分構成と類似していることがわかります。人体の構成成分の中には、もちろん必須栄養素も含まれています。

人間もキノコも地球から生まれた生物です。いわば、どちらも同じ地球の一部、もとが同じなのですから、構成成分も似ていれば、必須栄養素の含有バランスも同じになるわけです。アガリクスに人間が必要としている必須栄養素が理想的なバランスで含まれているのは、こういう理由があるからです。

ただし、これは優れた土壌で栽培されたアガリクスに関してのみいえることです。やせた土壌、連作を続けた農場、もちろんタンク培養などでは、栄養バランスなど望むべくもありません。

栄養素の過剰摂取・偏食による病気

栄養素の過剰摂取で起こる病気としては、高血圧や糖尿病、高脂血症、痛風などの生活習慣病があげられます。

高血圧の発症には塩分の摂りすぎが関係するといわれていますし、糖尿病では総カロリーの摂りすぎ、痛風ではプリン体（ビールや肉類）の摂りすぎが原因といわれます。

現代医学は、栄養素の過剰摂取が原因と考えられる疾患に対しては、栄養制限をすすめてきました。

現代医学の食事療法は栄養制限が原則

たとえばコレステロールが高いといわれると、コレステロールの多い食品を控えなければならないと考えます。糖尿病だといわれれば、糖分を控えなければならないし、高血圧なら塩分を、痛風ならプリン体を控えなければならないということになります。

しかし、このような栄養制限療法は、その有効性が不透明です。いくら食事療法を頑張ってみても、なかなかよくならない。こういう経験をお持ちの方も多いと思います。

それはなぜでしょうか？　摂りすぎが原因で病気になったのだから、制限すればよくなるはずじゃないのか？　医者も患者もそう考えますが、現実には、そう簡単に改善しません。

過剰摂取のウラにある必須栄養素の欠乏

このような栄養制限療法が押し進められる一方で、米国などでは積極的な栄養摂取をすすめる研究グループがありました。このグループは米国の高血圧学会の中心的メンバーが集まって構成された専門医集団ですが、彼らは高血圧患者に対して塩分制限ではなく、野菜と果物の摂取をすすめたのです。その結果、彼らの研究に参加した患者は軒並み血圧が低下し、当時の学会長は「どの降圧剤よりも強い降圧作用だ」とコメントしています。

これは、高血圧患者に対して、野菜・果物による栄養補助療法が有効であったという例です。栄養を制限するのではなく、栄養を与える。これによって血圧が正常化する。これこそが、必須栄養素の補充による身体の機能・構造の正常化であり、高血圧という病態を根本から治癒させる唯一の治療法だといえます。

高血圧だけではありません。高脂血症の患者は食物繊維や、ある種の脂肪酸が不足している可能性があります。高尿酸血症や痛風の患者にもミネラルやビタミンの不足が原因となっているケース

自然食品で必須栄養素を上手に補給

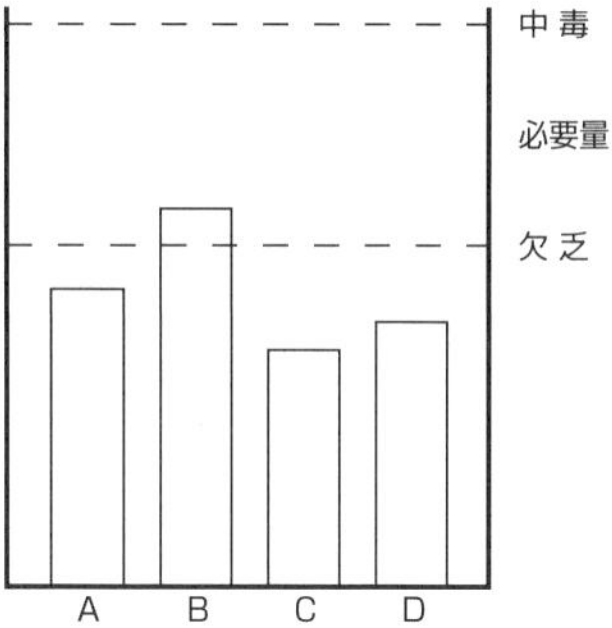

たくさんの種類の必須栄養素がありますが、そのすべてを必要量摂取するのは、実はかなり難しいことです。どうすれば、必須栄養素をまんべんなく確保することができるのでしょうか？

サプリメント

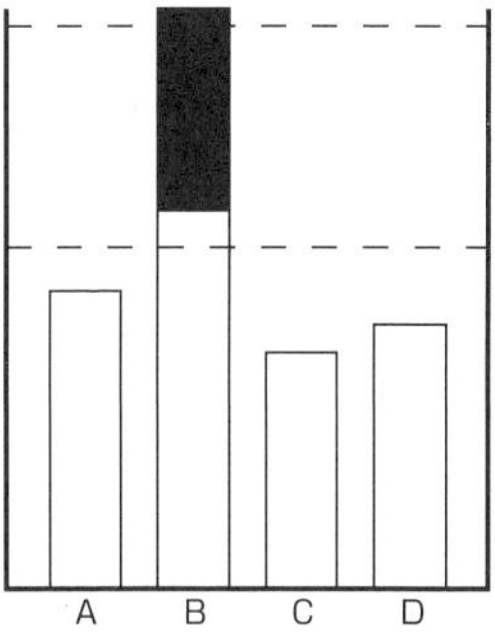

足りない栄養素が何なのかわからない場合、成分サプリメントを不用意に使うべきではありません。使い方によっては中毒の危険もあります。

自然食品

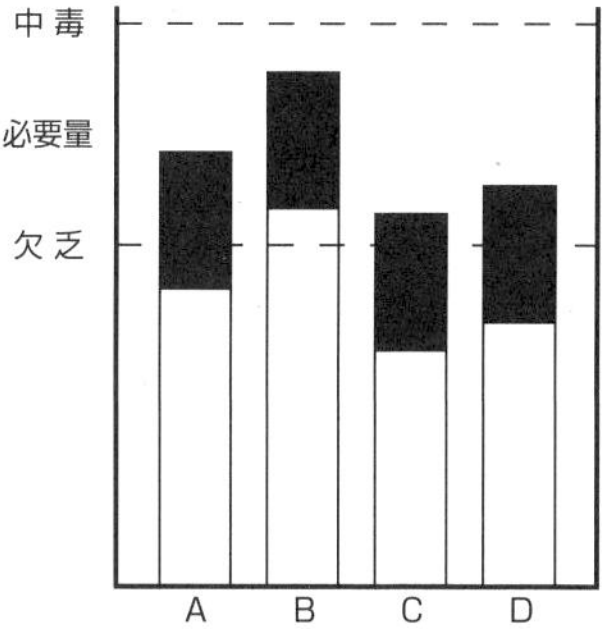

自然食品は、人間が必要としている必須栄養素をまんべんなく含んでいます。足りない栄養素が何かわからなくても、中毒の危険もなく、安全・確実に補給ができます。

があります。糖尿病もしかりです。

不足している必須栄養素を簡単・確実に補充する方法

あなたの食生活をまず見直してみましょう。不足している栄養素はありませんか？別にその栄養素が何であるかがわからなくてもいいのです。アガリクスには必要な栄養素が一通り揃っているわけですから。

アガリクスが、さまざまな病気に効く、いろんな人に効くのは、一通りの栄養素が総合的に含有されているからだと考えられます。ここが、市販されている成分サプリメントとの最大の違いです。

成分サプリメントで同様の効果を期待するためには、どの成分が不足しているのかをはっきりさせなければなりません。しかし症状や病状から、不足している成分を同定するのは専門家にも難しい仕事です。まして栄養学や医学の知識の少ない消費者が、薬局の店頭で適切なサプリメントを選択できる可能性はきわめて低いといわざるをえません。

また、不適切なサプリメントの摂取を続けていると、中毒の危険さえあります。

その点、アガリクスは一通りの成分が含まれていますから、どの成分が不足しているかなどと考える必要がありません。また、特定の成分が飛び抜けて多いということもないので、中毒などを心配する必要もありません。

だれでも簡単、確実に必須栄養素を補充できる栄養療法、それがアガリクスです。

疾患ごとの詳細は第5章を参照してください。

③消化管機能とアガリクス

栄養状態が、健康維持のために非常に重要であることは前項でご説明した通りです。この栄養状態を維持していく上で、さらに重要なのが、食べ物の消化・吸収を司る消化管機能です。

消化管機能に異常が起こると、おなかの症状が出てくることが一般的ですが、それに加え、食べ物がうまく消化・吸収できないことによる不具合も出現します。(これについては前項を参照してください)

おなかの症状は腸の動きと関係しますが、腸の動きは、その内容物、つまり食事によって大きく影響を受けます。

消化管機能に対するアガリクスの作用

消化管に対するアガリクスの作用としては、主に以下の三つが考えられます。

(1) 食べ物の吸収を助ける
(2) 食べ物の通過を助ける
(3) 過剰な栄養素の吸収をブロックする

アガリクスの有効性が報告されている病気
消化管機能が関与するもの

■消化管運動の異常
過敏性腸症候群／消化管ガス症候群／便秘・下痢

■消化管刺激感受性の異常
慢性腹痛症候群（機能性腹痛症候群）／過敏性腸症候群

■炎症性腸疾患
潰瘍性大腸炎／クローン病

■消化管の悪性腫瘍
大腸ガン／直腸ガン

(1) 食べ物の吸収を助ける

通常、口から入った食べ物は、消化器（特に消化管）に対してさまざまな影響を与えます。

口に食べ物を入れると、身体は唾液を出して栄養分（特に糖分）の分解を助けます。食べ物を咀嚼《そしゃく》すると唾液が出ると同時に、胃液も出てきて、胃の受け入れ体制も整います。胃に食事が入ると、膵臓や胆嚢からさまざまな消化酵素が分泌され、十二指腸や小腸での食べ物の受け入れ体制が整います。さまざまな消化酵素によって食べ物はこまかく分解され、最後は小腸で吸収されてしまいます。

小腸で栄養分が吸収される時に活躍するのが、グルタミンというアミノ酸です。

このアミノ酸は、腸の中にある栄養分を

身体に吸収するために重要な働きをしています。また、腸に入り込んできた外敵が、身体の中まで入ってこないように、腸の粘膜にはさまざまなバリアが張られていますが、このバリアでも重要な役割を演じています。

このアミノ酸が不足することは日常はあまりありませんが、ガンや結核などの慢性疾患で体力を消耗している場合や、十分に食事が摂れていない場合などには、不足する可能性が出てきます。このような場合は、グルタミンを補給することによって栄養分の吸収が助けられ、状態が改善する可能性が考えられます。

(2) 食べ物の通過を助ける

経験的に、これはアガリクスの最も強い作用の一つです。

おそらく、アガリクスに豊富に含まれる食物繊維の作用であると推測されますが、食事中に含まれる食物繊維の量を増やすことにより、消化管内部での食物の滞在時間を短縮する（腸の中をスムーズに食べ物が移動する）ことができます。

消化管内部で食べ物がスムーズに通過することにより、腸内での発酵が抑制され、ガスや有毒物質の発生が阻害されます。

消化管の通過がスムーズになれば、便秘はもちろん改善しますし、消化管内の内容物停滞やガスの発生が主な病因となっている過敏性腸症候群、消化管ガス症候群などの症状緩和が説明できます。（詳細は505ページ）

消化管内で発生する有毒物質は、大腸ガン発生の刺激因子になりますし、肝硬変などで有毒物質の代謝能力が低下している場合には、肝性脳症（意識障害）の原因にもなります。消化管内容物の発酵を防ぎ、有毒物質の発生を抑えることで、これらの病態を予防・改善することも期待できると考えられます。

（3）過剰な栄養素の吸収をブロックする

食物繊維には、脂肪分の吸収を阻害する働きがあることが知られています。厚生労働省の特定保健用食品の中にも、食物繊維による高脂血症改善が認められているものがあります。

もちろん、特定保健用食品でなくても、食物繊維が豊富に含まれていれば、脂肪分の吸収を阻害することができます。過剰摂取したコレステロールを吸収せずに排泄することにより、コレステロール値・中性脂肪値の改善が期待できると考えられます。（詳細は第7章の「高脂血症」を参照してください）

アガリクスの多成分複合作用

アガリクスは総合サプリメント食品として優れた栄養バランス・栄養価を誇るとともに、生理活性物質を豊富に含んだ食品です。

アガリクスは機能性食品として、左記の機能を持っています。健康維持を考える上で理想的な自然素材であるということができます。


必須栄養素は身体の機能・構造を正常化し、生理活性物質が病気に対して直接的・間接的な作用を発揮します。

アガリクスに関して報告されているさまざまな作用は、アガリクスに含まれる「必須物質」と「生理活性物質」の相互作用により説明することができます。

アガリクスの力は、決して魔法や奇跡ではありません。科学的根拠に基づく、しかるべき作用であると理解することができます。

アガリクスの多成分は、複合作用

（1）必須栄養素の総合サプリメントとして

キノコの本体は良質なタンパク質・アミノ酸から構成され、高価不飽和脂肪酸・食物繊維・ビタミン類を豊富に含んでいます。また、土壌の成分を反映しやすい構造になっているため、栽培地の土壌が豊饒であれば、キノコの成分も豊かなものになります。

（2）生理活性物質のサプリメントとして

ベータDグルカンをはじめとするさまざまな生理活性物質を含んでいます。これらの生理活性物質には抗菌・抗ウィルス・代謝改善・抗腫瘍などのさまざまな機能が実験的に証明されており、その成分が薬物として製剤化されているものも多くあります。

この二つの作用が複合し、さまざまな有効性をもたらしていると推測されます。

これまでご説明してきた内容は、アガリクスの各成分の作用・基礎研究に関するものです。みなさんは、アガリクスはかなり有効なのではないかという印象を抱かれたと思います。しかし厳密には、これだけではアガリクスの有効性を証明したことにはなりません。

これまでの話は、あくまで基礎研究の成果に基づいた「推測」です。アガリクスが実際に人間の体内においてどのように作用するのか、どの程度の臨床的な有効性が発揮されるのか。これは慎重にかつ冷静に評価する必要があります。本稿でご紹介した基礎研究・症例報告は、あくまでアガリクス研究の手始めにすぎません。本当の有効性に関する研究は、ここから始まるのです。

［第4章］

アガリクスは本当に有効か？

SUB CONTENTS

アガリクスの有効性を証明するということ

アガリクスが有効であるといわれているその根拠は、数多くの動物実験・細胞実験と、症例報告です。しかし、これだけではアガリクスの有効性を証明したことにはなりません。

調査の目的

「基礎研究」は、「有効である可能性」を証明しただけです。試験管の中で起こったできごとが人体の中でも同じように起こるとは限りません。

「症例報告」はさらに解釈に注意を要します。「効いた」「効かない」には、かなりの主観が入り込みます。元気になったような気がする、顔色がよくなったような気がする、というのは、ただの「気分」かもしれません。このような「主観」を「客観的」に評価するのは、とても難しいことなのです。

食欲がなく減り続けていた体重が回復してきた、あるいはCTで見えるガンのサイズが小さくなった、腫瘍マーカーの値が低下した、などの客観的な指標（数字）が変化している場合には、それは検討に値します。

しかし、この場合も、たまたまアガリクスを飲む前に当てた放射線が効いてきたのかもしれないし、抗ガン剤が効いてきたのかもしれない。あるいはそういう治療をしなくても自然によくなる病気だったのかもしれない。症例報告は、いくつ数を重ねても、これ自体で有効性を証明したことにはならないのです。これも基礎研究同様、あくまで「有効である可能性」を示唆しているにすぎません。

アガリクスの有効性を客観的に評価するためには、大規模な臨床調査が必要です。

効く人がいる、というのではなく、使った人たちが、使わない人たちに比べて全体として効いているということを、統計学的に示さなければなりません。

また、どのような病気に有効なのか、どのような患者さんに有効なのか、どのくらいの量でどのくらいの作用があるのか、副作用はないのか、このような問題に対しても、一つ一つ検証していく必要があります。

これまで述べてきた内容は、あくまで基礎研究や症例報告に基づく推測にすぎません。アガリクスの有効性と一般にいわれているものの多くは、すべて推測であり、医学的に確認されたものはほとんど皆無です。

代替医療研究機構では、アガリクスに関するこれらの推測（仮説）を臨床的に検証するため、大規模な公開調査を実施、現在も継続しています。

ここでは、その調査の中間報告も合わせて、アガリクスの臨床的有効性を考察しました。

アガリクス有効性調査・中間報告

代替医療研究機構では、二〇〇一年八月より約六〇〇人を対象にアガリクスの有効性に関する調査を行ってきました。

調査参加者の大部分はガン患者さん、その他には肝疾患、高血圧、糖尿病などの病気の方が含まれています。

検討したのは、生活の質（クオリティ・オブ・ライフ）＝Quality Of Life（ＱＯＬ）と呼ばれるものです。これは、主観的健康感とも呼ばれ、病状の回復を計る指標の一つです。

アガリクスを利用することで、利用者のＱＯＬがどのように変化するのか、一年間にわたって追跡調査しました。

調査参加者公募による大規模公開調査

五六〇人の調査参加者／大部分が進行ガン患者

調査参加者は、二〇〇一年七月より新聞や雑誌の記事を見て全国から応募された五六〇人。アガリクスのガンに対する有効性がマスコミでたびたび取り上げられている影響でしょうか、その内訳は過半数が進行ガンの患者さんでした。

調査参加者の方には毎日規定量のアガリクスを摂取していただき、アガリクス摂取前と、摂取後二カ月ごとにアンケート調査にご協力をいただきました。

【中間報告①】アガリクスは健康状態を改善させる

【アガリクス利用者のQOL変化（身体的健康感）】

六カ月間の追跡調査の結果、アガリクスを利用することによって利用者全体のQOLは有意に改善することが証明されました。

201ページ上のグラフはアガリクスを利用する前の健康状態に比べ、二カ月、四カ月、六カ月とアガリクスを継続することで、健康状態の指標となるスコアが上昇していることを示しています。

調査参加者の半数は治癒困難なガン患者さんです。基本的に状態が徐々に悪化していくことが予想されるガン患者さんたちのQOLが改善していることがわかります。

一人一人の調査参加者の方々からも具体的な有効性に関する報告が寄せられています。（個々の有効例については、後ほどご紹介いたします）

アガリクスは有効か？

身体的な健康状態は、アガリクス摂取開始から四カ月上昇傾向を示しその後、その水準を維持する。

今回の調査では、QOLをスコア化するという方法で、アガリクスの有効性を検証しました。具体的には、アンケートフォームによって導かれる「身体的健康感」（PCS）「精神的健康感」（MCS）という二つの健康概念を指標として評価しました。

身体的健康感は、有意な改善を認めた

201ページ下のグラフは、調査対象者すべてを含めたQOLの推移を見たものです。この結果から、PCS（身体的健康感）に関しては、そのスコアは開始から四カ月間は上昇傾向、その後の八カ月間はその水準を維持する傾向があることが明らかになりました。この結果は、誤差の影響や偶然などではなく、統計学的にも有意であることが示されました。

アガリクス摂取開始から、四カ月間は身体的健康感は上昇傾向を続けます。その後なだらかな変動はあるものの、おおむね上昇によって得られた水準を維持しています。進行ガン患者さんが多数を占めることを考えると、健康状態は通常は悪化していくものと予想されま

す。しかしアガリクスを摂取していた調査参加者においては、身体的健康感はむしろ上昇し、その変化は統計学的にも有意であることが示されました。

これは、大規模臨床研究によってアガリクスが、健康状態の改善に有効であったことを示す最初のデータです。

精神的健康感は、上昇傾向を認めるものの、統計学的には有意差なし

MCS（精神的健康感）に関しても同様に検討を行いましたが、こちらに関しては、上昇する傾向は認めるものの、統計学的に有意な結果とはなりませんでした。今後、調査参加者をさらに増やし、検討を重ねる必要があります。

【中間報告②】アガリクスの作用は摂取量に比例する

摂取するアガリクスの量によって、作用の程度に差があるか（用量依存性）を調べたのが左下のグラフです。一日三グラム摂取したグループと、一日六グラム摂取したグループを比較しました。この比較から、アガリクスの摂取量と、その作用には比例関係があることが示唆されました。

アガリクスの作用に用量依存性はあるか？

より多く摂取すれば、より迅速に身体的健康状態を改善できる可能性がある。

アガリクス利用者のQOL変化（身体的健康感）

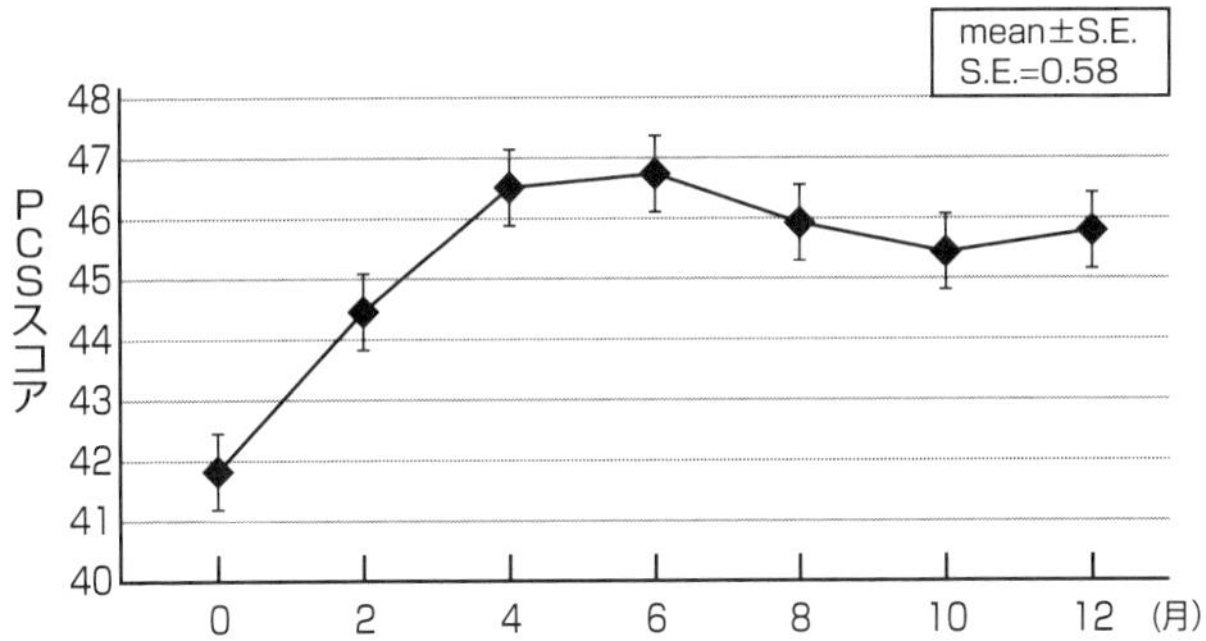

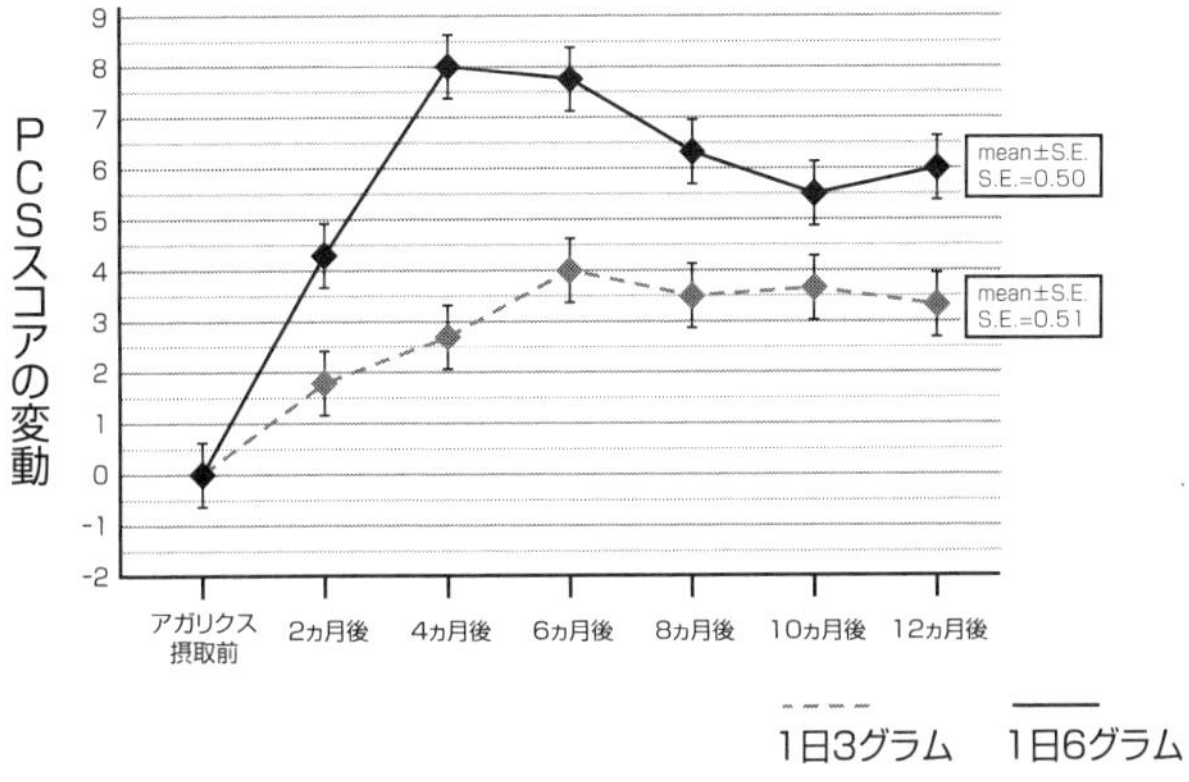

前ページ下の二つのグラフは、身体的健康感の推移を摂取用量別に見たものです。点線で示したのが一日三グラム摂取、実線で示したのが一日六グラム摂取した人たちの変化です。

三グラム群、六グラム群、どちらも摂取開始直後から上昇を始め、その後はその水準を維持するという傾向が見て取れます。しかしながら、その上昇速度に差が見られ、三グラム群では六カ月目にピークを迎えているのに対し、六グラム群では、それより二カ月早く（四カ月目に）ピークを迎えています。

このことから、アガリクスをたくさん摂取すれば、より速くピークまで体調を回復できるのではないかと推測されます。

【グラフ上】一日三グラム摂取した群

三グラム群では、六カ月かけて徐々に身体的健康感が改善していく様子がわかります。六カ月目以降は、その水準を維持しています。三グラム群の患者さんは、六グラム群に比較すると、より早期のステージのガン患者さんが多く、これが安定した波形を作り出すことができた要因であると推測されます。

【グラフ下】一日六グラム摂取した群

六グラム群では、四カ月で身体的健康感がピークにまで改善します。その後は多少の変動はありますが、おおむねピークに近い水準を維持しています。六グラム群には、ガンがより進行した状態の患者さんが多いことが、ピーク到達以降の変動の原因であると推測されます。

結論「アガリクスは有効である」

代替医療研究機構では、この統計学的分析から以下の二つの結論を導きました。

①アガリクスは有効である

身体的健康感（ＰＣＳ）の改善については、統計学的有意差（九五％信頼区間）をもってアガリクスの有効性が証明されました。今回の調査対象者の八一％がガン患者であることを考えると、この結果の持つ意味は大きなものがあります。慢性に進行していく疾患を持ちながら、また身体に負担の大きい治療を受けながら、身体的な健康状態を改善することが示されたのです。

逆に、ここに示された結果は、ガンに対しては説得力を持ちますが、その他の疾患に対しても同等の有効性を証明したことにはなりません。その他の疾患については、それぞれ個別の評価を検討する必要があります。

一方、精神的健康感（ＭＣＳ）については、改善傾向は認めるものの、統計学的な有意差までは検出することができませんでした。ここにもガンという病気の影響を考える必要があるかもしれません。死の恐怖、治療へのストレス、ガンという病気特有の精神的要因が関与している可能性が強く推測されます。

②アガリクスの作用には容量依存性がある可能性がある

症例数が少なく、統計学的有意差を出すには至りませんでしたが、アガリクスの作用は容量と比例する可能性が示唆されました。

これは、これまでの経験的な認識と合致するものです。

今後の課題

今回の研究で、アガリクスが有効であるということはわかりました。

今後は、より具体的な検討を重ねていく必要があります。代替医療研究機構では、この中間報告の結果と、ここに挙げた検討課題をふまえ、より大規模な第二次調査を開始しています。

①疾患別の有効性を評価すること

ガンに関しては、発生臓器・臨床病期に応じて階層化した研究を行うこと。

研究としてのパワーを考えると、一つの疾患につき三〇〇人程度の調査対象者を必要とすることから、研究の規模をさらに拡大する必要があります。

②容量と作用の関係をより客観的に検討すること

実際に医療に応用していく上で、もっとも重要なのがこの項目です。

三～六グラムという量は、一般に利用されている容量よりも少なく、より大きな容量について検討する必要があります。

③一年以上の長期摂取例の追跡調査を行うこと

長期間にわたって使用していくことで、病気の罹患率や再発率に差があるのかを検討する予定です。

もっと詳しく ＱＯＬとは？

ＱＯＬとは、Quality Of Life の略で、「生活の質」と直訳します。これは、患者さんの生活のレベル（強度）がどの程度かということを示す指標です。

たとえば、寝たきりで自分で身の回りのことができなかった人が、自分でトイレに歩いて行けるようになった、など、生活のレベルが上がることを「ＱＯＬが改善した」といいます。

従来、医学は、病気を排除することに重きを置いてきました。しかし、ガンの治療でしばしば経験されるように、治療がうまくいっても患者さんは逆に弱ってしまうというようなケースもあります。このような場合は、たとえ病気がうまく排除できたとしても、患者さんをうまく治療できたとはいえません。

これに対する反省から、近年治療の重要な指標としてＱＯＬという概念が取り入れられ、ＱＯＬの向上を治療の目標とするようになりました。ＱＯＬとは、患者さんの自覚的な健康度のことです。現代医学もようやく、治療の目的を「病気の排除」から「患者さんを健康にすること」に転換し始めたのです。

しかし、ＱＯＬという指標は患者さんの主観的（自覚的）な感覚であり、血圧や血糖値のように数値で表現できるものではなく、客観的に評価対象とするのが困難でした。しかし近年では、これをスコア化（数値化）するための尺度がいくつも考案され、国際的に臨床試験や疫学研究などに広く用いられるようになっています。

［第5章］

アガリクスの実践的活用法

アガリクス。
その品質は製品によってさまざまです。
また、決して安いものでもありません。
アガリクスを一二〇%活用するために、本書をご活用ください。

SUB CONTENTS

効果的なアガリクスの活用法

病気でお悩みの方、治療が思うように進まない方。アガリクスを始める前に、アガリクスに対する認識をもう一度確認してください。

アガリクスには劇的な有効症例が報告されています。しかし、誰にでも同じようにその効果が現れるというわけではありません。現実的な視点から、最も効果的にアガリクスを活用するための方法を考えてみました。

①現代医療を代替医療で補完するという考え方が大切

アガリクスは幅広い疾患に有効性が示唆されていますが、人体に対する有効性に関する大規模研究はまだ始まったばかりです。

アガリクスが実際に病気の治療に有効であるということは、まだ科学的には証明されていないのです。

一方、現代医学は確実な成果を上げつつあります。

病気と診断されたら、まずは現代医学による治療を検討すべきです。現代医学による治療が可能な場合には、まずそれを優先し、アガリクスを必要に応じて併用します。

もし現代医学による治癒が困難あるいは不可能な病気の場合には、アガリクスを中心とした代替医療を積極的に活用します。

現代医学と代替医療（アガリクス）は治療のターゲットが異なる

現代医学は病気そのものを直接の治療のターゲットとしています。血圧が高ければ血圧を下げる。血糖値が高ければ血糖値を下げる。ガンができればガンを切除する。このように、直接的に病変を治療するのが現代医学です。一方、代替医療（アガリクス）は、病気そのものではなく、病気の原因を治療することを目指しています。不足している物質を補い、弱ったところを補強する。身体の構造と機能を正常化・活性化することで、病気を根本から治療するのが代替医療の考え方です。

現代医学と代替医療は、どちらも大切な治療手段です。現代医学と代替医療を上手に併用することが、病気に対して最も効果的な利用法です。

現代医学と上手に組み合わせることで、互いの長所を生かせる

慢性疾患の多くは現代医学だけでは治癒が困難です。それぞれの病気の原因を見極め、代替医療的なアプローチが可能か検討してみましょう。現代医学は、病気という現象を治療する、いわば対症療法です。さらに代替医療により病気の根本が解決すれば、一生薬漬けの生活から解放される可能性があります。

遺伝医学、移植・再生医学など、めざましい進歩を見せる現代医学ですが、ありふれた慢性疾患

の治療には限界が見えてきています。代替医療は、この停滞した現状を打開しうる、新しい医学の一分野になると私たちは考えています。

アガリクスの得意分野は、免疫機能強化と必須栄養素の補給

アガリクスは、身体の免疫機能を強化して病気に対する生体防御機構を活性化するという作用が特に優れています。この作用を上手に利用すれば、ガンや感染症に対する抵抗力をつけることができると考えられています。また、免疫系の異常に基づく病態も改善することが期待されます。

栄養補給も重要な要因です。豊富な必須栄養素をバランスよく含有しているアガリクスは濃縮栄養剤のようなものです。栄養状態のアンバランスに起因するさまざまな症状に対処できます。また身体の状態が悪く食事が十分に摂れないような患者さんでも、効率よく栄養補給することができます。

アガリクスの持ち味を上手に生かした利用法を考えましょう。

②強い即効性を期待せず、長期的に臨むことが大切

自覚症状の改善は、使用後二週間ほどから見られることが一般的なようです。

原則として、一部の病態を除き、基本的には長期的な有効性を期待すべきでしょう。

身体の構造や機能が回復し、十分な免疫機能の活性化が行われて、はじめて目に見える有効性を期待できます。

ただし、欠乏している必須栄養素が補充されることによる症状改善には即効性があり、飲み始めた数時間後から症状が改善したという報告もあります。

③副作用が全くないわけではない

発疹・皮膚紅斑などのアレルギーに基づく症状は、すべての食品で起こる危険があります。実際に、代替医療研究機構が実施している調査の参加者の中にも〇・三%程度の頻度で、全身に発疹ができたという報告を受けています。このようなアレルギーと思われる反応が生じた場合には、残念ながらアガリクスの利用は中止せざるをえません。

また、アガリクスの各々の成分による個別の作用（下痢・軟便など）が発生しうることが予想されます。

服用開始後に、ALT、AST（GOT、GPT）などの肝機能の数値に一過性の変動をきたすことが報告されています。これについての生理的意義は不明ですが、これが原因でアガリクスの利用を中断せざるをえなかった症例はないようです。

降圧薬を服用している場合、アガリクスの降圧効果により、一過性の低血圧（血圧が下がりすぎること）をきたすことがあります。この場合は、むしろ降圧薬の減量をすべきです。高血圧の治療を受けていない正常血圧の方が、血圧がさらに低下して、症状を伴う低血圧をきたすことは報告されていません。

末期腎不全（透析）、先天的なアミノ酸代謝不全疾患（フェニルケトン尿症など）の患者さんは、アガリクスの成分が代謝に影響を与える可能性があるため、服用前にかかりつけの医師に相談してください。

もっと詳しく 現代医療と代替医療

代替医療とは、病気が発生するその根本を治療するという考え方に基づいています。つまり、病気になりにくい身体を作る、病気になった身体を自分の力で正常化するというのが、その根本的な思想です。

この考え方は古くからあり、世界各地で伝統的に行われてきた病気の治療や予防の多くは、この思想に基づいています。

医学の進歩に伴い、病気という現象が科学的に解明されるようになってきました。現代医学は、この病気という現象に対する直接的な治療を行うようになってきましたが、その一方で、古来から大切にされてきた「病気を防ぐ」「病気を自分の力で治す」という発想が失われてしまいました。

現代医学が、結局わたしたちの健康を守りきれないということに気がついた人々は、代替医療に興味を抱くようになります。これは、古くからの思想に対する回帰現象といって

現代医学と代替医療の関係図

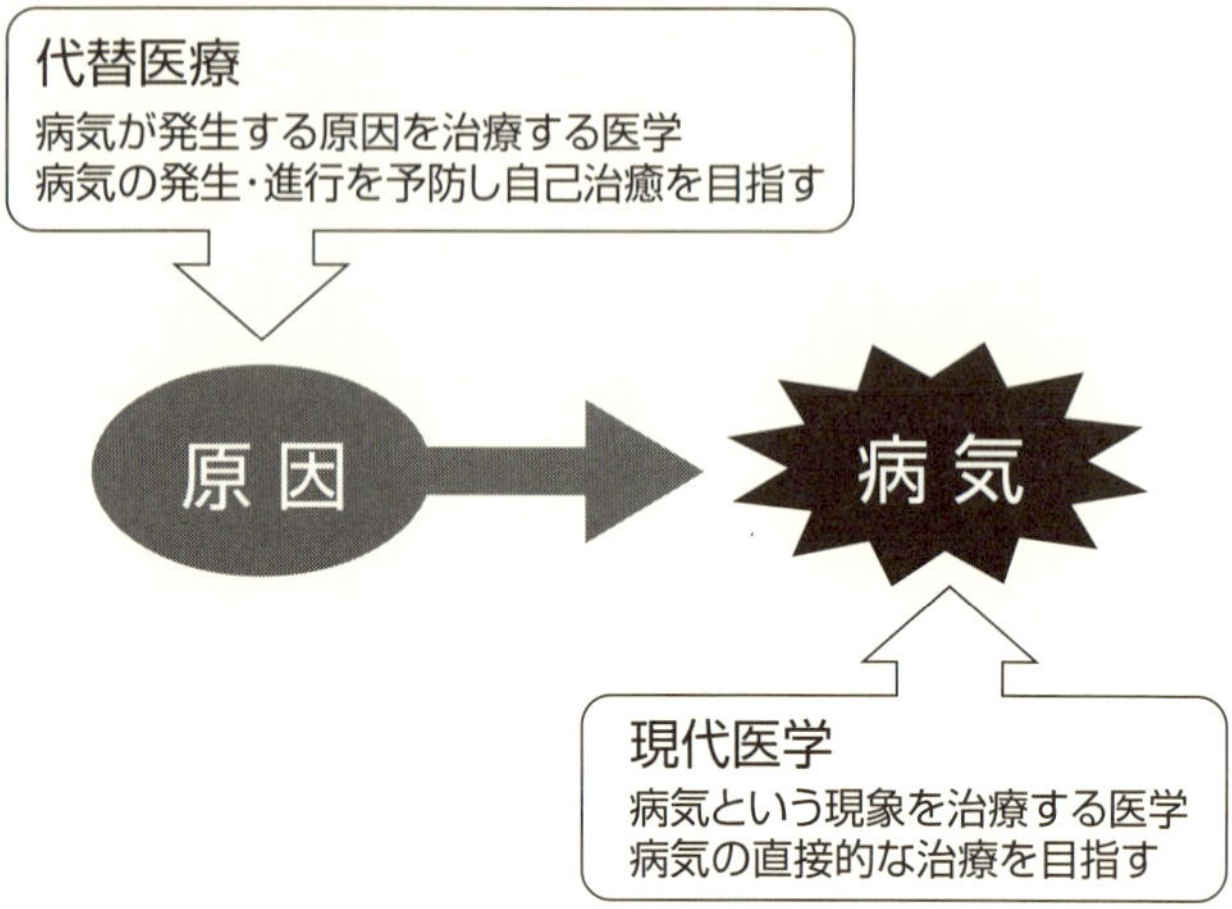
代替医療
病気が発生する原因を治療する医学
病気の発生・進行を予防し自己治癒を目指す
原因
病気
現代医学
病気という現象を治療する医学
病気の直接的な治療を目指す

もいいでしょう。

わたしたちは、現代医学と代替医療に対して図のように考えています。

代替医療の思想は正しいものです。

特に最近増加傾向にある慢性疾患・悪性疾患に対して、現代医学がクリアカットな解決方法を示すことができないのは、これらの疾患が、その人のライフスタイルや身体のコンディションに大きく関わっているからです。

政治や経済と全く同じで、目に見える部分だけを治していても、根本的な部分が矯正されない限り、それは最終的な解決にはならないのです。

近い将来、代替医療は医学の一分野として、その重要性が増すことは間違いないでしょう。

もっと詳しく 代替医療は万能か？

はじめから健康食品だけで病気を治そうとは思わないでください

アガリクスを含む健康食品を実際の医療に応用することを考えている研究者は、わたしたちを含め、増えてきています。研究者たちのさまざまな見解がメディアを通じて伝えられますが、一部の主張に対して、わたしたちは危惧を抱いています。

それは、「現代医学による治療は、百害あって一利なし。ただちに中止して代替医療のみの治療に専念すべし」といった内容のものです。彼らの主張は確かに納得できる部分もありますが、多くは独善的で科学的な根拠に基づくものとはいい難い内容です。

ガンに対する単独治療効果は、現代医学の方が明らかに優れている

現代医学の治療、特にガンに対する治療は、確かに患者さんに与える侵襲《しんしゅう》が大きく、それが患者さんの体力を奪い、予後を悪化させることがあります。しかし、それでも代替医療単独の治療と現代医学の治療成績を比較すると、治療可能なステージのガンであれば、圧倒的に現代医学のほうが優れています。これは事実です。

末期ガンなど、現代医学が積極的治療を放棄した患者さんに対して、代替医療単独での治療を試みることには全く異論はありません。少なくとも、健康食品が患者さんの命を縮

めることはないでしょう。

しかし、現代医学が有効な治療手段を有している早期ガン、一部の進行ガンに対して、現代医学の欠点のみをクローズアップし、代替医療単独での治療を推奨する方針には全く同意しかねます。現代医学が治療できないと判断した患者さんに対して、代替医療を積極的に取り入れるというのは大賛成です。現代医学が治療できる範囲のガンに対して、代替医療を積極的に併用するということも大賛成です。しかし、現代医学が有効な治療手段を持っているステージのガンに対して、現代医学による治療を放棄し、代替医療単独での治療を試みることには、無条件で賛成できません。この場合、明らかに患者さんの命を縮める可能性があります。


現代医学はEvidence Based Medicine（根拠に基づいた医療）を実践しています。これは、これまでの数多くの治療経験に基づき、患者さんの状態・病気の状態を把握した上で、治療を行うことが適切か、行うとすれば、どのような治療が最も適切かといったことを判断するものです。

実際には、いくつかの選択肢を準備して、患者さんとご家族に、それぞれの選択肢の長所・短所を十分に説明した上で、患者さん自身が納得できる治療法を選択する（インフォームド・コンセント：Informed Consent）ことが一般的になりつつあります。もちろん、治療をしないというのも選択肢の一つです。

残念ながら、代替医療による治療成績は、発表できるほどきちんと蓄積されていません。たしかに出版物には健康食品で劇的によくなったケースがいくつか報告されていますが、それらを裏付け調査してみると、（ガン治療の場合には）実際には化学療法や放射線療法を併用しているケースが多いようです。

臨床の現場では、ガン患者さんの三人に一人はアガリクスを利用しているといわれています。これだけたくさんの患者さんが利用していて、本当にそこまで劇的に効くのであれば、ガンで死ぬ患者さんはそんなにいないはずです。しかし、アガリクスの売り上げとガン死者数は皮肉にも比例しています。

結論からいえば、ガンに劇的に効くケースは少数です。

わたしたちの調査でも、著明に改善したと判断される症例は、アガリクス単独で経過を見ているケースで一％、放射線療法・化学療法の併用でも三％と少数です。しかも、いずれも大量服用者であり、通常に販売されているロットで、これだけの効果が出るかどうかは疑問です。

アガリクスをはじめとする健康食品を利用しようと考えておられる方へ。

健康食品の中には確かに有効性が期待できる製品があります。しかし、その機能を過信しないでください。大部分の健康食品は、その有効性が証明されていないのです。また、現代医学は決して非力ではありません。

前述の通り、代替医療は、現代医学と相互補完することにより治療効果を高めるという考え方に基づいています。生活習慣病などでは、ある程度改善したところで代替医療単独の治療へ移行することが可能であると考えられますが、ガンなど実際に病巣が形成されている病態では、やはり現代医学による直接的な治療手段のほうが強力であることは間違いありません。もちろん、併用することで強い相乗効果が期待できることは繰り返し述べている通りです。


客観的に見て、副作用が強く治療効果が少ないといわれているガンに対する化学療法でさえ、代替医療単独の治療よりも治療成績は明らかによいのです。

もちろん、副作用が強く、食事ができなくなった、かえって身体が弱ってしまったというようなことは確かにありますが、こういった副作用症状に対しても、対処できるようになってきています。患者さんの状態によっては、抗ガン剤の副作用で命が縮むということも確かに考えられますが、このような状況はある程度事前に察知できるため、医師は化学療法を必ずしも全員にすすめることはありません。

現代医学の治療法は、その効果が科学的に確認されているものばかりです。副作用が強いからやめろというのであれば、代替医療単独での治療成績を示すべきでしょう。代替医療に関しては、妄想を植え付けかねない非科学的な出版物が多いので、その取捨選択には注意が必要です。

アガリクスの選び方

わたしたちの今回の調査は、産経新聞はじめ各メディアに取り上げられました。その際、消費者の方から最も問い合わせが多かったのが、どのアガリクスを調査に使っているのか？　どのアガリクスが一番よいのか？　という内容でした。

ここでは、消費者のみなさんのご要望にお応えし、調査対象製品の選定条件をご紹介するとともに、理想的なアガリクスの条件について考えてみました。

氾濫するアガリクス・ブランド

現在、日本の市場には二〇〇を超える「アガリクス・ブランド」が氾濫しています。品質も価格も異なる製品ですが、製品名が「アガリクス」と共通であり、アガリクスという言葉を無造作に使うと消費者に大きな混乱を招く可能性があります。

代替医療研究機構では、研究活動における混乱を防ぎ、研究結果の不本意な流用を避けるため、研究に着手するにあたり、まず「アガリクス」という健康食品の定義を暫定的に決定しました。

「アガリクス」とは……

アガリクス・ブラゼイ・ムリルを主原料に製造された食品。
他種のキノコ類や生薬エキス類など、アガリクス以外の原材料が少量でも使用されているものは除外する。
ただし、加工過程における必要最小限の添加物は使用を認める。

【おことわり】

多素材のミックス製品や、原料の一部にアガリクスを用いたようなものは、基本的には「アガリクス製品」という枠からは外すこととしました。その理由は、このような製品の場合アガリクス単独の有効性の評価が難しいためであり、これらの製品が無効であると考えているわけではありません。

アガリクスの選定条件

この暫定的な定義にあてはまるアガリクスの中から、以下の四項目を検討し、調査の対象製品を選定しました。一般消費者の方の健康食品（アガリクス）選びの際にも参考にしていただけると思います。

調査対象アガリクスの選定条件

①製品原材料の産地、土壌、生産者が明らかにされている
②成分が第三者機関（公的機関）により分析され、結果が公表されている
③製品の品質管理および製品供給が安定している
④製品の栄養価が高く、吸収率や安全性に配慮した加工が行われている

この四条件で主要製品を審査し、調査対象製品を選定しました。

消費者のみなさんは、健康食品を選ぶ時には、一般食品を見る時の厳しい審理眼が失われてしまうようです。わらにもすがりたいという患者の心理を巧みに利用した広告の成果でしょうか？　高額な製品ほどよく売れるという、一般の消費社会では考えられない現象が認められます。

製品の値段と品質は比例関係にはありません。健康食品の場合、その価格を規定する最も大きな要素は広告費です。広告にお金をかければ価格も当然高くなります。知名度の高い製品の値段が高いのは当然のことですが、その価格は必ずしも品質を反映したものではありません。

消費者として冷静な判断能力を失わないでください。高額な製品に手を出す前に、まず前記の四条件を確認してみてください。

次に、それぞれの条件を詳しく見ていきます。

①製品原材料の産地、土壌、生産者が明らかにされている

消費者は自分が口にする食品について、厳しい目を向けるようになっています。狂牛病事件以来、畜産物に対してはとても厳密な品質管理体制がしかれるようになりました。農産物に関しても有機表示の基準が明確にされていますし、海産物を含め、生産者、生産地（漁獲地）などの情報を表示することが実質的に義務化されつつあります。

しかし、健康食品はどうでしょうか？

アガリクスを見ても、製品のパッケージに品質表示がされているものはほとんどありません。生産地がどこで、生産者がだれなのか、メーカーに問い合わせてもわからないことがほとんどです。「ブラジル産」とはいっても、ブラジルのどのような土壌で、どのような人が生産しているのか、どのように管理され、どのように加工されているのか……。食品であれば、明らかにされて当然の情報が、ほとんど入手できません。

アガリクスの場合には、まず、原料のアガリクスの産地、土壌、生産者が明らかになっているかを確認すべきです。産地や土壌が安定しているということは、原料の品質が安定しているということですし、生産者が明らかになっているということは、責任感を持って栽培に取り組んでいるという一つの目安です。

十分な生産力のある自社農場を持っているメーカーを選択するのが賢明です。

何万円もする製品もあるわけですから、ちょっと面倒でも、商品パッケージに表示されている製

アガリクスの品質は土壌に左右される
アガリクスの品質
＝
栽培土壌の品質

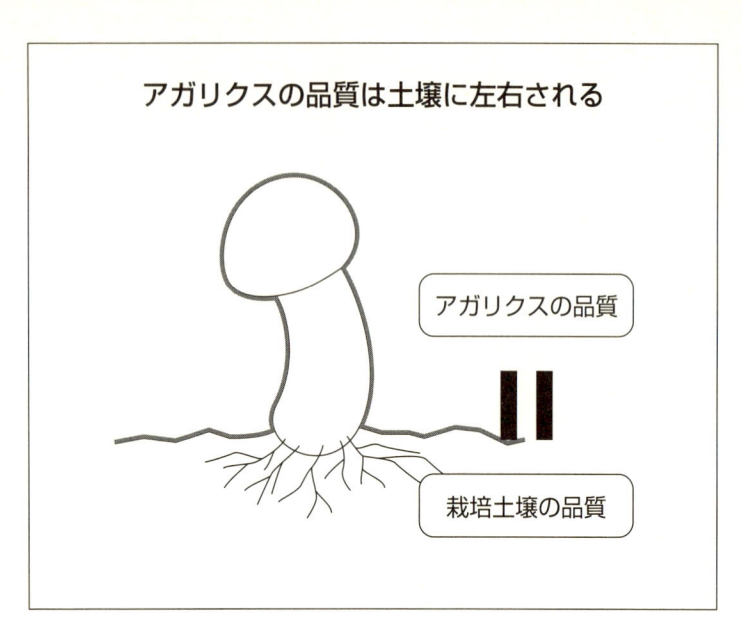

造元に確認してみてもよいでしょう。

■アガリクスの成分を左右する土壌の品質

キノコは他の植物のように自ら光合成して何かを作り出すということはしません。草木が太陽の光と二酸化炭素から栄養分を作り出し、成長していくのとは異なり、キノコの身体は、大部分が土壌から吸収した栄養素を元に構成されています。また、キノコはそのために土壌の栄養素を吸収しやすい身体の作りになっています。

アガリクスも同じです。その成分、例えばタンパク質が何グラム、カルシウムが何ミリグラム……というのは、すべて土壌から吸い上げられた栄養素に基づくものです。アガリクスの成分は、栽培された土壌によって大きく左右されることになりま

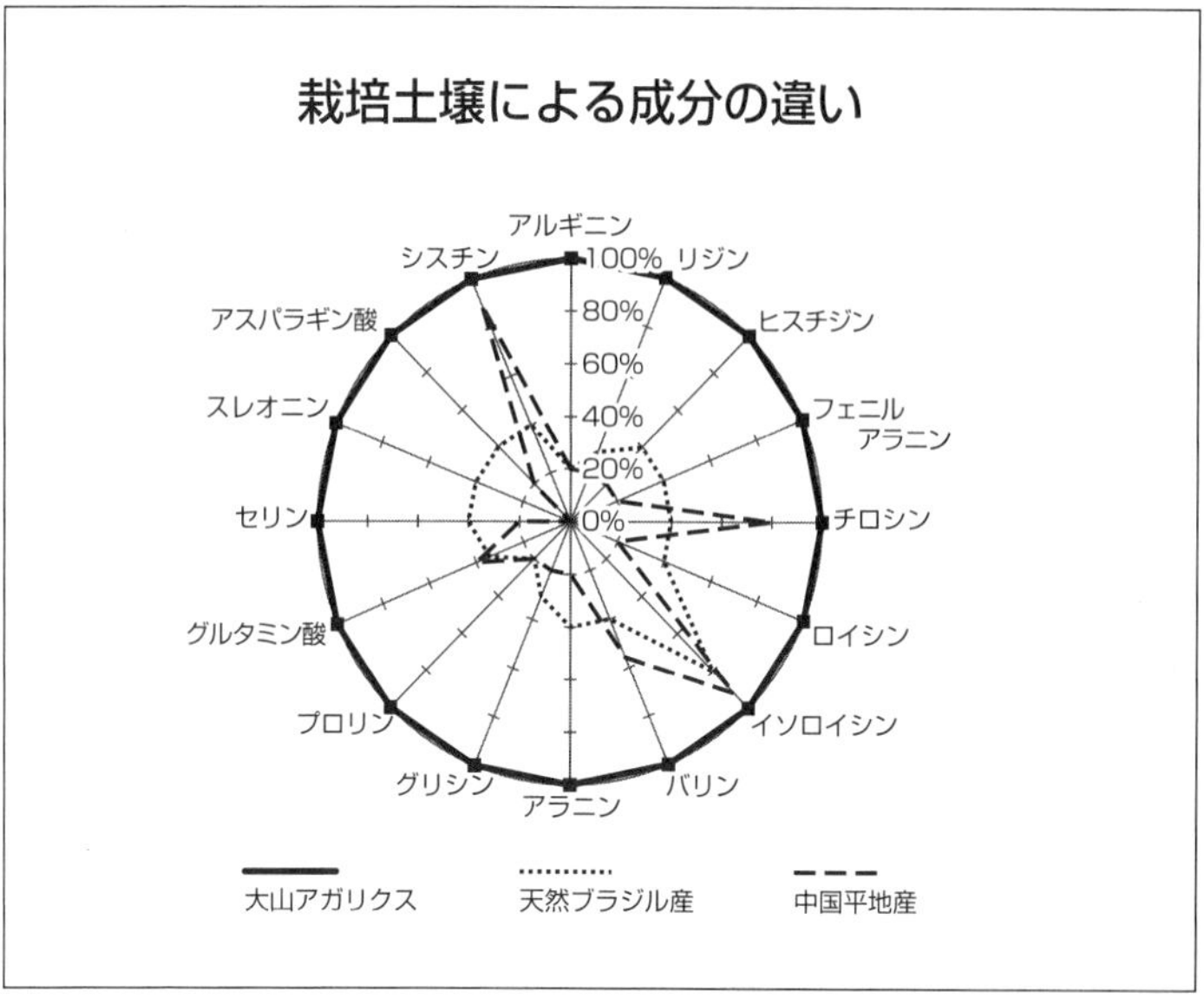

す。アガリクスの品質は土壌の品質に大きく依存しています。

■アガリクスに蓄積する有害物質

アガリクスの成分を左右するのは土壌であるということを第1章に書きましたが、栄養素だけでなく、重金属などの有害物質の含有量も土壌に左右されます。

キノコは栄養分でなくても、土壌にあるものは何でも分解して吸収してしまいます。例えば有害物質であっても、すべて吸収し、体内で分解します。

農薬などは有機物であり、キノコによってある程度分解されて無毒化できますが、重金属は金属（無機物）であり、これ以上分解することができません。分解できないものは、そのままの形でキノコの体内に蓄積されていきます。

例えば、公害病の原因となるような水銀やカドミウムなどの有害重金属が含まれた土壌で栽培されたアガリクスには、これらの有害物質も濃縮されています。

このようなアガリクスで健康を増進することはもちろん不可能です。アガリクスを選ぶ上で一番重要なことは、やはり栽培土壌なのです。消費者として、食品の産地を確認することはもはや常識です。栽培地（産地）、栽培者が明確にされていない製品は、やはり危険であると考えなければなりません。

②成分が第三者機関（公的機関）により分析、公表されている

成分表など、最低限の栄養品質表示がされていないものは、選ぶべきではありません。成分表を表示するためには、製品の品質が安定していなければなりません。成分表が表示されているということは、多少の誤差はあっても、おおむねそのレベルの品質が維持されているということです。逆に、成分表を表示していないということは、製品の品質が安定していないという判断材料になります。

この成分分析の代表的機関としては、財団法人・日本食品分析センターなどがあります。

③製品の品質管理および製品供給が安定している

品質が安定している一つの指標が成分表であるというのは、②でお話した通りです。安定した品質を維持するためには、産地や栽培条件、生産者が同じである必要がありますし、そのためには大規模な自社農場を持っていることが必要であるというのも①で記載した通りです。

製品の品質をきちんと確認しましょう

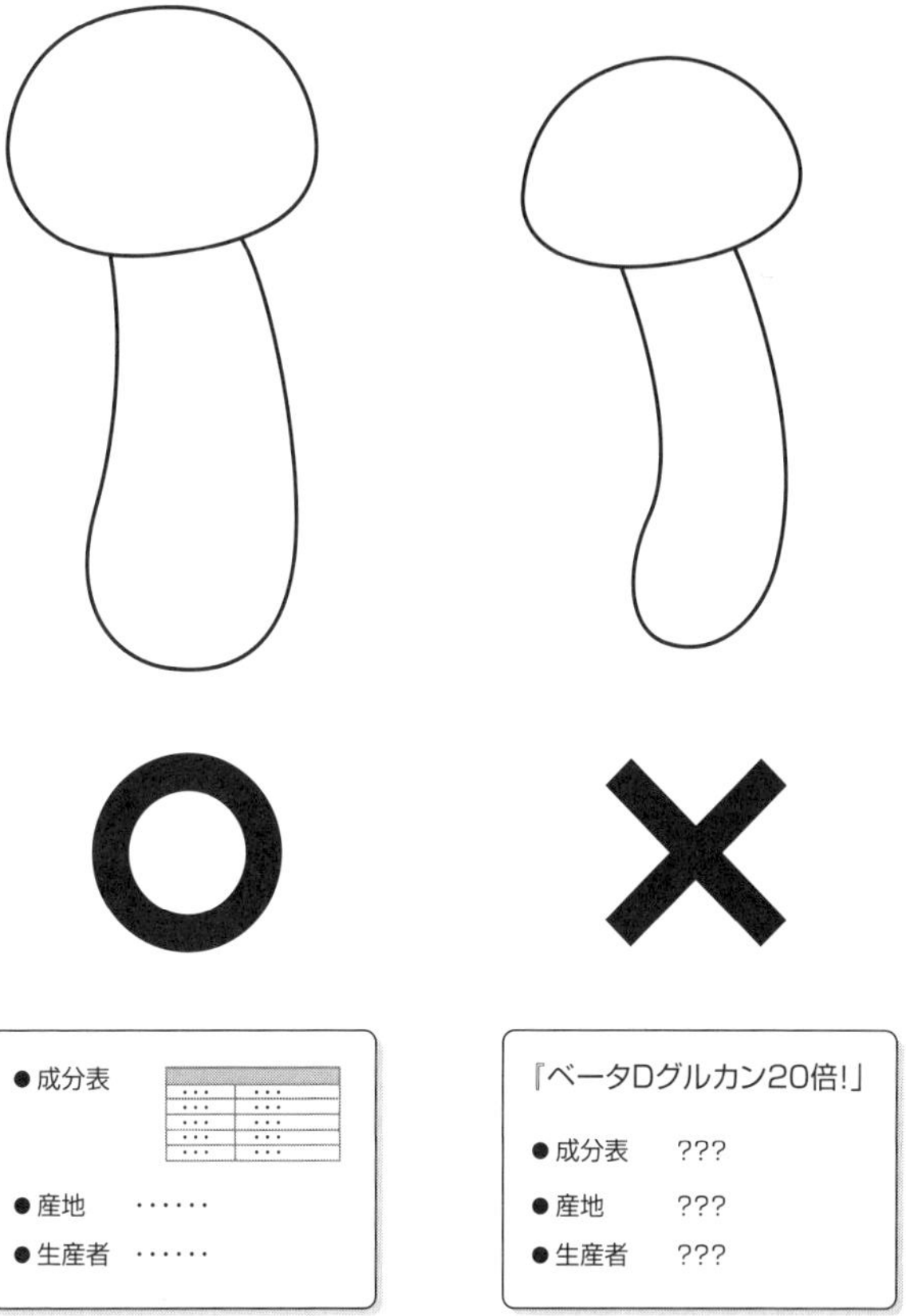

必要最低限の情報すら公開できないアガリクスは
選択すべきではありません。

大規模な自社農場があり、きちんと管理されていれば、製品供給は自ずと安定します。品質管理の体制はメーカーによってさまざまです。品質管理体制を一般消費者が知ることは難しいですが、これからの時代は、このような情報を公開する姿勢がメーカーに求められていくことになるでしょう。

参考までに、今回の調査で使用した「大山アガリクス」の品質管理指針をご紹介します。

■成分面だけでなく、衛生面に対する品質管理基準が必要

アガリクスは、ほとんどが水分でできています。その水分が、繊維とタンパク質で構成された本体に収納され、さまざまな水溶性の有効成分が溶けていると考えればわかりやすいでしょう。

水分が多いことに加えて、アガリクスには自己融解を起こすさまざまな酵素が含まれています。この酵素の働きによって、アガリクスは一度収穫してしまうと、短時間で溶けて腐ってしまいます。シイタケやシメジなどと違い、アガリクスが乾燥体や濃縮エキスという形で製品化されているのは、これが最大の理由です。

アガリクスを加工する過程においては、このアガリクスをいかによい状態で維持するかが問題になります。乾燥させるタイミングや水分含有量の調節、雑菌からの防御など、加工プロセスの管理に十分な注意が必要です。

成分面のみならず、衛生面に対しても、しっかりとした品質管理基準の確立が望まれますが、現段階ではメーカーの自主性に任されている状態です。そして残念ながら、このようなガイドライン

アガリクス子実体の品質管理基準
（アガリクス・ブラゼイ・インターナショナル社）

①ベータDグルカンの含有量が水分８％時に９％以上
②アミノ酸の含有量がタンパク質量の56％以上
③タンパク質の含有量が39％以上
④糖質の含有量がタンパク質量の80％以上
⑤有害重金属が未検出または検出限界以下
⑥農薬が未検出
⑦細菌量が許容レベル以下
⑧完全防御型保管システムの運用

（一部簡略化してあります）

を持たずに製造されているものがかなりの部分を占めています。

④栄養価が高く、吸収率に配慮した加工が行われている

製品の栄養価は成分分析表を見ればわかるわけですが、成分分析表には数字が並んでいるだけで、栄養学の知識がないと、これを完全に読み解くことはできません。

ここでは、アガリクスの栄養価を判断するためのいくつかのポイントをお教えしましょう。愛飲されている製品の成分分析表を持ってきて、チェックしてみてください。

加工方法については、第1章の「アガリクスの加工方法」を参照してください。

■栄養価の見かた①ベータDグルカンと水分量

ベータDグルカンの含有量が「％」で表

示されている場合は、「水分量」という表示を見てください。

アガリクスは、その成分の大部分が水分です。重量で比較する場合、同じアガリクスでも、乾燥させたものと、そうでないものを比較すれば、含有量は大きく変化します。

乾燥重量の何%と表示されている場合は、水分が何%含まれているのかを確認してください。

乾かせば乾かすほど（水分量が少なくなるほど）、含有量（%）は多くなります。

これは当たり前のことです。

何%という数字で早合点しないように注意してください。

■栄養価の見かた②タンパク質量とアミノ酸量

アミノ酸が豊富なアガリクスは栄養価が高い。これは正解です。では、タンパク質が豊富なアガリクスは栄養価が高い。これはどうでしょうか？

実は正解ではありません。

現在、タンパク質の測定方法は、タンパク質の量を「窒素」の値から算出しています。しかし、農薬にも窒素は含まれますし、混入した肥料からも窒素は検出されます。タンパク質が多いと、いかにも栄養豊富という印象ですが、問題はその中に占めるアミノ酸の割合です。窒素とアミノ酸の割合を確認する必要があります。

アガリクスのタンパク質量に占めるアミノ酸の割合は、産地により二五%～五六%と非常に幅広

ベータＤグルカンと水分量

たとえば同じアガリクスでも…

水分50%の場合、ベータＤグルカンは6%するとき

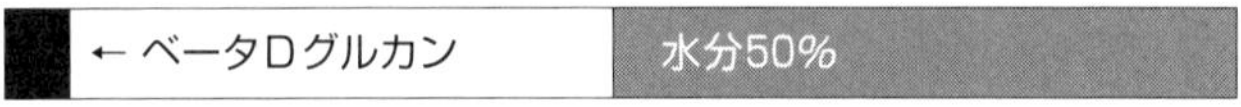
← ベータＤグルカン
水分50%

このアガリクスをさらに乾燥させて水分を10%にすると…

水分10%の場合、ベータＤグルカンは10%

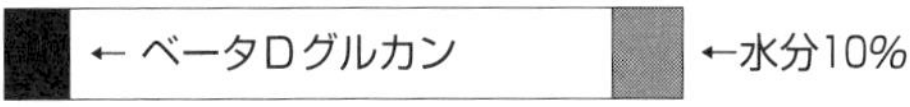
← ベータＤグルカン
←水分10%

このように、ベータＤグルカンの含有量は、水分量により大きく変化します。含有量という数字にだまされないように注意してください。

タンパク質・アミノ酸比

	ブラジル	中国平地	中国高地
タンパク質量	32〜36	36〜41	42〜45
アミノ酸量	8.0〜8.5	8.5〜9.0	24〜26

タンパク質に占めるアミノ酸の比率が高いほど、栄養価の高いアガリクスであるということができます。

いことがわかりました。アガリクスを栄養価の面から評価すると、まさに玉石混交です。

前ページの成分分析表を見てください。

タンパク質の含有量をアミノ酸の含有量で割り算して、その数値が2以下のアガリクスが理想的であるといえるでしょう。

もっと詳しく 毎日続けることを考えて選びましょう

どのような形態の商品を選べばよいのか、という相談をよく受けることがあります。

さまざまな形態の製品がありますが、毎日飲むことを考えると、水やお湯で戻さなければならない乾燥アガリクスよりも、パウダータイプ、タブレットタイプ、ドリンクタイプなどの、加工されたもののほうがよいでしょう。


乾燥アガリクスの場合には、手間だけでなく、衛生面や成分の吸収面（煮出した残りの部分の利用法にもよりますが）にも多少問題があります。

パウダータイプ、タブレットタイプのものは、飲んでいる量を正確に把握することができます。また、パッケージが小さく、外出や旅行に持っていくこともできます。入院している状態でも気兼ねなく利用することができます。煎じ液を保存したりすることを考えると、こういったタイプの製品のほうが衛生的であるといえます。

ゲルタイプのものは、衛生面の管理に若干の注意を要しますが、カプセルなどを利用した製剤であれば、タブレットタイプと同じように利用することができます。


アガリクスで効果を上げるコツの一つは、長く続けることです。毎日飲むことを考えて、自分のライフスタイルにあった製品を選ぶことが大切です。

アガリクスの広告をどう読むか?

健康食品は広告ではなく、品質で選ぶ。これが一番大切なことです。しかし、その品質を判断するための材料は、現状では広告しかありません。

どんな病気に効くのか、どういった医学的な有効性があるのか、ここが一番興味があるところですが、健康食品は医薬品ではなく、あくまで食品であるため、「効能・効果」を広告することは薬事法により禁じられています。

健康食品メーカーはさまざまな工夫で、許された範囲内で広告戦略を展開していますが、消費者にとって本当に必要な情報を提供している広告はわずかしかありません。

ここでは、広告に掲載されている情報を正しく取捨選択するためのポイントをお伝えしたいと思います。

広告を読む上での注意点

まずは、広告を読む前の心構えです。健康食品を買おうと思っている人は、健康に対して何らかの具体的な不安があり、「何かにすがりたい」という思いを持っていることが多いものです。

健康食品メーカーや販売会社は、もちろん社会的理念を持って活動しているところもありますが、すべてがそうだというわけではありません。広告に掲載されている情報も、すべてが善意で提供されているわけではありません。

まず、掲載されている情報を鵜呑みにしないという、心の準備をしてください。

アガリクスの広告は三パターンに分かれる

アガリクスをはじめ、健康食品の広告には、いくつかの典型的なパターンがあります。

【アガリクス広告の三つのパターン】

①〔専門用語＋専門家〕型

②〔症例報告〕型

③〔品質公開〕型

①〔専門用語＋専門家〕型

大学の研究者などが登場し、実験の結果について詳細に説明をしてくれます。ただし、結果の説明には専門用語が頻出します。実際にはあまりよく理解できなくても、なんとなくわかったような気がする、そんな広告です。

このタイプの広告は、実験の結果を強くアピールします。しかし、実験結果がそのまま人体に適用できるわけではありません。実験でこうだったら、きっとこうなる、というタイプの記述は非科学的であり、危険です。実験の結果は、あくまで有効性を示唆するものであり、有効性を証明するものではありません。

登場してくる専門家には、大学教授や名誉教授、あるいは元教授などという立派な肩書きがついていることもあります。ただし、医学部の教授や医学博士の中にも、医師ではない研究者が多くいます。基礎的な内容であれば問題はないですが、臨床的な内容に言及している研究者の場合には、情報の発信者が医師であるかどうかを確認する必要があります。

このタイプの広告の場合には、品質についての具体的な情報が十分に提供されているかを確認します。実験結果と、その製品の品質を関連づけるのに十分な根拠があるか、ご自分の責任において判断してください。

②〔症例報告〕型

これもアガリクスの広告でよく見かけるタイプです。

「私はこんなに元気になりました」「ガンが消えてなくなりました」など、時には写真などの個人的プロフィールまで添えて掲載されていることがあります。

このタイプの情報は、同じ病気に悩む人にとっては、もっとも心惹かれるものですが、ねつ造が容易であることから、基本的には鵜呑みにすべきではありません。

信用できる症例報告については、[もっと詳しく]で紹介しています。もし、本当に有効な症例があるのであれば、もっと誰からも信頼される形の情報提供が可能なはずです。

③〈品質公開〉型

成分分析表を添付したり、産地や農場の様子を紹介したり、一見地味な広告です。しかし、消費者にとって最も利用価値が高いのはこのタイプの広告です。逆に、このような情報を掲載しない広告は、品質に問題がある製品であると疑ってかかったほうがよいでしょう。

ただし、このタイプの情報もきちんと取捨選択する必要があります。

成分分析表には、分析者（分析機関）や報告書番号が掲載されているかを確認します。

ただし、「日本食物分析センター」などと架空の団体名で成分分析表を掲載している業者も存在します。必ず、報告書番号まで確認してください。

品質を見極めるための正しい情報が掲載されている広告は、よい広告です。しかし、中には、品質を隠蔽するための広告も存在します。あなたが純粋に知りたいと思った情報が掲載されているかどうか、これが一番簡単な広告の信頼度判断法です。

その他の広告テクニック

難しい言葉を並べると、なんだかよくわからないけど、すごいらしい、と思わせることができるようです。実際、多くの消費者は、そのなんだかよくわからない「言葉の力」に圧倒されています。

ここでは、いかにも特別なように聞こえるけれど、実際にはさほどではないというキーワードをいくつかご紹介します。

「タンク培養」

タンク培養については、43ページで詳しく説明しました。これは、アガリクスの菌糸を培養することによって、菌糸細胞に含まれるベータDグルカンだけを効率よく抽出するという方法です。ベータDグルカンを精製するには優れたやり方ですが、その他の栄養素が全く含まれないという点で、自然栽培アガリクスとは全く異なるものです。

タンク培養によるアガリクスについては、臨床的な研究が不十分であり、その有効性について客観的な判断が困難です。

水溶性アガリクス

アガリクスの有効成分は、大部分が水溶性です。ですから、水溶性アガリクスという言葉を作る意味がよくわかりません。一時期、広告に氾濫していた言葉ですが、最近はあまり見かけなくなりました。

逆に、水溶性のものだけを抽出したという意味であるならば、アガリクスの水に溶けない有効成分は含まれないということになりますから、成分面で必ずしも優れているとはいえません。

細胞壁破砕

これは、アガリクスの成分を吸収しやすくする加工方法の一つです。細胞壁破砕以外にも成分の吸収効率を上げるための加工方法はいくつかあります。この言葉は加工方法に対する説明であり、製品の品質の説明にはなっていません。

どのような成分のアガリクスを細胞壁破砕したのか？ ここが重要なポイントです。加工方法だけでだまされないように注意しましょう。

○○○収載

国外において高い評価を得ているというアピールなのでしょうか？

何らかのガイドブックに収載されたということを高らかに広告している製品も存在します。このガイドブックが何であるかというのが問題ですが、私どもの把握している範囲では、このような収載は、通常は販売シェアに対する評価であり、医学的観点に基づくものではないようです。

アガリクスの広告は毎日のように目に入ってきます。

これからは、広告をこのような視点で読むようにしてください。

積極的に情報を提供している広告と、情報を隠蔽しようとしている広告を見極め、消費者としての冷静な視点により製品を選択してください。

もっと詳しく 〔症例報告〕型広告の正しい読み方

アガリクスなどの健康食品の広告でよく見かけるのが、「利用者のよろこびの声」のような内容のものです。時には顔写真と一緒に商品の利用者と思われる人物が登場して、この商品のおかげで私は病気が治った、こんなに元気になった、というような内容が多いようです。

このような形式の報告は、医学的には「症例報告」と呼んでいます。医学の研究にはいろんな種類のものがありますが、症例報告はあくまで「報告」にすぎず、これをもって、病気がよくなったとか、元気になったというようなことの証明には決してなりません。

報告が多く集まれば、大規模な研究をやるという動機になります。しかし、本当の有効性は、この大規模な研究が行われて初めて評価されるのです。

そうはいっても、医学の研究は一般に難しく、その解釈も難解で、医師や研究者以外にはなじみがないのも事実です。このような形の報告は理解しやすく、自分と置き換えて考えることができるので、「こんなもの……」と思っていても、つい読んでしまいます。

健康食品の広告で見かける報告は、残念ながら利用者の主観と情報提供者の意図が加わり、受け入れがたいものがあります。みなさんも、この手の広告を目にする機会が多いと思いますが、その情報の信憑性に常に留意してください。すべての情報が善意で提供されているわけではありません。商品の販売促進を目的とした恣意的なものが多いのです。

「症例報告」は取り扱いが大変難しいものです。

本書にもいくつかの症例を紹介しておりますが、いずれも、上記の条件を満たし、複数の医師がアガリクスによる治療効果であると判断したもののみを厳選しています。

「症例報告」を読むときのチェック項目

①その診断は正しいか？　確認してください

■その病気と診断した根拠が記載されていること

「ガンが治った」という報告があります。本当にガンだったのでしょうか？

ガンの可能性があると診断され、検査の結果ガンではなかった、このことを「ガンが治った」と表現しているケースがあります。

「肝硬変が治った」という報告もあります。本当に肝硬変だったのでしょうか？

肝硬変は治癒しない病態です。このようなケースでは、肝機能の一時的な低下を肝硬変と誤診されていた可能性が高いです。

その病気と診断するに至った根拠が示されているかを確認してください。

②病気の経過に医学的根拠があるか？　確認してください

■画像や血液などの検査所見が併記されていること

■その他の治療（手術や薬物など）との関連について言及されていること

リウマチやC型肝炎のような病気は基本的には自然治癒しません。病気には波があります。病気の勢いが低下している状態を「治った」と表現しているだけのケースが多いようです。このような慢性難治性疾患に「治った」「治癒した」という表現を多用しているものは、その時点で信用できません。

進行ガンの患者に治療を行い、患者を安心させるために「ガンは小さくなっているみたいです」と説明することがあります。このような場合、家族には真実を伝えるのですが、患者本人の意見が掲載されると、「ガンが治った」という表現になります。

何をもって、ガンが治ったとしているかが問題です。

治療の前後の画像（CTや超音波検査など）が示せるか、腫瘍マーカーなどの血液データが示せるか、ガンに対する治療を行っていないのか？　など確認する必要があります。

手術をして、化学療法を追加すれば、だれのガンでも小さくなります。この人が健康食品を使っていたからといって、このガンが健康食品で小さくなったということはできません。

客観的な情報が提供されているか確認してください。このような情報は説得力が強いため、入手できれば、必ず提供するはずです。検査や画像データ、そのほかの治療との関連についての言及のない報告は、決して鵜呑みにしないでください。残念ながら作為的な情報提供である可能性が高いといわざるをえません。

アガリクスの正しい飲み方

アガリクスを上手に活用するためには、その成分が重要なのはいうまでもありませんが、その成分を上手に吸収することも大切です。
吸収率を高めるために加工が工夫されている製品もありますから、製品を選択する際には、成分だけではなく、加工方法にも十分に気を配ってください。

アガリクスの選び方については、前項を参照してください。
アガリクスを飲む分量や具体的な飲み方については、第6章で説明します。

形態別のアガリクスの飲み方

ここでは、購入したアガリクスを、すこしでも多く身体に吸収させるための効果的な飲み方を考えてみましょう。ここでは、吸収率のよいパウダータイプ、タブレットタイプ、ドリンク（ゲル）タイプの三タイプについて紹介します。

パウダー・粉末タイプ

一概にパウダーといっても、その内容はさまざまです。機械的に粉砕しただけのものもありますし、微細なパウダーを再加工したもの（マイクロカプセル）もあります。

このタイプの製品は、そのまま口に入れて飲むこともできますし、水やお湯に溶いて飲んでもよいでしょう。コンソメのようにスープに利用するなど、料理で使うこともできます。

味やにおいが気になって飲みにくいという方には、次のタブレットタイプをおすすめします。

タブレット・錠剤タイプ

錠剤の形をしていますので、薬と同じように必要量を口に入れて飲み込むだけです。

下痢をしているときは、タブレットのまま飲み込むと、錠剤が崩壊するまえに排泄されてしまう可能性があります。このような時は、口で嚙み砕いて少しずつ飲み込むようにするとよいでしょう。

ドリンクタイプ・ゲルタイプ

これはそのまま飲むだけです。前の二つのタイプよりも賞味期限に注意が必要です。メーカーの説明書をよく読み、開栓後はなるべく早めに飲みきるようにしましょう。

飲む回数

飲む回数は、一日一回でも三回に分けても特に問題ありません。

ただし、一度に大量に飲むと、食物繊維の作用で便が軟らかくなりすぎて、下痢をすることもありますので、例えばパウダータイプの場合、一日に一二グラム以上飲む場合は三回くらいに分けたほうがよいでしょう。

飲むタイミング

空腹時に飲めば吸収率は高くなります。ただし、特に消化吸収能力に問題がなければ、食事と一緒でも、食後でもかまわないと思われます。

空腹時に飲むと便がやわらかくなるなどの症状がある場合には、食事と一緒に摂るようにするのがよいでしょう。

高齢者や全身衰弱で、食事が十分に摂れない場合には、食事に合わせて優先的にアガリクスを飲ませてあげるようにしてください。アガリクスには栄養素が高密度に詰まっていますから、少量でより効果的な栄養補給ができます。ただし、エネルギー（カロリー）はさほどありませんので、糖分や脂肪分の補給も積極的に行うように心がけてください。

飲む量と飲む期間

毎日、継続的に飲むことが大切

アガリクスの有効性には、即効性の強いものもありますが、大部分は長期的に少しずつ効果を発現するものです。進行ガンの患者さんを対象とした代替医療研究機構の調査でも、効果を実感できるまでに平均で二カ月という期間を要しています。

特にガン予防や生活習慣病、慢性肝疾患、アレルギー疾患などの場合には、体質改善という側面が期待されます。毎日コツコツと続けていくことが大切です。

具体的な飲む量と飲む期間については、健康状態、病気の状態によって個別に考える必要があります。病気ごとのアドバイスを第6章・第7章で扱っていますので、参考にしてください。

他の健康食品とアガリクスの併用について

健康食品の組み合わせ方で有効性は大きく変化する

他の健康食品とアガリクスを組み合わせてご利用になっている方も多いと思います。

健康食品は、そもそもが食品ですから、どれをどれだけ摂取しても同じように思われるかもしれません。しかし、それぞれの作用を考えて、上手に組み合わせることができれば、より強い効果を引き出すことができる可能性があります。また、組み合わせ方によっては、効果が半減することもあります。具体的な組み合わせ方については第6章・第7章で紹介します。

効果の強そうな健康食品を集中的に活用すること

いろいろな健康食品を少しずつ、いろいろとお試しになっている方もいますが、これは上手な利用法とはいえません。

一番重要なことは、効果がありそうなものと、そうでないものをはっきりと判断すること。効果のないものは思い切ってやめてしまい、効果の強そうなものを集中的に利用することです。

これが、臨床的にも経済的にも効率のよい健康食品の利用法です。効果を判断するためには、いろいろな健康食品を同時に始めないこと、そして同時にやめないことです。四種類以上の健康食品を利用するのであれば、それを二つに絞って、飲む量を二倍にしたほうがより効果的でしょう。

現代医学とアガリクスの併用について

基本的に、いかなる治療と併用しても問題ありません。治療によっては相乗効果が期待できる場合もあります。

ただし、以下の場合には、アガリクスの併用利用について、十分な検討が必要です。

滅菌食を指示されている場合

強い化学療法の副作用で白血球が激減し、免疫力がゼロになってしまった場合など、病室は無菌室に移され、滅菌食が提供されます。このような状況ではアガリクスを飲むことはできません。白血球数が回復し、食事制限が解除されるまでお待ちください。

食事を禁じられている場合

例えば出血性胃潰瘍や消化管手術の直後や重症急性膵炎など、主治医から水や内服薬を含む一切の摂取を禁じられている場合、アガリクスの摂取も当然禁止です。

このような場合は、おそらく流動食から食事が始まります。食事が五分粥《がゆ》程度まで許可されたら、アガリクスの摂取を再開してください。

食事ができない場合

脳梗塞で舌や喉の機能が失われて食事ができない場合や、食道ガンや胃ガンのために消化管が閉塞し、食事が通らなくなってしまった場合には、もちろん食事ができませんから、アガリクスを利用することもできません。

ただし、食事ができないと人間は生きていくことができません。長期的に食事ができないと判断される場合には、「胃ろう」など、消化管に直接栄養を入れるための処置が行われるはずです。このような栄養はチューブから胃に送り込まれますが、パウダータイプの製品であれば、この栄養チューブを経由してアガリクスを飲ませてあげることができます。

ただし、入院中は医師の指示の下、看護師が栄養チューブを管理することが多いため、あらかじめ担当医および担当看護師に投与を依頼しておく必要があります。

特定の栄養素の摂取を禁じられている場合

特定のミネラルやアミノ酸を代謝できない病気（ウィルソン病、フェニルケトン尿症など）、ミネラルの排泄が十分にできない状態（人工透析など）では、アガリクス摂取開始にあたって、医師の許可が必要です。

アガリクスの成分分析表を持って、主治医と相談してください。

［第6章］

アガリクスを活用した治療戦略

［ガン・悪性腫瘍編］

アガリクスにはさまざまな有効性が期待できます。

実際にアガリクスを口にしている患者さんの数も相当数に上ります。

しかし、その適切な利用方法は医師にも健康食品メーカーにもわからず、患者さんが自己判断で摂取しているというのが実状です。

ここでは、アガリクス有効性調査をサポートしている代替医療研究機構・学術部（医師グループ）の見解を中心に、アガリクスの上手な活用方法を考えます。

SUB CONTENTS

SUB CONTENTS

SUB CONTENTS

【ご注意】

■本稿は、アガリクスを利用する上でのアドバイスであり、こうすれば必ず効くというものではありません。掲載されている情報は購読者ご自身の責任においてご利用ください。

■健康食品は病気の治療においてはあくまでも補助的なものです。適切な医療との組み合わせで、より有効に活用することができます。アガリクスを始める前に、まず第5章をよくお読みください。

■参考として摂取量や期間を記載していますが、これらの数字は「大山アガリクスMC」を使用していると仮定し、調査活動によって得られた経験に基づき算定したものです。現時点ではこれを裏付ける科学的根拠は必ずしも十分ではありません。また、成分組成や加工法の異なる他製品の利用を想定したものではありません。

悪性腫瘍（ガン）

悪性腫瘍（ガン）は、発生率・死亡率ともに増加の一途をたどっており、現在では日本人の最大の死因です。

また、アガリクスの利用者の多くもガンの患者さんです。

ここでは、悪性腫瘍に対するアガリクスの活用方法を考えます。


前半では悪性腫瘍に関する知識、後半により具体的な利用法を掲載しました。とりあえずアガリクスを始めたいという場合は、後半からお読みください。
※ここから先は、便宜上腫瘍とガンを同じ意味で使用しています。

なぜガンができるのか？

ガンは突然変異で起こる

ガンは細胞が自分勝手に異常な増殖をするという病気です。

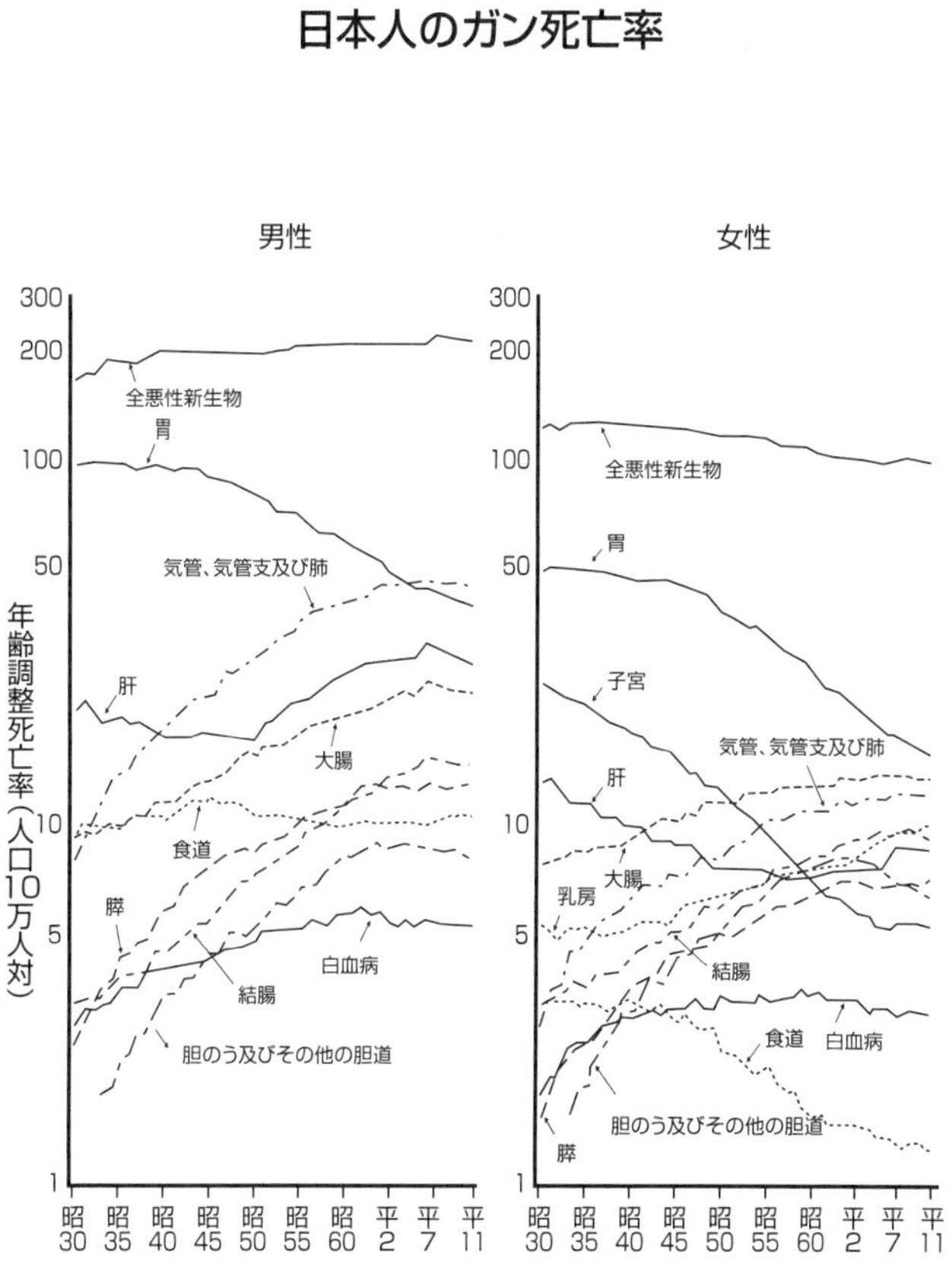
日本人のガン死亡率
男性
女性
年齢調整死亡率（人口10万人対）
300
200
100
50
10
5
1
全悪性新生物
胃
気管、気管支及び肺
肝
大腸
食道
膵
白血病
結腸
胆のう及びその他の胆道
子宮
乳房
昭30
昭35
昭40
昭45
昭50
昭55
昭60
平2
平7
平11

細胞の増殖は、細胞の核の中にあるDNAによって制御されています。正確ではありませんが、DNA＝遺伝子と考えていただいてよいでしょう。人間を含め、生物の身体は、その設計図がDNAの中に収納されており、身体は、その設計図に基づき成長し、機能しています。

この設計図＝DNAは基本的に一生涯変化することはありません。何らかの原因でDNAに異常が発生すると、設計図に狂いが生じ、正常な身体の構造や機能を維持することができなくなり、病気になります。ヒトのゲノムを一生懸命解明したのは、病気とDNA異常の関係を調べ、それを治療に応用するためです。

細胞は分裂という方法で数を増やしていきます。一つの細胞が二つに、二つの細胞が四つにと、ねずみ算式に増えていきます。これは正常な細胞もガン細胞も同じです。

一つの細胞が分裂するとき、細胞の設計図であるDNAもコピーして二つ作ります。DNAが異常をきたすのは、このコピーの段階のミスによります。このコピーミスによりDNAに異常をきたすことを「突然変異」といいます。

もっと詳しく ガン遺伝子とガン抑制遺伝子

ガンと関係する遺伝子には、ガンを作り出す原因となる遺伝子（ガン遺伝子）と、ガンを作らないようにするための遺伝子（ガン抑制遺伝子）とが知られています。

■ガン遺伝子の活性化によるガン化

DNAの情報は、すべてが設計図として利用されているわけではありません。実際に設計に使われる情報と、使われない情報に分けられ、整理されています。

通常、ガン遺伝子は使われない情報として表に出てくることはありません。しかし、DNAに突然変異が起こり、ガン遺伝子が使われる情報に分類されてしまうことがあります。つまり、設計図の中にガン遺伝子が入り込んでしまうのです。

このように細胞の設計図は塗り替えられると、ガン遺伝子が細胞のDNAの指令に基づき、ガンを作り出してしまいます。

■ガン抑制遺伝子の不活性化によるガン化

ガンの発生を抑えるための設計図もDNAには備わっています。これをガン抑制遺伝子といいます。ガン抑制遺伝子が何らかの原因で機能しなくなると、ガンが発生する原因になります。

免疫機能の低下が発病と進行に深く関わっている

このようにＤＮＡが異常（突然変異）を起こし、ガンが発生することをイニシエーションといいます。

人体には無数の細胞がありますから、毎日数え切れないくらいの細胞分裂が全身で行われています。この時、毎日のようにコピーミスが起こり、ガンが発生しているといわれています。

もちろん、このように発生したガンに対しては、身体は免疫反応を起こし、これを破壊してしまいますが、この免疫機能が低下していると、発生したガン細胞を破壊することができず、ガンが進行していきます。

これをプロモーションと呼んでいます。

ガンが病気として存在するためには、このイニシエーションとプロモーションという二つの段階を経る必要があります。アガリクスは、この両方の段階で抗ガン作用を発揮すると考えられています。

ガンの発生と進行

物理的刺激：紫外線、放射線、熱など

化学的刺激：タバコ、有毒ガス、重金属など

ウィルス感染：Ｂ・Ｃ型肝炎ウィルスなど

▼

① イニシエーション（ガンの発生）

毎日、数え切れないくらい行われている細胞分裂。
さまざまな刺激によって起こるＤＮＡのコピーミス。
このＤＮＡの異常によって、ガンも毎日発生している。

▼

正常な免疫機能があれば、このガン細胞はこの段階で破壊される。
しかし、免疫機能が低下していると…

▼

②プロモーション　（ガンの進行）

ガンは増殖を続け、進行していく。
ガンは成長に従い、免疫力に対する抵抗力を身につけ、
ますます進行を速めていく。

もっと詳しく 腫瘍とは何か？

敵と戦うためには、まず敵のことをよく知る必要があります。悪性腫瘍（ガン）に対する治療方法を考える前に、まず「腫瘍とは何か」ということから考えてみましょう。

腫瘍とは、「自律性をもった細胞の過剰発育状態」と定義されます。「自律性」というのはよい響きの言葉ですが、医学的には「自分勝手」と解釈します。これに対する言葉が「協調性」です。

普通、細胞は、それぞれの役割に応じて、まわりとの協調性を保ちながら発育します。この協調性を失って、自分勝手に増殖を始めた細胞を「腫瘍細胞」、このような増殖を「腫瘍性増殖」と呼びます。

腫瘍とは、腫瘍自体が、あたかも新しい生命体のように、宿主の身体の中で成長していくという病気なのです。医学用語では腫瘍のことを「Neoplasm（新生物）」と表現することもあります。自分自身の細胞が、あたかも別の生き物であるかのように、宿主の身体の中で自分勝手に成長していく病気、それが「腫瘍」です。

腫瘍の分類

悪性腫瘍	上皮性腫瘍「ガン」	胃ガン・肺ガンなど
	非上皮性腫瘍「肉腫」	骨肉腫など
良性腫瘍	上皮性腫瘍「腺腫・嚢腫」	大腸ポリープなど
	非上皮性腫瘍「腫」	子宮筋腫・血管腫など

もっと詳しく 悪性腫瘍・ガンの位置づけ

腫瘍は、その性格によって、「悪性腫瘍」と「良性腫瘍」に大別されます。

さらに、どの細胞が腫瘍になったかによって、二つに分類する方法があります。皮膚や粘膜など、臓器や身体の表面を覆っている部分から発生する腫瘍を「上皮性腫瘍」、筋肉や脂肪など、身体の内側の部分から発生する腫瘍は「非上皮性腫瘍」と呼んでいます。

この二つの分類を組み合わせて、腫瘍を四つに分類します。実際には、それぞれ「ガン」「肉腫」「腺腫・嚢腫」「腫」という言葉をつけて使用しています。

※この四つに分類できない腫瘍としては、白血病や悪性リンパ腫など、血液（造血器）・リンパ節の腫瘍があります。

※俗に「ガン」という言葉は「悪性腫瘍」と同じ意味で使われていますが、厳密には、「悪性上皮性腫瘍」のことです。

もっと詳しく　良性と悪性をどう区別するか？

腫瘍は、その性格により良性腫瘍と悪性腫瘍に分類されるというのは前述の通りです。腫瘍の中でも特に以下のような性格を持ったものは「悪性腫瘍」と分類します。

〔1〕異形成

異形成とは、正常の細胞の形とはかけ離れているという意味です。わかりやすくいえば、「見た目からして異常」であるということです。細胞が増殖する速度がとても速いので、一つ一つの細胞の大きさは小さいことが多いようです。また、細胞を取ってきて調べてみると（病理検査）、細胞分裂をしている最中の細胞がたくさん見られます。

〔2〕退形成

退形成とは、分化しないという意味です。

人間の身体は、最初は一つの細胞です。それが、増殖・分化し、筋肉や骨、臓器、血液

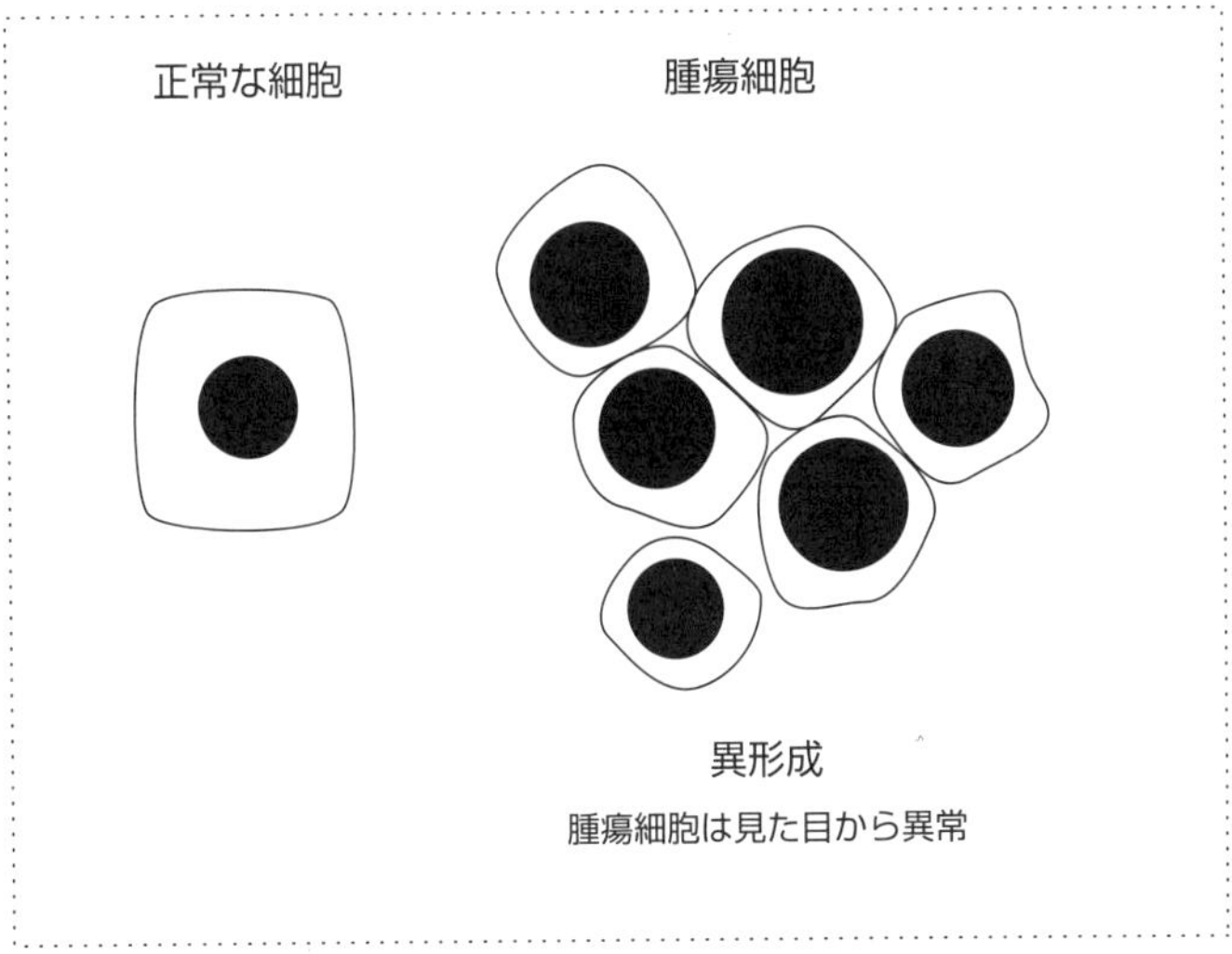

などの細胞に分かれて成長していきます。このように分化とは、細胞がそれぞれ特定の目的を持った細胞に変化していくことです。

悪性腫瘍の細胞は、分化することなく、そのままの形で増殖します。通常の細胞に比べると未熟な段階のものが増殖することが多いようです。

〔3〕クローン性

クローンとは「同じ細胞」という意味です。つまり、どの細胞をとってみても、同じ異常な細胞ばかりが集まっているということです。

例えば、胃という臓器一つをとってみても、粘膜細胞、平滑筋細胞、腺細胞、血管やリンパ管などのさまざまな細胞や組織が集まってできています。

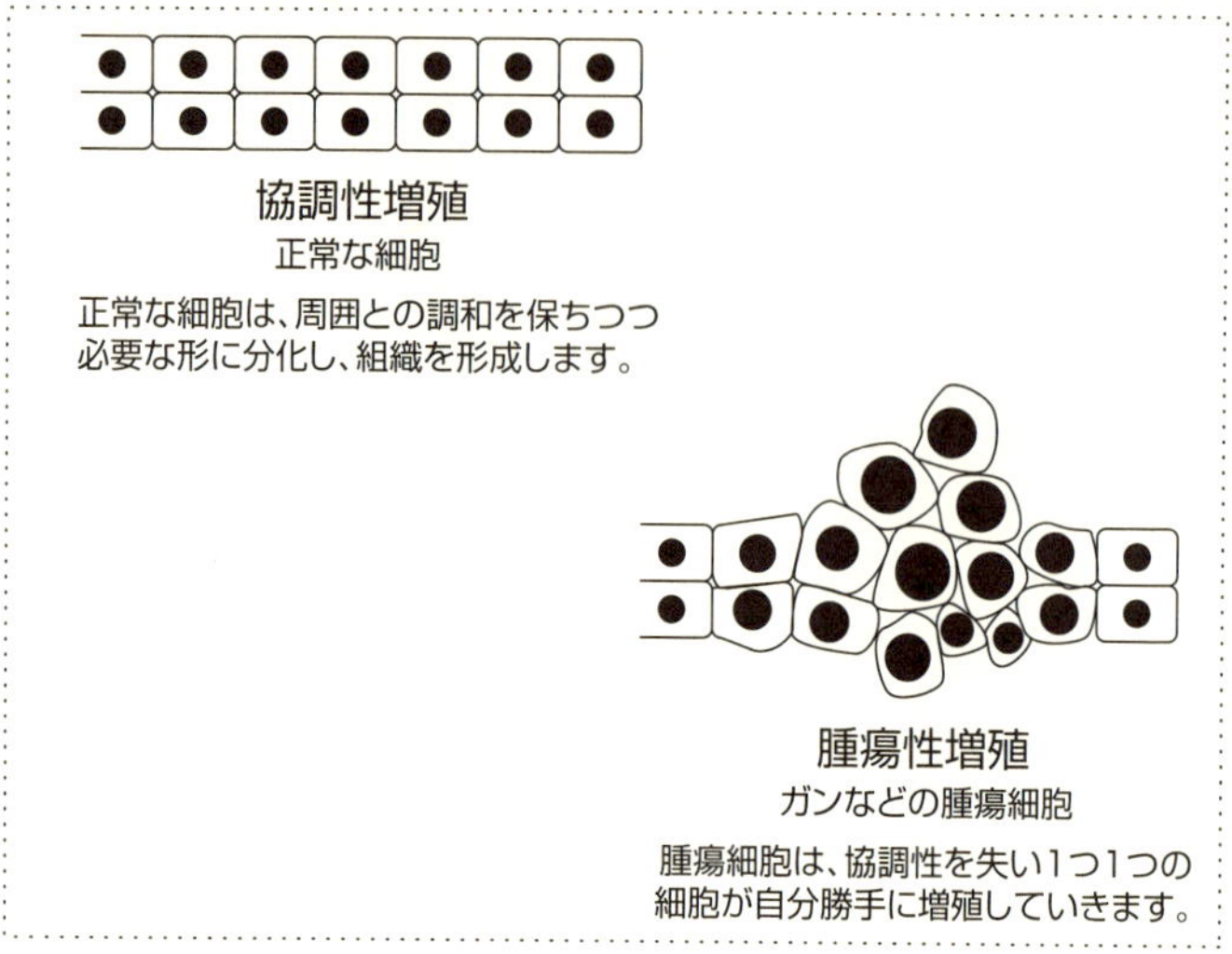

協調性増殖
正常な細胞
正常な細胞は、周囲との調和を保ちつつ
必要な形に分化し、組織を形成します。
腫瘍性増殖
ガンなどの腫瘍細胞
腫瘍細胞は、協調性を失い1つ1つの
細胞が自分勝手に増殖していきます。

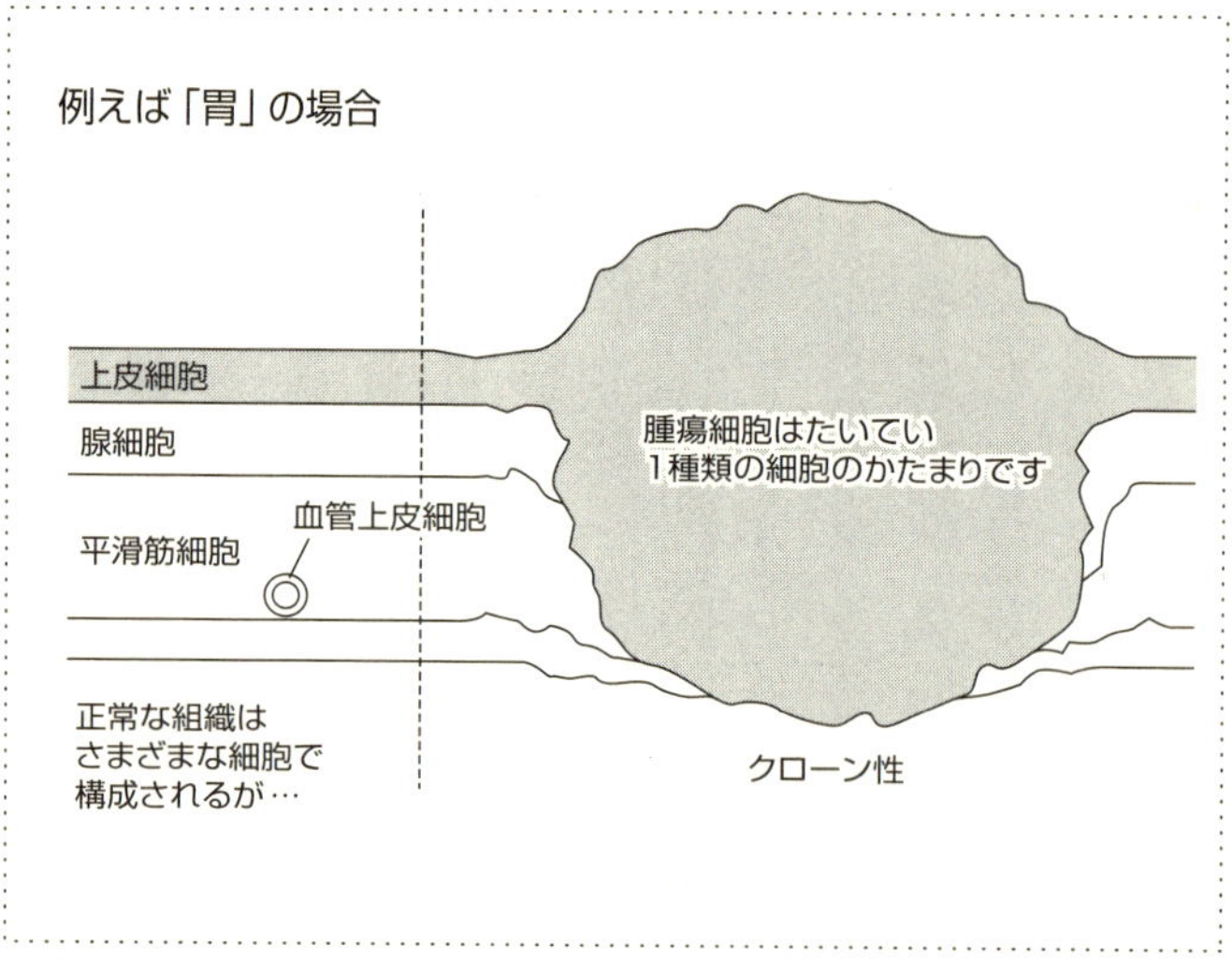

例えば「胃」の場合
上皮細胞
腺細胞
血管上皮細胞
平滑筋細胞
正常な組織は
さまざまな細胞で
構成されるが…
腫瘍細胞はたいてい
1種類の細胞のかたまりです
クローン性

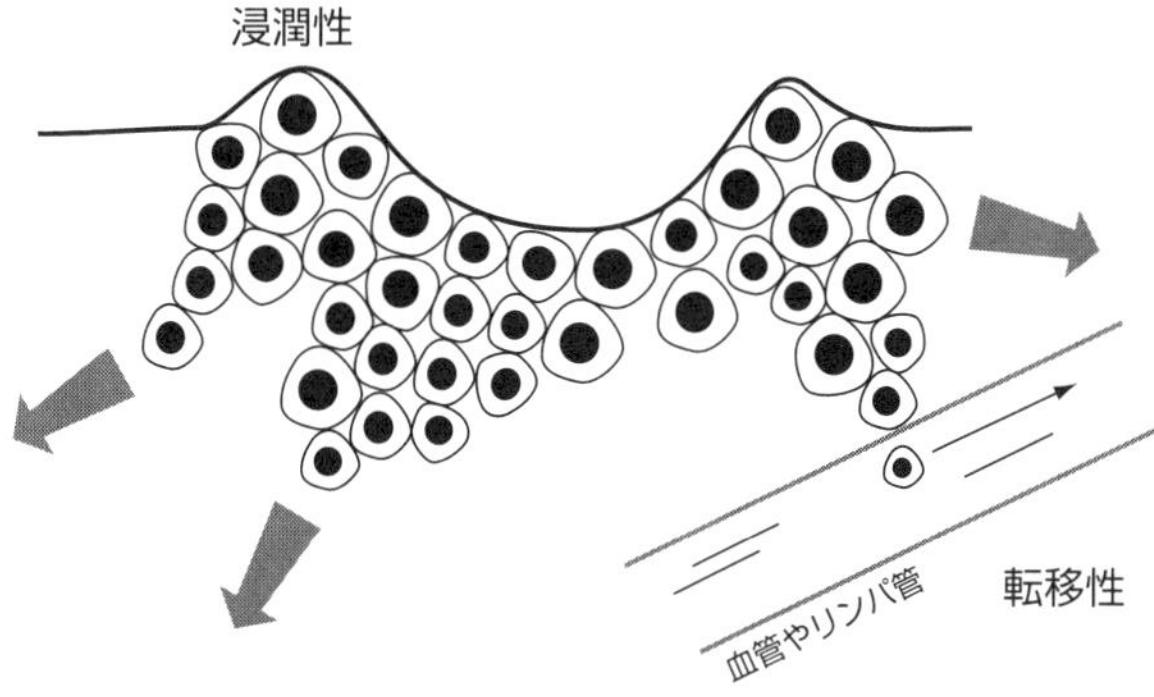

悪性腫瘍はそうではありません。どんなに大きな悪性腫瘍でも、たいてい一種類の細胞で構成されているのです。腫瘍の成長に伴って血管が発生したり、好中球やリンパ球などの免疫細胞が侵入したりすることもありますが、おおもとは一つの細胞です。

〔4〕自律性

これは腫瘍の定義でもありますが、まわりの細胞の迷惑を省みず、自分勝手に増殖していくという意味です。

正常な細胞は「協調性」を持っています。まわりの細胞と歩調を合わせて増殖するのですが、腫瘍細胞は違います。自分勝手に自分の都合で増えていきます。これを「自律性」

といいます。

〔5〕浸潤性

浸潤とは、まわりの臓器に染み込むように増殖していくことを意味します。一つの臓器から発生したものが、周辺の臓器に直接食い込み、進行していくことです。正常な細胞では、もちろんありえません。

〔6〕転移性

腫瘍細胞は、血管やリンパ管に入り込み、細胞の一部を血液やリンパ液の流れに乗せて全身に送り、その細胞が行き着いた部分で再び増殖を開始します。肝臓や肺などは、フィルターのような働きをする臓器ですから、腫瘍細胞もひっかかりやすく、転移しやすい臓器として知られています。

悪性腫瘍とは、人間の身体の中で、自分勝手に増殖・成長し、いずれはその人間の全身に浸潤・転移して、その人間を弱らせ、最終的には死に至らしめる病気なのです。

もっと詳しく　ガンの悪性度

悪性腫瘍ができてしまった時、その治療効果や生命予後にかかわるのが「悪性度」です。その腫瘍が、どのくらいの悪性度であるかによって、治療方針なども大きく変わってきます。

腫瘍の悪性度は、「分化度」というもので表現します。分化度が高いということは、より正常な細胞に近いということで、性格が穏やかですが、分化度が低いものは、悪性度が高くなります。悪性腫瘍は、その分化度に応じて、「高分化型」「中分化型」「低分化型」「未分化型」などと表現されます。

ガンの悪性度は顕微鏡による病理学的検査で診断します。同じ臓器に発生したガンでも、その悪性度によりガン細胞の増殖速度、浸潤のしかた、転移の頻度などが大きく異なり、治療方法や治療効果も違います。

〔1〕増殖のスピード

これが速いということは進行が速いということです。

腫瘍細胞は、細胞分裂によって増加します。分裂をたくさんしている細胞ほど悪性度が高いということになります。

分化度の高い腫瘍は、増殖のスピードも遅く（より正常な細胞に近い）、分化度の低い

ガンの悪性度

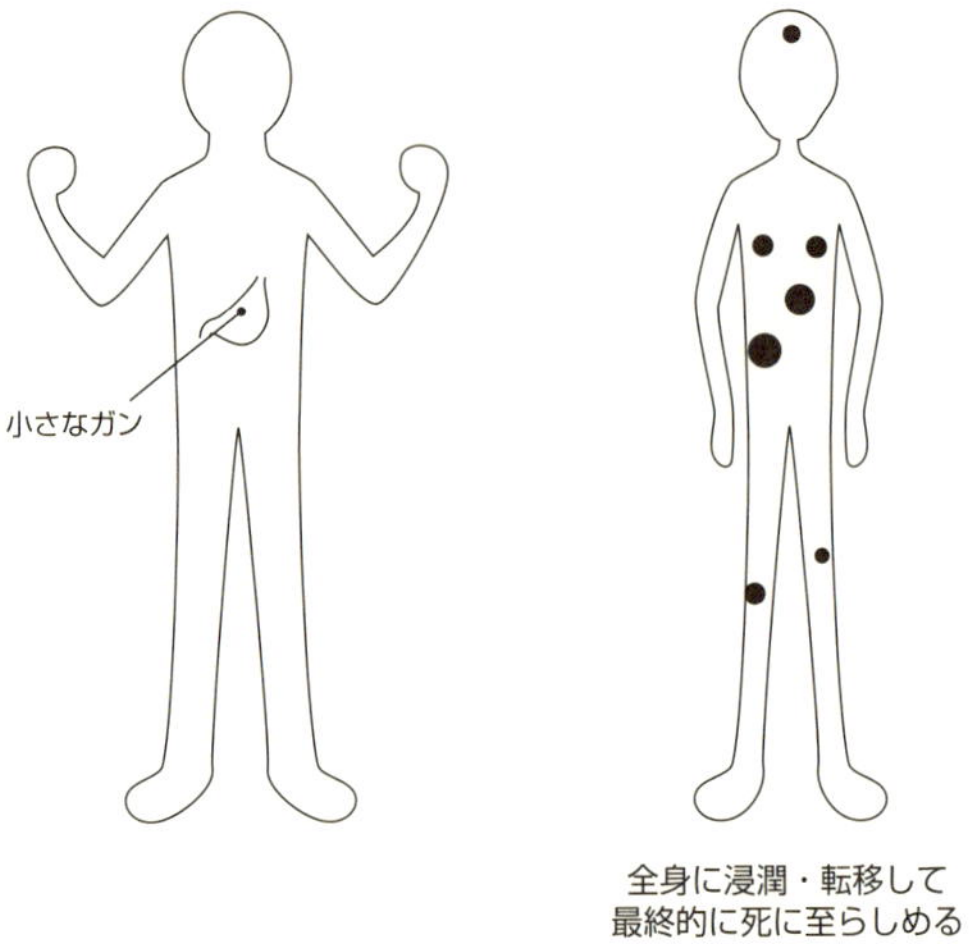
小さなガン
全身に浸潤・転移して
最終的に死に至らしめる

高分化型　正常の細胞に近い。ガンかどうか迷うくらい正常細胞に近い形のものを、高分化型といいます。性格が穏やかなものが多く、早期に転移しにくいという特徴があります。

中分化型　高分化型と低分化型の中間の性格です。

低分化型　正常の細胞の面影はあまりなく、増殖のスピードも速いガンです。早い段階で転移や浸潤をしやすく、根治的治療の難しいガンです。

未分化型　正常細胞の面影はまったくありません。奔放な性格で、アッというまに全身に広がります。手術で切除できることはほとんどありません。ただし、化学療法や放射線療法が劇的に効くケースもあります。

タイプの腫瘍は、増殖のスピードも速くなります（正常な細胞からかけ離れている）。

分裂をたくさんしている細胞は、細胞のサイズが小さく、細胞の中にある核（DNAを格納している構造物）が大きいという特徴があります。低分化型・未分化型の悪性腫瘍は小さい細胞・大きな核が特徴です。

高分化型の悪性腫瘍は、専門家が見ないと正常な細胞と区別できないような正常に近い形のものもあります。

〔2〕浸潤のしかた

まわりの臓器に染み込むように浸潤していくタイプの腫瘍は、悪性度が高く、治療も困難です。まわりの臓器に浸潤しないものは、手術などで取りきれることも多く、治療効果も期待できます。

低分化型の腫瘍は浸潤しやすく、高分化型腫瘍は浸潤しにくいという特徴があります。高分化型になればなるほど正常に近づくわけですから当然ですが……。

〔3〕転移の頻度

転移しやすい腫瘍は、やはり治療がむずかしく、発見された時点で全身に転移を起こしていることもあり、死亡率も高いです。

転移しにくい腫瘍は治療が比較的容易で、治癒が目指せます。低分化型腫瘍は早期の段階から転移しやすく、高分化型腫瘍は、よっぽど進行しないと転移しません。

腫瘍の悪性度を決めるのは「分化度」で、分化度が低ければ低いほど、増殖（進行）が速く、浸潤・転移をしやすいということになります。つまり、低分化なものほど悪性度が高く、高分化なものは悪性度が低いということです。

どこから発生した、どのくらい悪い腫瘍か

腫瘍の悪性度は、その発生した臓器ごとに異なるため、悪性腫瘍を語る時には、「どこの臓器から発生した」、「どのくらいの分化度の」腫瘍であるかがわからないと、話にならないのです。

同じ高分化型腫瘍でも、肺に発生したものと大腸に発生したものでは、性格が全く異なりますし、逆に、同じく肺から発生したガンでも、高分化型のものと低分化型のものでは、やはり性格は全く異なります。

ガンによる症状

ガンという病気は、罹患臓器や病気の進行度により、多彩な症状を呈します。同じガンでも、ステージ（早期、末期など）によっても、その悪性度（未分化型、高分化型など）によっても、転移の有無（肝転移、リンパ節転移など）によっても、症状は大きく異なるのです。

ガンは早期の段階ではほとんど症状がないことが多いようです。

しかし、ガンの増殖が進むと、ガン病巣はしだいに巨大化、周辺臓器に浸潤し、他の臓器に転移をつくります。

臓器がガンによって蝕まれると、その臓器は機能を障害され、臓器不全症状が出現するようになります。

また、ガンが増殖するためには膨大な栄養分が必要になります。患者さんはガン細胞に栄養を取られ、どんどんやせていきます。ガンができることにより食欲を失い、さらに栄養状態が悪化すると、免疫機能など重要な生体機能も低下していきます。

腫瘍の増大による各臓器の症状（例）

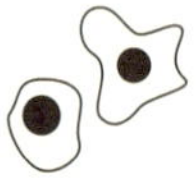

① ガン発生
無症状

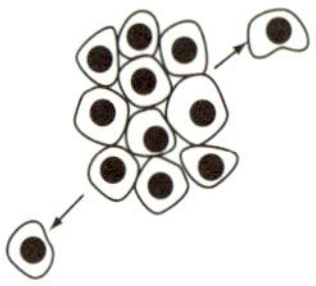

② ガンが成長・浸潤・転移
各臓器の機能障害

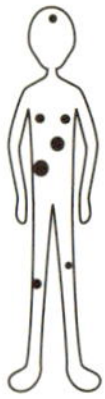

③ さらに進行
生体機能低下

肺ガン　気管を圧迫して呼吸が苦しくなる。タンがうまく出せずに肺炎にかかりやすくなる。

胃ガン　食べ物が胃を通過しにくくなり、ゲップが多くなり、おなかが張る。ガンから出血して吐血する。

肝臓ガン　肝機能が低下して黄疸が出てくる。
食欲がなくなる。腹水や意識障害が出現する。

①腫瘍の増大による症状

腫瘍が大きくなってくると、腫瘍が発生した臓器ごとに特有のさまざまな症状が出現します。この症状は、腫瘍の成長によって、その臓器の機能が失われていくことによるものです。ですから、早期の段階で起こることはありません。自覚されるのは末期に近い状態になってからです。ただし、腫瘍の増大による症状だけでは死に至ることは実際には多くはありません。また、後述しますがガンの死因の多くは、このような臓器機能の低下によるものではなく、全身状態が悪くなって起こるものです。

②腫瘍の転移による症状

腫瘍が他の臓器に転移すると、その臓器にも症状が出現します。

転移とは、腫瘍細胞が、血液やリンパ液の流れに乗って、全身に運ばれ、そこで増殖することです。

血液の流れに乗って転移することを「血行転移」、リンパ液の流れに乗って転移することを「リンパ行性転移」といいます。

最も血行転移を起こしやすい臓器は肺、肝臓などです。これらの臓器は、血液を濾過するフィルターのような機能があり、そのために腫瘍細胞が留まりやすいのです。骨や脳、皮膚や腹膜などに転移をすることもあります。

リンパ行性転移は、まずリンパ節に起こりますが、肝臓や脾臓などのリンパ液に関連した臓器に

腫瘍が産生する物質による症状（例）

膵臓インスリノーマ	（インスリンを産生する） 低血糖による意識障害を起こす
カルチノイド腫瘍	顔面紅潮
肺ガン（小細胞癌）	肥満・高血圧・排尿障害など

も転移を起こすことがあります。

転移によって起こる症状は、①腫瘍の増大による症状と同じです。

③腫瘍が産生する物質による症状

腫瘍の中には、ホルモンに似た物質を作るものがあります。そのような物質は、ホルモンのように体内でさまざまな作用をして、いろいろな症状を起こします。ただし、これは頻度としては決して高くありません。

④宿主の免疫機能低下に伴う症状

悪性腫瘍に罹患すると、腫瘍がさかんに増殖するために、腫瘍によって身体のエネルギーを奪われてしまいます。

栄養分を腫瘍に奪われてしまうと、そうでなくても食欲の低下している患者さんの体重は減少し、身体の構造や機能が低下するなどして免疫機能が落ちてしまいます。

今まで何でもなかったような細菌やウィルス、真菌（カビ）に感染しやすくなり、感染症が治療できずに敗血症になって死に至ることもあります。

免疫機能低下に伴う症状（例）

細菌感染症
　細菌性肺炎・腎盂腎炎・腹膜炎など

ウィルス感染症
　ウィルス性肺炎・ウィルス性発疹など

真菌（カビ）感染症
　真菌性肺膿瘍・カンジダ食道炎・カリニ肺炎など

ガンの患者さんの死因の多くは、このような感染症です。

⑤ガンの症状に対する二つのアプローチ

悪性腫瘍の症状は、大きく分けると、次の二つに分類できます。

①腫瘍の増大・浸潤・転移により、臓器が障害されて起こる症状。

②体力を消耗し、免疫機能が低下することにより起こる症状。

つまり、腫瘍を治療するためには、

①腫瘍の増大・浸潤・転移を止めること。

②腫瘍による体力の消耗を防ぎ、免疫機能を維持すること。

この二つが重要であるといえます。

現代医学は①に対するアプローチを主体とした治療を展開しますが、後述するように、このような治療法は、患者さん本人の精神的・肉体的負担が大きく、免疫機能を低下させてしまいます。ガンの治療によって、ガンの症状が増悪する原因はここにあります。

アガリクスをはじめとする代替医療は、②に対するアプローチをより重視し、患者さんの免疫機能を強化することで、ガンの症状を緩和し、ガンの治療をスムーズに進行させることを目的とします。

ですからガン治療を成功させるためには、現代医学と代替医療を上手に組み合わせることが大切です。

もっと詳しく フィルター型臓器は血行転移しやすい

血液は心臓によって全身に送られますが、高速道路に避けて通れない料金所や改札所があるように、血液の流れにも必ず通過しなければならない臓器が二つ存在します。それは「肺」と「肝臓」です。

■肺転移

血液が心臓に戻るためには、すべての血液は肺を通らなければなりません。血液は、直径二センチもある太い血管（大静脈）を流れ、肺に運ばれてきます。しかし、この肺を通過するためには、非常に細い毛細血管を通らなければなりません。

三車線の高速道路で走ってきた車が料金所で一台ずつ止められるように、ここでは血液は血球一つずつ、ゆっくりと通過していきます。肺は、全身から戻ってきた血液が通過するフィルターなのです。

暴走族が料金所で止められてしまうように、ガン細胞もうまく肺を通過することができません。肺にひっかかったガン細胞は、ここに根を下ろし、増殖をはじめてしまいます。これが肺に転移が多い理由です。

■肝転移

肝臓も転移の多い臓器として知られています。

肝臓にも門脈という太い血管が流入しています。この門脈という血管は、胃や腸などの消化管からの血液を一手に集める血管です。胃や腸で消化吸収した栄養分を肝臓に運ぶためのものなのですが、胃や大腸などでガンが発生すると、その細胞も血液の流れに乗って肝臓に運ばれてきます。

肝臓を通過するためには、肺と同じように非常に細かい血管網をくぐり抜けなければなりません。ここを通過できないガン細胞が肝臓に根を下ろした状態が肝転移です。

現代医学によるガン治療

悪性腫瘍に対して、現代医学は必ずしもクリアカットな解決方法を示せていません。また、ガンに対する現代医学の治療法は、代替医療の視点から、さまざまな問題点を指摘されています。

しかし、現代医学は、早期に発見されたガンの一部に関しては完全治癒を可能にしました。進行ガンでも、その治療成績は徐々に向上しています。

また、近年では従来のガン治療の問題点を解決すべく、BRM療法（免疫療法）など、代替医療を積極的に取り入れた治療が研究されるようになり、BRM療法を含む複数のガン治療を組み合わせた「集学的治療」がガン治療の主流となりつつあります。

ここでは、ガン治療の「四大療法」といわれる、手術、放射線療法、化学療法、BRM療法（免疫療法）の四つを中心に詳しくご説明します。また、これらの治療に対するアガリクスの効果的な併用方法を考えてみます。

ガン治療の心構え

■治療に前向きに取り組むこと

ガンと宣告されると、だれでも大きな精神的ショックを受けます。慣れない環境での療養生活を強いられますし、治療が進むと、さまざまな副作用に悩まされます。治療の見通しに不安を感じます。長引く入院で職場を失い、家族関係・友人関係に変化が生じる可能性もあります。ガン治療は、ストレスとの戦いでもあります。

実はこのストレスは、ガン治療における最大の敵なのです。ストレスによって、ガンに対する免疫機能の主役であるＮＫ細胞の活性は大きく低下します。また、自律神経系や内分泌系を介して免疫以外の身体機能も損なわれます。病は気からとはよくいわれますが、戦う気力が、自己免疫力を強化し、ガン治療をスムーズに進めるための大きな力になります。これは科学的に確認されている事実です。

■ガン治療の主役はあなた自身

病状について、治療の選択肢について、治療の見通しについて、医師に詳しく説明を聞き、納得いくまで質問してください。（インフォームドコンセント）

「すべてお任せします」というのも悪くはないですが、ご自分の身体のことですから、主体性をもって治療に取り組むことが大切です。また、疑問を解消することで、うつうつと不安に悩むことなく、前向きな気持ちで治療に臨むことができます。

もし、疑問が解消されない場合は、積極的に他の医師の意見を聞いてみることも大切です。（セカンドオピニオン）

この場合は、こっそり他の病院を受診するのではなく、医師に正々堂々と、「セカンドオピニオンを求めたい」と相談してみるのが正解です。これまでの治療経過と検査結果をまとめて貸してくれるはずです。

①手術療法

手術療法とは皮膚を切り開き、ガン細胞が存在する臓器を切除するという方法です。

ガンが重要な臓器に罹患している場合、臓器を切除することで体の機能に影響が出ることがありますし、体に与える影響も大きく、出血や感染など、さまざまな合併症が発生しうる危険な治療法です。

しかし、ガン細胞を体の外に取り出してしまうわけですから、治癒率の最も高い治療法（根治的手術）でもあります。

もちろん、治癒できないと思われる場合は、はじめから手術をしないこともありますし、逆に治癒できないとはじめからわかっていても、姑息的に手術（姑息的手術２９５ページ）をすることもあります。

〔手術療法のメリット〕

●治癒率、直接的治療効果が高い

ガンを切除し、体外に除去するわけですから、他の治療法と比較して、最も治癒率の高い方法です。

〔手術療法のデメリット〕

●治療対象者・治療対象疾患が限られる

体力や年齢、病気の種類や状態などで、治療を受けられる患者さんは絞り込まれてしまいます。

●身体の構造や機能に大きな影響を与える

臓器の一部を一緒に切除しますので、身体にとっては大きなダメージです。しかし、手術がうまくいけば、比較的早期に回復します。

●合併症の危険が高い

安全性が高まったとはいえ、術死が存在します。

■手術療法における二つの流れ

〔1〕縮小手術——より身体に負担の少ない方向へ……

医療機器の進歩により、内視鏡などを用いて、皮膚を切開せずに手術をすることができるようになってきました。

縮小手術

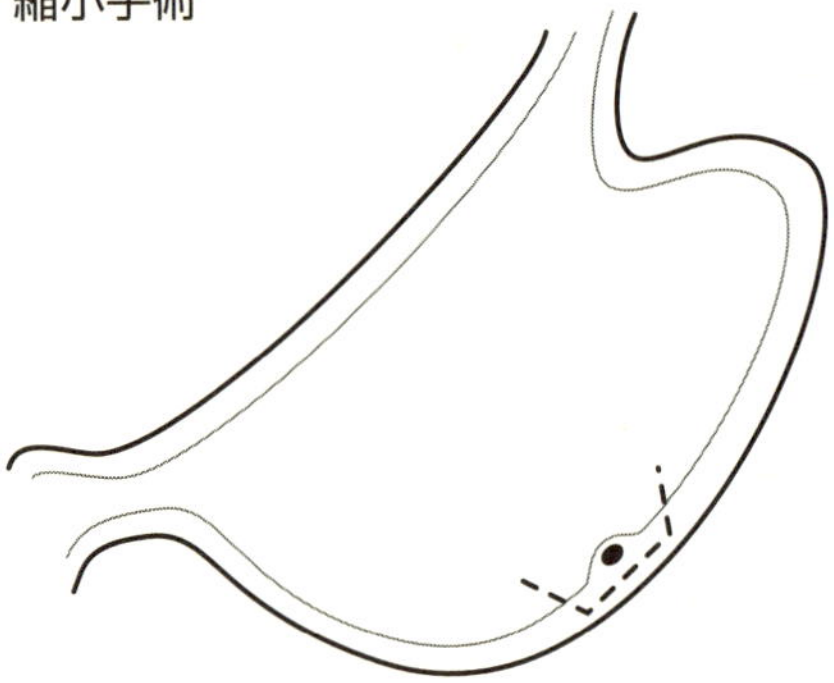

拡大手術

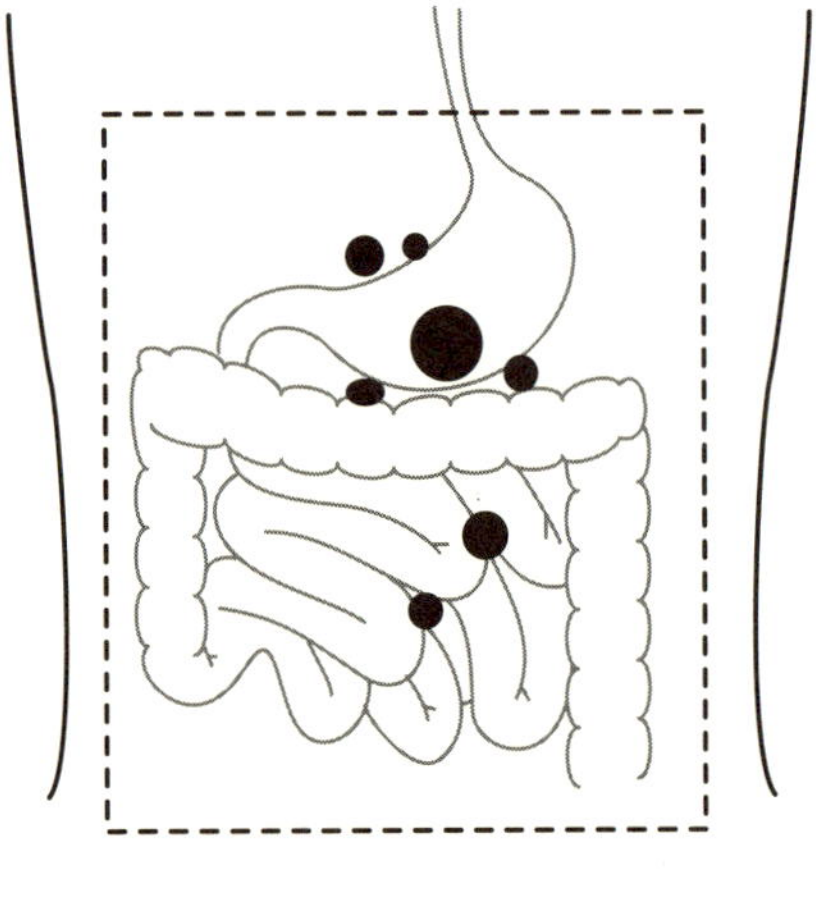

この縮小手術が増えてきている背景には、治療技術の進歩に加え、早期発見されるガンが増えてきていることがあげられます。早期の段階で発見できれば、ガンといえども大手術せずに治癒できる時代がやってきたのです。患者さんの身体の状態が大手術に耐えられないと判断される場合には、治癒率が落ちる可能性があっても、縮小手術が選択される場合があります。

〔2〕拡大手術——広い範囲を切除し、再発率の低下を目指す……

手術をするからには、再発を完全に防ぎたい。そういう考えから、すこしでもガンが浸潤・転移していると思われる臓器はすべて切り取ってしまうという手術です。

この手術は、患者さんの身体の機能を確実に低下させるため、手術によってガンが切除できたからといって、必ずしもすべての場合において患者さんが前よりも元気になるというわけではありません。手術が直接のきっかけで命を落とすこともあります。

拡大手術に対しては、反省する向きもありますが、施設によっては積極的な拡大手術を行っているところもあります。はたして拡大手術が患者さんに幸せをもたらすかどうかの結論は、まだ出ていません。

■手術療法の実際

①手術を行うかどうか決定する

現段階では、手術が最も成績のよいガン治療です。

ガン治療を行う上で、手術をするかしないかの決定はきわめて重要な判断です。

縮小手術の例

①体腔鏡を用いた治療

胸や腹部に切れ目を入れて、そこから内視鏡を挿入し治療するというやり方です。傷口がとても小さく、術後の回復もスムーズです。

■腹腔鏡を用いた腹部手術
例：胃ガン・卵巣ガン・胆嚢ガンなど
■胸腔鏡を用いた胸部手術
例：肺ガンなど

②内視鏡を用いた治療

胃カメラや大腸ファイバー、気管支鏡、膀胱鏡などの内視鏡を用いて治療する方法です。身体の外見に傷をつけることがありません。入院せずに治療できるものもあります。

■粘膜切除術
■アルゴンプラズマ・マイクロ波を用いた熱凝固治療
■高周波電流を用いた熱凝固治療
例：大腸ガン・胃ガン・膀胱ガンなど
■レーザー光線を用いた光線力学的治療
（フォトダイナミック療法）
例：食道ガンなど

③経皮的技術による局所治療

身体の外からガンに針を刺して治療する方法です。
■エタノールや抗ガン剤の直接注入壊死治療
■マイクロ波・ラジオ波による凝固・焼灼治療
例：肝細胞ガン・転移性肝ガンなど

手術療法を選択する条件

（1）**手術をすることによって、ガンが取りきれる可能性がある**
手術をしても、ガン細胞を取り残してしまうようであれば、すぐに再発します。
このような手術はあまり意味がありません。

（2）**手術に耐えられる十分な体力がある**
高齢者や心臓病、糖尿病、肝臓病などがあると、手術が難しくなる可能性があります。

（3）**手術をした後に、身体の機能が十分に温存できる**
例えば、肺ガンで肺を片方切り取った場合、残りの肺だけで生活していけるか、などを考えなければなりません。

（4）**患者さんと家族が手術を受けることに同意している**

※以下の記述は根治的手術に関するものです

上表の条件を満たす場合に手術が可能となります。

患者さんとご家族、主治医を中心に、外科・麻酔科医・循環器科医・その他の関連科の医師が話し合い、治療方針を決定します。

②治療計画を立てる

手術をいつ行うか、どのような術式（切り方）で行うかなどを検討します。

患者さんの体力などによっても、麻酔のかけ方や術式、薬の使い方が違ってきます。

治療計画が終わったら、主治医と執刀医から説明があります。

③手術を行う

計画通りに手術を遂行します。

前日には麻酔の担当医から麻酔のかけ方についての詳しい説明があります。

術後は麻酔の影響で意識がもうろうとしているかもしれませんが、その後に主治医より経過の説明があります。

術後は日常生活へのリハビリを早期に開始します。
④追加の治療
手術の状況によっては、術後に化学療法や放射線療法を追加することがあります。

■手術の合併症とその対策

術後の大きな合併症としては、
(1) 縫合不全　(縫い目がうまくつながらない)
(2) 術後創部感染　(傷口が細菌感染を起こす)
(3) 術後肺炎　(術後に肺炎を起こす)
などがあります。

いずれも、患者さんの注意などで一〇〇%避けられるものではありません。また、どの合併症も致命的となる可能性があり、合併症が起こってしまった場合には、確実な医学的治療が必要です。

手術を受ける患者さんの立場で何か対策をとることができるとすれば、術前・術後の栄養状態を少しでも高めておくことです。

そのためには、アガリクスなど少量でも栄養価の高い食品の利用は効果的であると考えられます。

特にアガリクスには、身体の回復に必要不可欠なアミノ酸やミネラル、タンパク質が豊富に含まれています。

術後早期の食事は流動食や半固形食などに制限されます。しかし、アガリクスは消化管にもほとんど負担を与えないので、経口摂取が許可されていれば、流動食などと一緒に摂ってもよいでしょう。

ピークフロー（呼吸機能を向上させるための器機）などによる呼吸筋のトレーニングは、術後合併症の予防に有効です。（おそらく入院中に看護婦さんからすすめられると思います）

他にも術式によって、特徴的な合併症と、その対策があります。術前に主治医から十分に説明を受け、万全の体制で手術に臨んでください。

②放射線治療

放射線治療とは、強い放射線をガン細胞に当てることによって、ガン細胞を死滅させたり、増殖を抑えたりしようという治療です。治療には、検査で用いる線量（強さ）の一〇〜一〇〇倍のエネルギーを照射します。

放射線はガン細胞だけに効くわけではありません。正常な細胞も放射線によって重大な影響を受けます。体にとっては両刃の剣です。これが放射線治療の最大の問題点です。

放射線を当てることによって、正常な細胞が受ける影響よりもガン細胞が受ける影響のほうが大きくなるようにしなければ治療にはなりません。

患者さんの状態や病気の種類によって、いくつかの治療法を組み合わせて使用（集学的治療）することもあります。

〔放射線療法のメリット〕

●手術と異なり、臓器の機能や形を温存できる

喉のガンを手術すると、通常は話すことができなくなりますが、放射線治療であれば、この機能を残すことができます。

●自覚症状を改善できる

痛みなどの症状を改善することができます。

●身体に与える影響が手術や化学療法に比較して少ない

〔放射線療法のデメリット〕

●治療期間が長い

通常、一カ月程度は必要になります。ただし、入院ではなく通院で治療を継続することができる場合があります。

もっと詳しく　放射線治療はなぜ効くのか？

電離作用

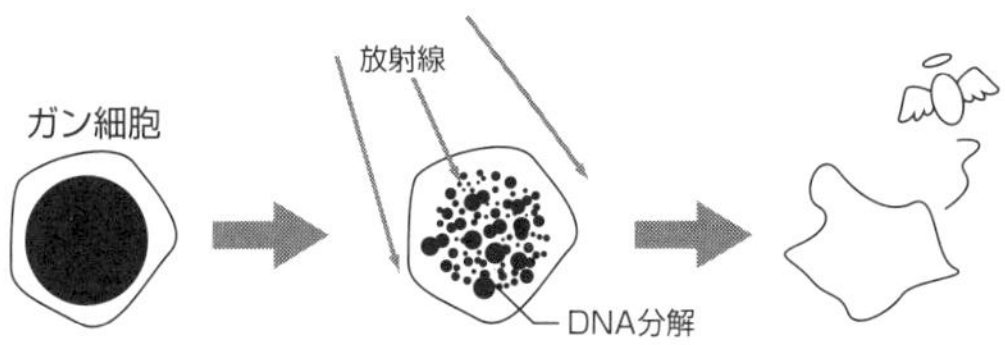

放射線は細胞のDNAをイオン化し、細胞を破壊する

放射線には電離作用という力があります。これは、物質をイオンに変化させてしまう力です。細胞に放射線を照射すると、この電離作用によってＤＮＡが破壊され、その細胞は死滅してしまいます。

放射線には透過作用という力もあります。これは、文字通り物質の中をすりぬけるという力です。これによって、身体の内部・深部の細胞をも死滅させることができます。

透過作用

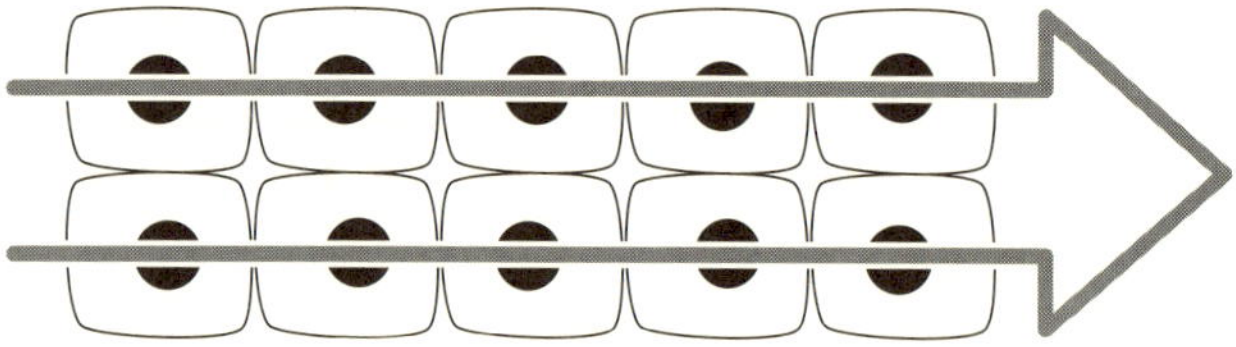

放射線は細胞貫通し、深部の細胞まで影響力を発揮する

この放射線の力はガン細胞のみならず正常な細胞にももちろん作用します。正常な細胞も放射線により強い影響を受けますが、ガン細胞と正常な細胞には大きな違いがあります。

それは、「回復力」です。

ガン細胞は一度死んでしまうと、再び増殖するのに時間がかかります。しかし、正常な細胞は回復力が強いため、ガン細胞に比較して速やかに再生します。

この回復力の違いを利用して、放射線を何回も反復照射することで、ガン細胞を相対的に減らすことができます。

反復照射（分割照射）

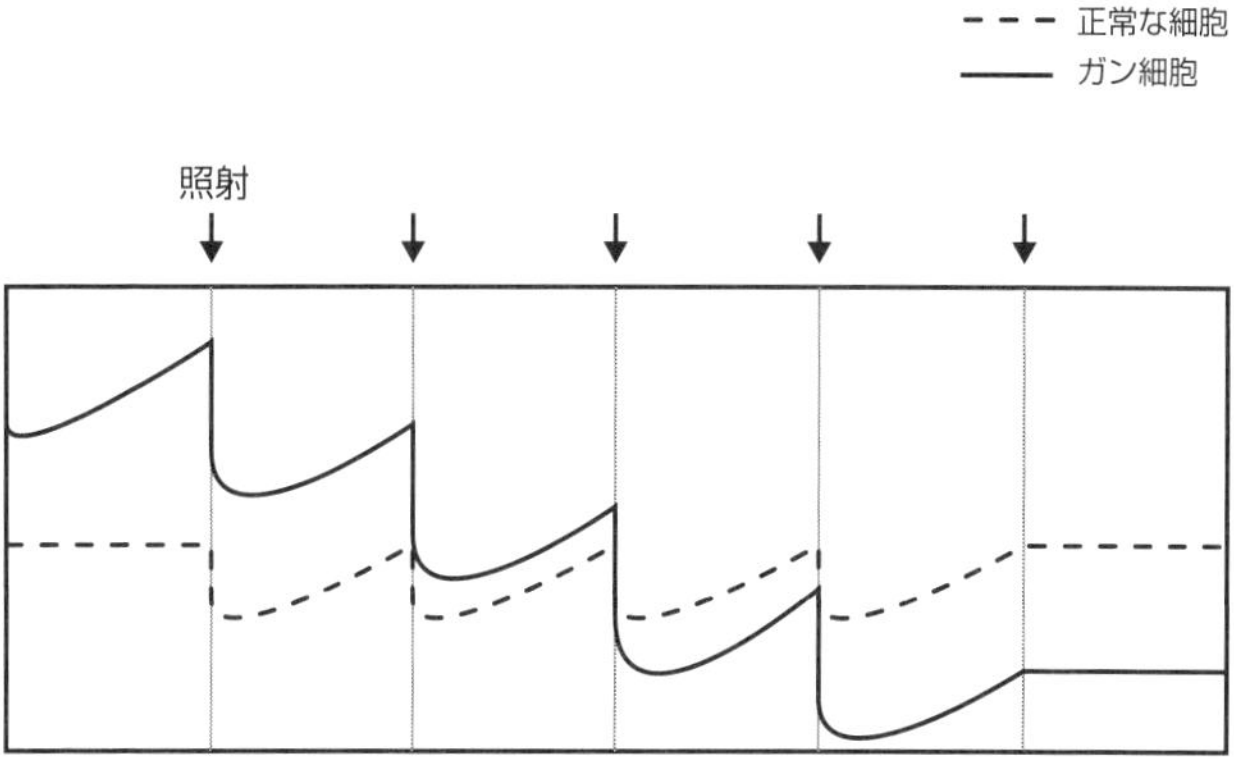

ガン細胞は増殖のスピードは速いものの、「打たれ弱い」ため放射線の照射により増殖力を失います。
正常な細胞は、ガン細胞に比較して「打たれ強い」ため、放射線をかけても、比較的速やかに回復します。
一度に強い放射線を当てるのではなく、何回にも分割して放射線を照射することで、ガン細胞を徐々に減らしていくことができます。

放射線治療の実際

①放射線治療を実施するかどうかを判断する

判断材料として、ガンの罹患臓器、ガン細胞の種類、ガンの進行度、患者さんの体力などの情報が必要になります。

各種検査で、この情報をそろえた上で、以下のような場合に放射線治療が考慮されます。最終的には、患者さん本人と家族、主治医と放射線科医などが相談の上、治療方針を決定します。

②治療計画を立てる

レントゲン装置を用いて、ガンの位置を確認し、どの範囲にどの方向から放射線を当てるか計画を立てます。

この装置をエックス線シミュレーターといいます。CT装置を利用したシミュレーターもあります。

放射線を当てる場所が決定したら、その場所にマジックでマークを付けます。このマークは治療期間中（通常一カ月以上に及びますが）消えないように注意します。

化学療法や手術を組み合わせる場合には、綿密にスケジュールを立てて治療を実施します。

③放射線治療を行う

放射線は基本的には少量の線量（強さ）で、毎日すこしずつ繰り返し照射します。これを分割照

放射線治療を選択する条件

（1）**放射線がとても効きやすい病気である**
放射線単独でも有効性の高いガンと、化学療法や手術との組み合わせが有効なガンがあります。

（2）**他によい治療法がない**
手術を受けるには体力が足りない、手術をしてもガンが進行しているので取りきれない、化学療法の副作用に耐えられそうにない、など。

（3）**他の治療を行うことを前提に、放射線治療を行う**
放射線を照射して、ガンを小さくしてから手術をする、化学療法を組み合わせる、など。
化学療法を組み合わせることで、ガンの放射線に対する感受性を高めることができる場合もあります。

射といいます。こうすることで、副作用をより少なく、効果をより強く発現することができます。

通常は入院して行いますが、強い副作用がない場合には外来通院でも実施することができます。

化学療法を併用する場合には原則として入院が必要です。

病院の一方的な都合ですが、土曜日・日曜日は休みのことが多いため、週に五日（平日）、二〇回分割照射なら四週間、三〇回分割照射なら六週間という長い期間が必要になります。

④放射線治療を受けるにあたって

■納得いくまで十分な説明を受けましょう

まず、放射線治療を選択する根拠につ

いて、よく説明を受けましょう。手術ではだめなのか、化学療法を併用したほうがよいのかなど、治療に対して疑問に感じたことはきちんと質問してください。

治療のスケジュールや放射線の当て方、その当て方で影響を受ける臓器などについては、治療が始まる前に主治医と放射線科医からよく説明を受けるようにしましょう。

■副作用に対して正しい認識を持ちましょう

放射線治療というと、原子爆弾や原発事故などを連想し、恐いイメージがあるかもしれませんが、手術や化学療法に比べると副作用は少なく、頭部への照射を除けば脱毛などもほとんど起こりません。

予想しうる副作用に対して、きちんと対策を打っていけば、おそれることはありません。

■長引く治療。気分転換も大切です

副作用があまりないようであれば、早めに退院して通院で治療することができないか検討してみましょう。自宅で生活しているほうが、精神衛生上望ましいと思われます。

退院ができない場合でも、治療の合間をぬって積極的に外出や外泊の許可を主治医に依頼してみましょう。

もっと詳しく 根治的照射と姑息的照射

放射線治療の感受性が高いガン

皮膚ガン
口腔ガン
喉頭ガン・咽頭ガン
子宮頸ガン
悪性リンパ腫
食道ガン（食道扁平上皮ガン）
肺ガン（肺小細胞ガン・肺扁平上皮ガンなど）

姑息的照射の例

骨への転移に対する照射
気管の閉塞症状（呼吸困難）に対する照射
食道の閉塞症状（嚥下困難）に対する照射

手術に根治的手術と姑息的手術があるように、放射線治療にも根治的照射（根治＝治癒を目指して行う場合）と、姑息的照射（症状を緩和することを目的に行う場合）があります。

①根治的照射

ガンを治癒することを目的に行う放射線治療を根治的照射といいます。放射線治療によって根治が可能なガンとしては、上表のものが知られています。

これ以外のガンでも、人によっては著しい治療効果を認めることがあります。化学療法や手術との組み合わせで、さらに有効率を高めることもできます。

②姑息的照射

ガンによる症状を緩和したり、他の治療法が体力面の問題で難しい場合に行う放射線治療を姑息的照射といいます。

もっと詳しく 放射線をより安全に有効活用するために

放射線は正常な細胞にも影響を与えます。

放射線をより安全・有効に利用するためには、正常な細胞に与える影響を最小限にくい止めること、そしてガン細胞に与える影響を最大限に高めること、この二つが重要です。

そのためには、放射線の種類や当て方などに工夫が必要です。

①放射線の種類とガンの相性

治療に用いられる放射線にはいろいろな種類があります。ガン細胞と放射線の種類にも相性があり、ガンの種類によって適切な放射線を使い分けます。放射線によっては設備・施設の関係上、その利用が限定されるものもあります。

現在、一般に利用できる放射線の種類としては、エックス線、ガンマ線、電子線などがあります。あまり普及はしていませんが、陽子線や重イオン線などを利用できる施設もあります。

②放射線の照射方法の工夫

放射線の当て方を工夫して、より安全・有効に利用するために、ガンの存在部位によって照射方法を工夫します。ガンが放射性物質を取り込む性質を利用したものなどもあり、その照射方法はさまざまです。

放射線治療にはリニアック（ライナック）という装置を用いている病院が多いようです。

③放射線への感受性を増強させるための工夫

抗ガン剤の中には、ガンの放射線に対する感受性を高めるものがあります。放射線照射の直前に抗ガン剤を投与することで、化学療法との相乗効果を期待することができます。

放射線と併用利用して、治療の感受性を高める抗ガン剤としては３００ページの表のようなものがあります。ガンに対して最も影響力の強い放射線を選ぶこと、正常な細胞にはできるだけ悪影響を与えないようにすること、ガン細胞の放射線に対する感受性を高めること、この三つが、放射線治療を成功させるためのポイントです。

もちろん、副作用への適切な対処も重要です。次に、放射線治療の副作用とその対策について考えてみましょう。

放射線治療の副作用とその対策

放射線治療は、現代医学のガン治療の中では比較的副作用の少ない治療法です。

しかし、放射線を身体に当てるということは、身体に対して不自然なエネルギーが投与されるということであり、頻度は低いものの重大な副作用が生じる可能性はもちろんあります。

放射線の副作用には、短期的に生じるものと、長期的に（放射線治療が終わって何カ月もしてから）起こってくるものがありますが、ここでは短期的な副作用を中心にご紹介します。

副作用に対して正しい認識を持つとともに、それを最小限に抑えることは、治療を成功に導く上で重要なことです。

アガリクスは放射線療法の副作用を抑える作用が示唆されています。

アガリクスによって副作用を軽減できる可能性があるものについては★マークを付け、その活用法を記しました。

①放射線宿酔

〔症状〕

治療に対して不安が強い人、神経質な人に多く見られる副作用ですが、照射を開始してすぐに（早い人では開始当日から）吐き気や嘔吐、全身のだるさ、頭痛などを感じることがあります。

〔原因〕

原因は不明ですが、心理的なものも大きく影響しているようです。
〔対策〕
多くは一時的なもので、一週間前後で自然によくなります。
症状が強い場合には、その症状を抑える薬を利用したり、一時的に外出して気晴らしの散歩をするなどというのも効果的です。
〔アガリクスの活用〕★★
機序は不明ですが、アガリクスは、このような全身症状に有効であることが多数の症例で報告されています。
治療開始前から予防的にアガリクスを摂取し、副作用が出現した時には一時的に摂取量を増やすなどを試みてはいかがでしょうか。

②白血球減少

〔症状〕
最初のうちは無症状ですが、白血球の数が一〇〇〇を切るようになると、細菌などに感染しやすくなります。寒気を伴う熱が出て、肺炎や尿路感染などを起こしやすくなります。
〔原因〕
放射線が骨髄に当たることが原因です。骨髄は特に放射線の影響を受けやすい臓器です。骨髄では血液細胞（白血球や血小板など）を作っていますが、この機能が障害され、白血球が減少します。

放射線の照射方法

①遠隔照射

さまざまな方向から少しずつ照射することで、ガン以外の部分への影響が少なくなるように工夫する。

最も一般的な放射線療法。

例：肺ガン・食道ガンなど

②近距離照射

腫瘍の表面に付けたり、腫瘍内部に挿入したりする。
例：皮膚ガン・舌ガン・外陰ガンなど

③内部照射

放射線物質を血液や口から投与してガンに集める。

特定の物質が集まりやすい臓器（甲状腺に集まるヨウ素など）には、その性質を利用して、ある物質に放射能を持たせて体内に投与するという方法がある。

例：甲状腺ガン、腹水ガンなど

放射線増感作用のある主な抗ガン剤

ラジパット	抗ガン剤としての作用はないが、紫外線や放射線への感受性を高める。
ランダ	抗ガン剤として単独でも強い作用を持つが、放射線の増感作用も強い（シスプラチン）。
5-FU	低容量でも放射線に対する増感作用がある。抗ガン剤としての副作用が比較的少ない。
MMC	放射線に対する増感作用が強い。

〔対策〕
骨髄に放射線が当たらないルートが理想的ですが、骨髄を避けることができない場合には、定期的に白血球の数を検査して減少していないかを確認します。感染症にかかってしまった場合には、ただちに抗生物質による治療を開始します。
白血球の減少は、放射線の影響のみならず患者さんの栄養状態に問題があることも多いようです。十分な食事を摂ることも大切です。

〔アガリクスの活用〕★★★

■白血球数の回復
アガリクスのベータDグルカンは、白血球減少および免疫機能（白血球機能）の活性化に効果があるとされています。実際、治療を受けている患者さんからも、化学療法による白血球減少が軽減したと報告されています。

白血球数が減少してきたら摂取量を増やします。ただし、減少の程度が強く、感染症予防の観点から食事制限（滅菌食）を指示されている場合は、摂取を中断せざるをえません。

■感染症の予防
アガリクスのベータDグルカンは、白血球の一種であるリンパ球に強く作用し、特にNK細胞やヘルパーT細胞などを活性化するといわれています。

これにより、免疫機能を強化し、感染症のスムーズな治療および予防が期待できます。白血球が減少してからあたふたしないよう、あらかじめ副作用が出現する前から予防的に摂取することをおすすめします。

③血小板減少

〔症状〕

最初のうちは無症状ですが、血小板の数が二万を切ると出血しやすくなります。ぶつけたところがアザになったり、鼻血や歯茎からの出血が多くなります。

〔原因〕

放射線が骨髄に当たることが原因です。白血球と同様に、血小板も減少するのです。

〔対策〕

定期的な血液検査と、出血傾向に対しては止血剤の内服や局所の止血、歯磨き時の注意などをします。もちろん転倒したり、ベッドから落ちたりしないよう、日常生活全般に注意が必要になります。

ただし、放射線治療単独で、血小板が極端に減少することはあまりありません。

④放射性皮膚炎

〔症状〕

皮膚に日焼けのような症状が現れます。またやけどのようにただれが出てくることもあります。

〔原因〕

放射線を身体の外から当てると、このような皮膚炎は避けられません。ただし、ある程度の予防は有効です。

〔対策〕

（1）皮膚を清潔にすること

お湯でやさしく洗うようにします。ボディソープなどは刺激になるため使用しないようにしましょう。放射線を当てている場所はこすらないように注意します。

（2）皮膚の安静を保つこと

温めたり、直射日光に当てたりしないように気をつけましょう。また化粧品や湿布、パウダーなども照射している部分には使用しないように。カミソリはもちろんだめです。衣服も、なるべく柔らかいものを着用するようにします。

（3）局所の冷却／薬剤の使用

皮膚炎に対しては、アイスノンなどで冷やすのが有効ですが、直接氷を当てたりしないように。軟膏を塗る場合にはガーゼなどを用いて保護するようにしましょう。照射前には塗らないように。

⑤放射性胃炎／腸炎

〔症状〕

吐き気やむかつき、下痢や腹痛などが生じます。血便がでたり便秘になったりすることもあります。放射線治療後しばらくしてから起こることもあります。

〔原因〕

胃や腸の粘膜も放射線の影響を受けやすい細胞です。精神的なストレスが重なっている場合も多いようです。

〔対策〕

栄養価の高い食事を少量ずつ摂るようにして、胃腸への負担をやわらげるようにします。下痢が続くと脱水症状になったり肛門の周囲がただれたりします。水分を十分に摂ること、肛門周囲を清潔に保つことが必要です。

放射性腸炎を起こしたあとは、腸が狭窄といって狭くなり、便が出にくくなることがあります。

〔アガリクスの活用〕★★

■効率のよい確実な栄養補給

栄養価の高い食事という意味では、アガリクスなどを補助栄養に用いるのは効果的といえます。アガリクスは吸収も容易であるため、胃腸の負担になりません。症状が強く食事が継続できない場合や腸へのダメージが大きい場合には、食事を中止し、点滴による栄養管理が必要になることがあります。

⑥放射性食道炎

〔症状〕

流動物や半固形物（プリンやアイスなど）を中心に栄養をとるようにします。

食事が通りにくくなったり、胸の奥に食事がしみる感じが出るようになります。

食道ガンの治療を行っているような場合には、一時的に飲み込みにくさが、さらに悪化することがあります。

〔原因〕

食道の粘膜がただれ、食べ物の通過が悪くなる場合と、放射線治療によって腫瘍がむくみ、一時的に食道が狭くなることにより、食べ物が通過しにくくなる場合があります。精神的なストレスが関係していることもあります。

〔アガリクスの活用〕★
■効率のよい確実な栄養補給
アガリクスを利用する場合には、錠剤型のものよりはパウダー状やゲル状のようなもののほうがよいでしょう。水分を十分にとって、食道にアガリクスがひっかかったままにならないように注意してください。

症状は一時的なものです。ですから、あまり不安がらずに、この時期を確実にクリアしていくことが大切です。
⑦放射性口内炎／舌炎
〔症状〕
口や舌に口内炎ができ、食事や会話の際に強い痛みを伴います。また、味がわかりにくくなったり、ものが飲み込みにくくなったりします。

〔原因〕

口腔内や舌の粘膜がただれ、ものの通過が悪くなる場合と、舌の表面などに細菌が感染している場合があります。

〔対策〕

流動物や半固形物（プリンやアイスなど）を中心に栄養を摂るようにします。特にビタミン類や亜鉛などの必須ミネラルを十分に摂るように注意しなければなりません。

〔アガリクスの活用〕★

■効率のよい確実な栄養補給

食事が十分に摂れないような場合には、アガリクスを積極的に利用するのもよいでしょう。ただし、炎症を起こしている場所を刺激しないよう、お湯などで十分に薄めて使用するか、錠剤型のものを選ぶようにしましょう。

⑧放射性咽頭炎／喉頭炎

〔症状〕

声が出にくくなったり、かすれたり、呼吸困難が現れることもあります。

〔原因〕

放射線により喉の粘膜や声帯が炎症を起こしている状態です。

〔対策〕

よくうがいをして喉を衛生的に保ちます。また声がかすれているような場合には、おしゃべりを少し控えめにしたほうがよいでしょう。一時的な症状であることが多いですから、あまり心配しなくても大丈夫です。

⑨放射性肺炎

〔症状〕

これは通常、放射線治療終了後（三カ月目以降）に発生することの多い副作用で、早期に見られることはありません。咳とタン、時に呼吸困難感や熱がでることもあります。

〔原因〕

放射線による肺への障害が原因です。

肺に放射線がかかる場合は、治療終了後も注意が必要です。

〔対策〕

湿度を保ち、タバコはすわないようにしましょう。

起こってしまうと、長い期間、咳やタン、呼吸困難感などに悩まされる可能性があります。

もっと詳しく 脳に対する放射線照射

脳はガンが転移しやすい臓器です。しかし、脳は手術がとても難しい臓器です。また次の項でも説明しますが、抗ガン剤が移行しにくく、化学療法の難しい臓器でもあります。

この脳に対する治療として、放射線の占める役割はとても大きいものがあります。現在、脳に対する放射線照射としては二つの方法があります。

①全脳照射

脳全体に放射線を当てるというやりかたです。脳の中にいくつも転移があるような場合には、この方法で治療します。

脳に放射線を当てると、脳全体がむくみ、その影響で頭痛が起こったり、めまいや吐き気が出たりすることがあります。このような症状を脳圧亢進症状といいます。この場合には、脳のむくみをとるための治療（ステロイドホルモンの投与など）が必要となります。

放射線を頭に直接当てますので脱毛が起こりますが、これはたいてい数カ月で元通り回復しますので心配しないでください。

頭皮を刺激しないよう、シャンプーでごしごし洗髪したり整髪料やドライヤーを頻繁に使わないように注意しましょう。

②ガンマナイフ

これは、ガンマ線という種類の放射線を用いた治療です。ガンマ線は放射してから一定の距離でエネルギーが大きくなるため、この性質を利用して、脳の中の特定の部分だけにエネルギーを集中した放射線治療が可能になります。

この治療はガンの数が少ない場合に行われますが、高度な医療設備が必要となるため、どこでもできるというわけではありません。副作用は全脳照射よりも軽度です。

脱毛もあまりありませんが、治療計画を立てる際に髪の毛は全部切ってしまわなければならないかもしれません。

もっと詳しく 骨に対する放射線照射

骨はガンが転移しやすく、転移した場合には強い痛みを伴うことで有名な臓器です。

骨の転移は進行すると、痛みが強くなるばかりでなく、骨折したり、神経の障害（運動神経麻痺・感覚神経麻痺・排尿障害（失禁）・排便障害など）が起こったりして、最終的にベッドの上から動けなくなってしまいます。

骨の転移に対しては、ガン細胞の種類にもよりますが、放射線照射は比較的有効率の高い治療です。もちろん、これだけでガンを制圧できないことが大部分ですが、痛みに対しては効果的に作用します。実際、骨に対する放射線照射は、痛みをやわらげることを目的に行われることが多いようです。

放射線治療中は、重い物を持ち上げるなど、足腰に負担が大きい動作をしないように気をつけましょう。骨折の原因になります。

治療が奏功すれば、長期的には正常な骨の再生も期待できますが、それまでは無理な運動はさけ、なるべく安静を心がけるようにしましょう。腰骨や大腿骨の付け根など、体重がかかる場所に転移がある場合は、治療中は車椅子などを利用して生活するのが安全です。

③化学療法

化学療法とは、抗ガン剤を体に投与することで、ガン細胞を破壊するという治療です。化学療法だけで治癒できるガンはごくわずかであり、治療法としては未完成のものであると考えなければなりません。

抗ガン剤の最大の問題点は、正常な細胞にも重大な影響を与えるということです。放射線治療と同じですが、正常な細胞への影響力は化学療法が圧倒的です。

最も影響が大きいのは、造血器と呼ばれる骨髄への影響です。抗ガン剤を投与すると、血液を造る能力が低下します。血液の中には、白血球と呼ばれる、身体の免疫機能を維持する上で絶対必要な成分が含まれており、これが減少することによって、身体の免疫機能が低下します。

化学療法は、免疫機能を低下させるという意味で、ガン治療においては時にマイナスに作用することもあります。慎重に検討する必要があるでしょう。

〔化学療法のメリット〕

●全身にちらばったガン細胞を同時に治療できる

手術ですべてのガン細胞を取りきれなかったとしても、術後に化学療法を追加することで、残った細胞に対して効果的に治療効果が発揮できる場合があります。

●手術ほど肉体的な負担はない

身体を切るわけではありませんので、手術を受ける体力がなくても、適切な副作用の管理ができれば、化学療法は可能です。

〔化学療法のデメリット〕

●正常な細胞に対して大きな影響を与える

正常な細胞も、ガン細胞同様に大きな影響を受けることになります。

●免疫機能を低下させる

ガン治療に対してマイナスに作用する一面があることは否めません。

●治療としていまだに確立されていない

いまだ研究段階の治療が多く、確立された治療法ではありません。

もっと詳しく 化学療法はどのように効くのか？

化学療法の本質は、増殖中の細胞を破壊することです。

細胞は分裂という方法でその数を増やしていくということは前にご紹介しました。

抗ガン剤の多くは、増殖する過程にある細胞の分裂を阻害することで、その細胞を殺します。

ガン細胞は増殖力が強く、さかんに細胞分裂を繰り返すため、分裂中の細胞の割合が多く、抗ガン剤が作用しやすい状態にあります。

もちろん、正常な細胞も分裂によって増殖しますので、分裂中の細胞であれば、ガン細胞でなくとも抗ガン剤によって強い影響を受けることになります。

しかし、分裂中の細胞の割合はガンのほうが圧倒的に多いため、抗ガン剤はガン細胞により強く作用します。抗ガン剤を複数回投与していくことで、ガン細胞の数を減らすことができます。

正常な細胞でも、増殖のさかんな組織は抗ガン剤により、より強く影響を受けることに

細胞周期

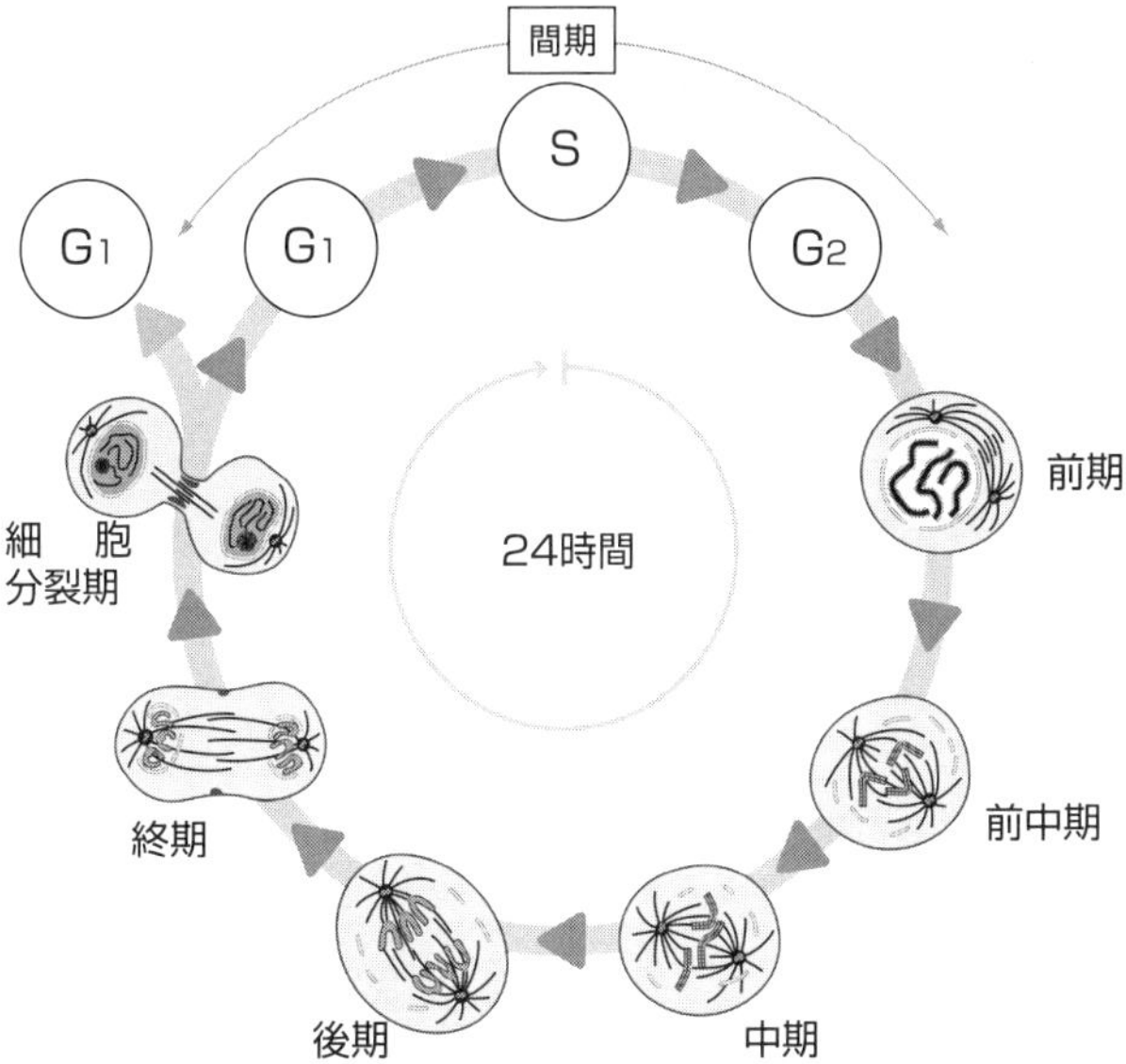

細胞は、このように分裂し、
増殖していきます。

なります。人間の身体で増殖のさかんな組織としては骨髄（造血器）、胃腸の粘膜、発毛関連の細胞などがありますが、化学療法の副作用が出やすい臓器と一致しています。

化学療法の実際

①化学療法を実施するかどうかを判断する

ガンの罹患臓器、ガン細胞の種類、ガンの進行度、患者さんの体力などの情報が必要になります。各種検査で、この情報をそろえた上で、以下のような場合に化学療法が考慮されます。

患者さん本人と家族、主治医、外科医、内科医（化学療法医）、放射線科医などが相談の上、治療方針を決定します。

②治療計画を立てる

（A）抗ガン剤を選択します

ガン細胞の種類によって効きやすい薬と効きにくい薬があるため、慎重に検討します。抗ガン剤は単独で使用する場合と、いくつかの薬を組み合わせる場合があります。

いくつか作用機序の異なる薬剤を組み合わせることで、より強い治療効果が得られる場合があるため、組み合わせで使用することが実際には多いようです。

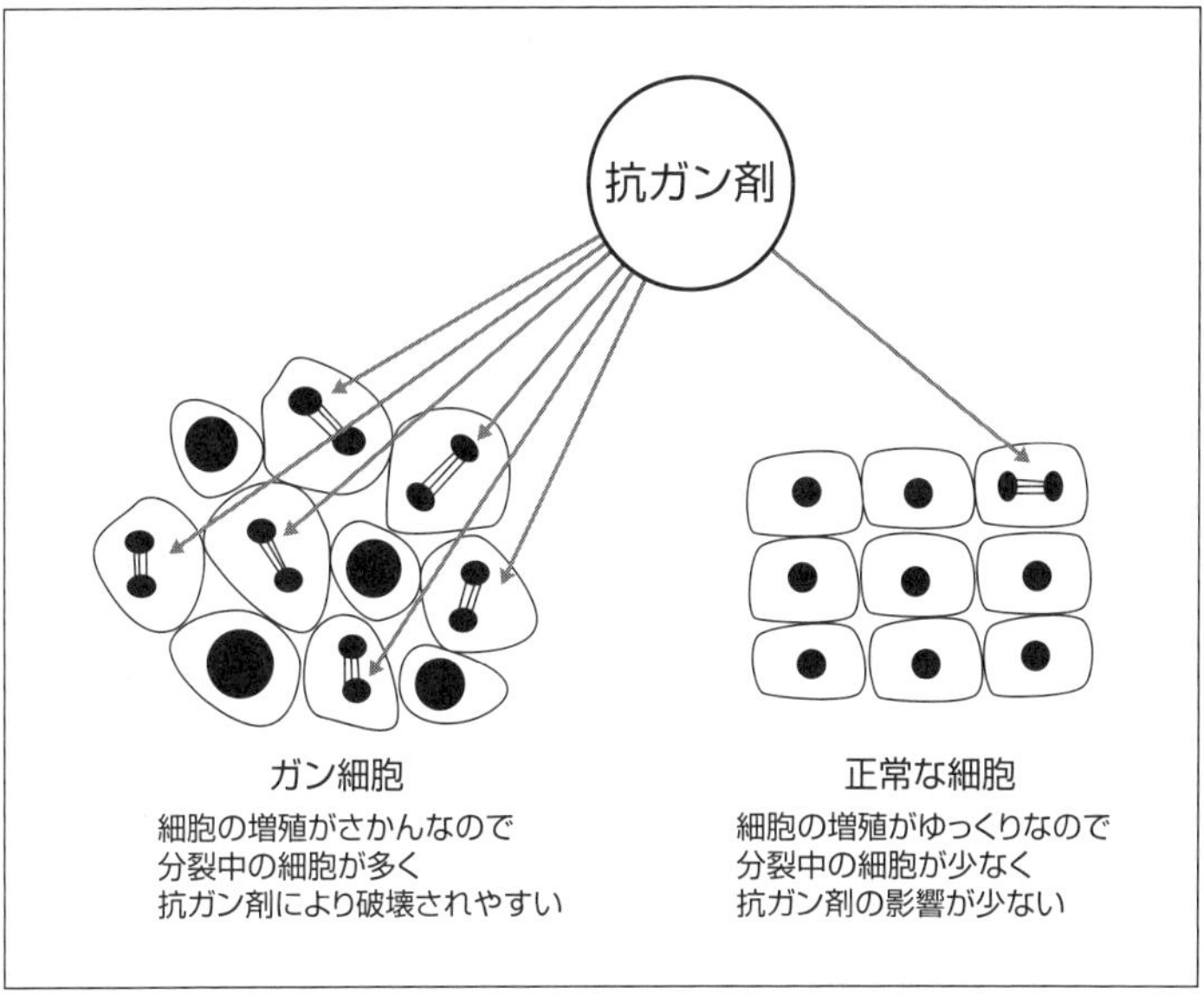
抗ガン剤
ガン細胞
細胞の増殖がさかんなので
分裂中の細胞が多く
抗ガン剤により破壊されやすい
正常な細胞
細胞の増殖がゆっくりなので
分裂中の細胞が少なく
抗ガン剤の影響が少ない

現在、化学療法に用いる抗ガン剤の組み合わせについては、完全に確立されたものばかりではありません。研究的側面の強い治療も存在します。

（B）投与量を決定します

抗ガン剤の投与量は、患者さんの体格（体表面積：身長と体重から計算します）や、腎臓、肝臓など薬を代謝（分解）する臓器の機能から算出します。

また、抗ガン剤の副作用が出やすい臓器の機能（心臓や肺など）を調べ、その投与量が適切かを検討します。

（C）投与するスケジュールを決定します

抗ガン剤の組み合わせ方によって、適切な投与スケジュールがすでに決まっているため、抗ガン剤の種類を決めた時点でスケ

化学療法を選択する条件

（1）**抗ガン剤がとても効きやすい病気である**
抗ガン剤が効きやすいガンと、効かないガンがあります。

（2）**他によい治療法がない**
手術を受けるには体力が足りない、手術をしてもガンが進行しているので取りきれない、放射線はほとんど効きそうにない、など。

（3）**他の治療を行うことを前提に、化学療法を行う**
手術の後に「術後化学療法」（地固めの治療）として実施する場合があります。また、放射線との組み合わせは、有効率を高める場合が多く、積極的に考慮されます。

ジュールは自動的に決まることが多いのですが、患者さんの体力に合わせたカスタムメイドの投与スケジュールを組むこともあります。

また、放射線療法を組み合わせる場合には、ガンの治療に対する感受性を最大に高めるために、放射線照射の直前に抗ガン剤を投与するなど、時間単位のスケジュールが必要になる場合もあります。

③化学療法を行う

（A）点滴を入れる

抗ガン剤の中には内服ですむものもありますが、多くは点滴から静脈内に直接投与するものです。

抗ガン剤はとても毒性が強い薬物なので、点滴が血管外に漏れると、皮膚や皮下（皮下脂肪など）の組織が破壊されてしまいます。

毒性の強い抗ガン剤については、血管の外に薬が漏れるのを防ぐために、心臓の近くの太い静脈まで長い点滴チューブを入れることもあります。（中心静脈カテーテル）

化学療法の投与方法には、動脈を経由して、標的となる臓器に直接抗ガン剤を注入するという方法もあります。

これは動脈注入化学療法と呼ばれ、動脈内にカテーテルと呼ばれる長いチューブを入れて、そこから抗ガン剤を投与します。一般的には肝臓のガンや転移に対して行われることが多いです。

（B）副作用のスクリーニング

化学療法には次項で説明するように、さまざまな副作用が出現します。化学療法の副作用は、これが死因になるほど重大なものも多く、副作用が出ていないか早期発見することが大切です。症状が出てからでは手遅れということもあります

副作用のスクリーニング検査として、週に一〜三回の血液検査を実施します。また、尿やレントゲン検査なども定期的に行います。しばらく投与して、副作用が出てないことがわかった場合には、血液検査の間隔を少しずつ広げていきます。

しかし、重大な副作用が発生した場合には、次の薬剤投与を延期・中止し、投与する薬剤の量を減量したり、薬剤の種類を変更したり、スケジュールを調節したりしなければなりません。

（C）治療効果の判定

治療が有効かどうかを判定します。

この場合には、画像診断（CTやレントゲン、内視鏡などの検査）で、ガンのサイズの変化を観察します。

この治療効果判定に基づいて、次の治療をどうするかを決定します。

CR（完全寛解）の場合にも、念のために追加で治療を行うことがあります。NC（不変）やPD（進行性病変）の場合には、次の治療を変更するか、あるいは治療自体を断念するか考えなければなりません。

もっと詳しく 化学療法を安全に有効利用するために

化学療法をより安全・有効に利用するためのポイントも放射線療法と同じです。

つまり、ガン細胞により強く働き、正常な細胞にはあまり影響が出ないように工夫することです。また、化学療法を手術や放射線療法などと併用し、補助的に使うというやり方もあります。ガンの種類によっては放射線療法や温熱療法と併用することで、相乗効果が得られることがあります。また、免疫療法を併用することで、相乗効果が得られると同時に、化学療法による免疫能力の低下を防ぐことも期待できます。どのような治療を行うかは、ガンの種類やその進行度によって、患者さんごとに個別に検討する必要があります。

治療効果判定の指標

ＣＲ	完全寛解	ガンが消失した
ＰＲ	部分寛解	ガンがある程度縮小した
ＮＣ	不変	ガンのサイズが変わらない
ＰＤ	進行性病変	ガンが大きくなった

他の治療との併用利用の例

①手術との併用治療
術前化学療法
術中化学療法
術後化学療法

②放射線療法との併用治療
放射線増感作用のある薬物を利用する

③温熱療法との併用治療
熱による増感作用のある薬物を利用する

④免疫療法との併用治療
相乗効果＋免疫機能の補助

さまざまな抗ガン剤が実用化されていますが、ガンの種類によって、その感受性や効果もさまざまです。副作用も大きいので、使用する薬剤の種類、投与の量や方法については慎重な検討が必要とされます。

もっと詳しく ガン細胞による有効性の違い

化学療法の有効性は、ガン細胞の種類によって異なります。

抗ガン剤は増殖している細胞に作用することから、増殖がさかんなガン細胞ほど抗ガン剤が効きやすいということになります。

ガン細胞の増殖がさかんということは、ガンの悪性度が高いということになります。抗ガン剤は、ガンの悪性度が高ければ高いほど、より強く作用するというわけです。

抗ガン剤が効きやすいガンとしては、白血病や悪性リンパ腫などの血液系ガン、乳ガンや卵巣ガンなどの女性のガンがあります。また、前立腺ガンも化学療法の効きやすいガンです。

一方、肝細胞ガンや胃ガン、大腸ガン、膵臓ガンなど消化器系のガンは、一般に抗ガン剤が効きにくく、化学療法は難渋します。

しかし近年、インターフェロンの併用投与など、BRM療法（免疫療法）と化学療法の同時治療で治療成績が大きく向上することが示唆されており、インターフェロン誘導作用のあるアガリクスにも同様の力が期待できる可能性があります。

BRM療法と化学療法の組み合わせは、インターフェロンに限らず、一般に化学療法の治療効果を高めるものであるとされています。

化学療法の副作用とその対策

化学療法が分裂中の細胞を破壊するということ、正常な細胞でも分裂中の細胞の割合の多い組織は影響を受けやすいということは前に説明しましたが、ここではそれによって生じる主な副作用について考えてみます。

化学療法の副作用対策として、アガリクスは有効であるといわれていますが、特に有効性が高いと考えられるものについては★マークを付けてあります。

①吐き気・嘔吐

〔症状〕

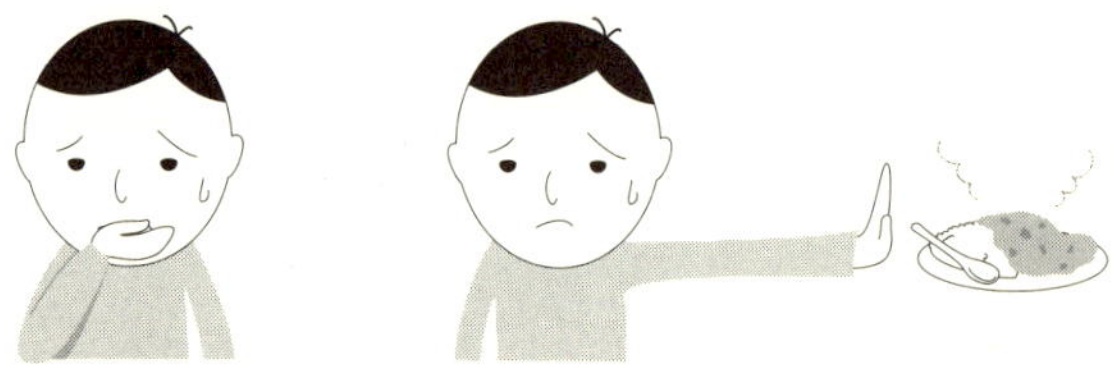

吐き気や嘔吐が出現します。抗ガン剤投与直後に起こる吐き気と、すこし時間がたってから起こる吐き気があります。

〔原因〕

抗ガン剤が胃腸の粘膜を障害するのに加え、抗ガン剤の成分が脳の嘔吐中枢と呼ばれる部分を刺激して、吐き気をもたらすといわれています。また、精神的な要因も関与します。

〔対策〕

薬が脳に作用しているのですから、食生活の工夫などではどうにもなりません。この副作用をブロックする薬剤を積極的に使います。

特に抗ガン剤投与直後に起こる吐き気に対しては、強い効果のある薬物が開発され使用されています。吐き気があったら我慢せずに、すぐに主治医に伝えることが大切です。

〔アガリクスの活用〕★★

■必須栄養素の補給（栄養状態の維持・改善）

吐き気や嘔吐が強く、食事が十分摂れない場合には、アガリクスのように少量でも栄養価の優れた食品は有用性が高く、積極的に活用できます。

【吐き気を起こしやすい抗ガン剤】

●シスプラチン

すべての抗ガン剤は吐き気を生じる可能性がありますが、シスプラチン（商品名：ランダ）は、特に強い吐き気をもたらすことで知られています。

シスプラチンは抗ガン作用も強い薬です。

【吐き気に対して使用される薬剤】

●カイトリル

●ゾフラン

●セロトーン

この三剤は脳の嘔吐中枢を強く抑え、吐き気を強力に抑制します。

●デカドロン

●ソル・メドロール
●リンデロン
この三剤はステロイド剤として代表的なものです。
他の薬と一緒に使うと効果的といわれています。
●プリンペラン
●ナウゼリン
この二剤は脳と腸に作用して吐き気を抑えます。
●セルシンなどの向精神薬
精神面に作用し、症状を緩和します。

②食欲不振

〔症状〕
食べ物の味がわかりにくくなったり、胃がもたれるような感じがするようになります。
〔原因〕
抗ガン剤が舌の味覚細胞や胃腸の粘膜細胞を障害するために起こります。また口内炎ができたり、下痢や便秘などの症状を併発している場合、これが原因になることもあります。精神的な要因が関わっている場合も多いようです。

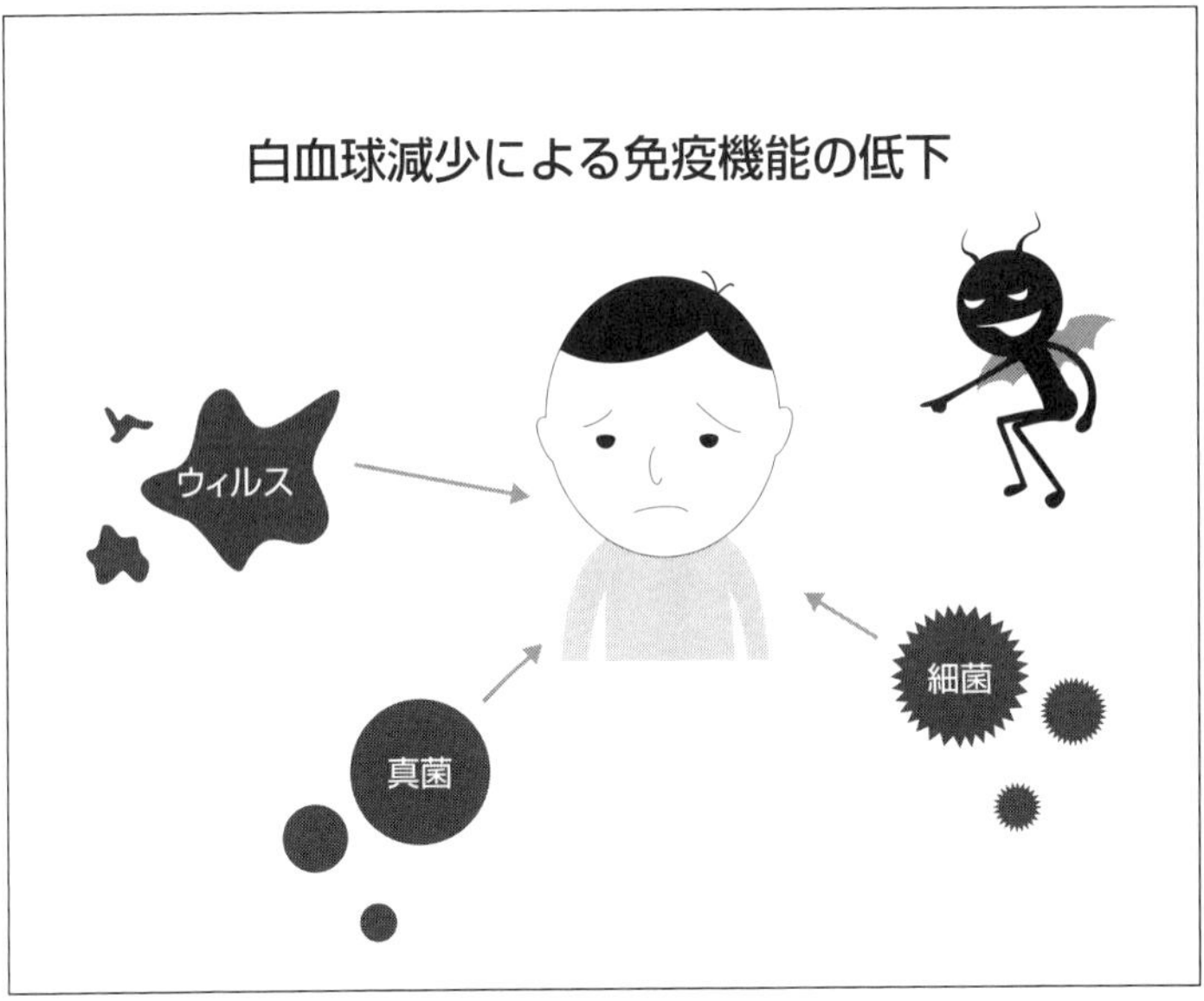

〔対策〕

味覚障害は通常一〜二週間で自然に改善してきます。また、食事の味付けや彩りに工夫をしたり、食事をする環境を整えるなど、心理的なアプローチも重要です。

〔アガリクスの活用〕★★

■必須栄養素の補給（栄養状態の維持・改善）

味覚障害や食欲不振が続くと、食事が不十分になります。必須栄養素を十分に摂れないと、免疫機能をはじめ身体の構造や機能に重大な障害が出現し、ガンの治療そのものがうまくいかなくなる可能性が懸念されます。

このような場合には、アガリクスのように総合的な栄養価の高い食品を積極的に摂ることは、全身状態を改善する上で有効であると考えられます。

アガリクスには亜鉛などの味覚に関与するミネラルが含まれていますし、口腔内の粘膜（舌や歯肉、歯茎など）を健全に保つために必要なビタミン類やアミノ酸が豊富です。口内炎ができると、食事がつらくなります。しかし、栄養をとらなければ回復も遅れます。

パウダータイプのものを水に溶かして飲むか、タブレットタイプのものを使用するとよいでしょう。

③白血球減少

〔症状〕
白血球は免疫機能を担う重要な細胞です。白血球の数が一〇〇〇を切るようになると、細菌などに感染しやすくなります。寒気を伴う熱が出たり、肺炎や尿路感染などを起こしやすくなります。
〔原因〕
骨髄は細胞の増殖がさかんで、抗ガン剤の影響を受けやすい臓器です。骨髄では血液細胞（白血球や血小板など）を作っていますが、この機能が障害され、白血球が減少します。
〔対策〕
白血球の減少は、抗ガン剤と患者さんの体質の相性次第です。抗ガン剤の量を減らしたり、投与を一回休んだり、薬を他剤に変更したり、何らかの対応をしなければなりません。

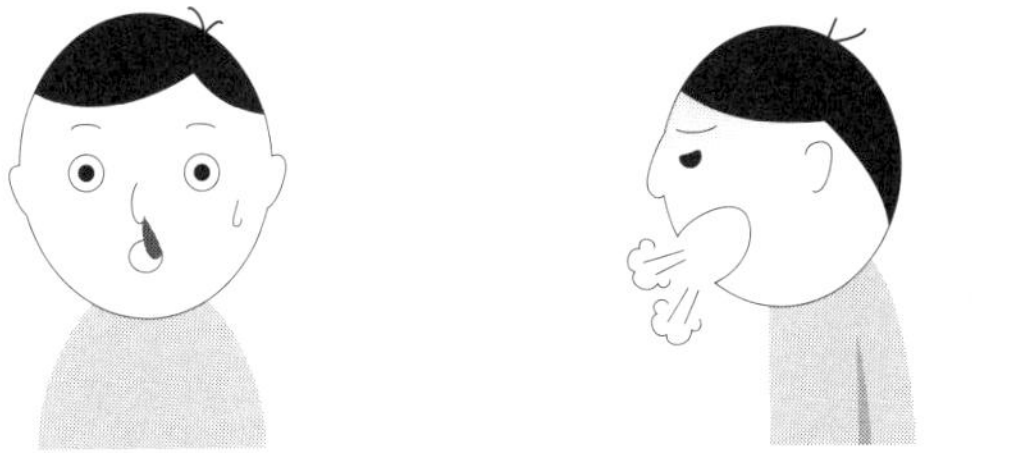
血小板減少
貧血
出血傾向
動悸・息切れ・目まい

もし、白血球減少の程度が強いと（二〇〇〇以下）、感染症の危険度が高まります。実際に感染症に罹患してしまったり、白血球が一〇〇〇以下になるような場合には、造血剤を投与して白血球数を増やし、免疫機能を回復させなければなりません。

白血球の減少は、化学療法の影響のみならず患者さんの栄養状態も、重要な要素です。十分な食事を摂ることも大切です。

また精神的なストレスは、NK細胞の活性を低下させるなど、免疫機能にマイナスに作用します。精神面へのアプローチも重要です。

〔アガリクスの活用〕★★★

■白血球数の回復

アガリクスのベータDグルカンは白血球減少および免疫機能（白血球機能）の活性

化に効果があるとされています。

■感染症の予防

アガリクスのベータDグルカンは、白血球の一種であるリンパ球に強く作用し、特にNK細胞やヘルパーT細胞などを活性化するといわれています。

これにより免疫機能を強化し、感染症のスムーズな治療および予防が期待できます。

【注意】

化学療法による白血球の減少は深刻です。これが原因で命を落とすこともあります(化学療法死)。アガリクスだけに頼らず、白血球数が危険ラインを下回ったら、現代医学による治療を優先します。白血球数が危険ライン以下の場合、食べ物からの細菌感染を防ぐために滅菌食を食べなければなりません。この場合はアガリクスを一時的に中止する必要があります。

〔白血球が減少した時に使用する薬剤〕

●グラン・ノイトロジン・ノイアップ

この三剤は造血剤です。G-CSFという白血球の増殖と分化を促進する因子で、白血球を速やかに回復させます。通常は投与開始翌々日くらいから効果が出現します。(白血球が減少し、感染症に罹患してしまった場合)

●モダシン・マキシピーム・チエナムなどの強力な抗生物質

強力な殺菌作用を持つ抗菌薬を投与し、ただちに感染症の治療を行います。

●ジフルカン・アムホテリシンBなどの抗真菌薬

カビなどの感染に対しては抗真菌薬を使用します。他にもウィルス感染には抗ウィルス薬、時には免疫グロブリンという免疫担当物質を直接投与することもあります。

④血小板減少

〔症状〕

最初のうちは無症状ですが、血小板の数が二万を切ると出血しやすくなります。ぶつけたところがアザになったり、鼻血や歯茎からの出血が多くなります。

〔原因〕

抗ガン剤の骨髄への副作用です。白血球と同様に血小板も減少するのです。

〔対策〕

定期的な血液検査と、出血傾向に対しては止血剤の内服や局所の止血、歯磨き時の注意などをします。必要に応じて輸血も行います。

〔血小板が減少した時に使用する薬剤〕

●濃厚血小板輸血（成分輸血）

血小板には造血剤がありませんので、血小板数が二万を切るような場合には、成分輸血をせざるをえません。

●アドナ・トランサミン

この二剤はいずれも止血剤です。毛細血管を補強するなどして出血傾向を抑制します。

⑤貧血

〔症状〕

貧血とは、血液中の酸素を運ぶ細胞「赤血球」が減少した状態です。これによって息切れや動悸、疲れやすさを自覚するようになります。

〔原因〕

赤血球も骨髄で作られていますので、白血球や血小板同様、赤血球も影響を受けます。ただし、赤血球は細胞の寿命が長いため、白血球や血小板よりも長持ちします。貧血は化学療法を何回も重ねていくうちに問題となります。

〔対策〕

造血剤もありますが、作用の強いものは医療保険では投与が認められていません。鉄剤を飲んでも、血を作る能力自体が障害されているので効果はありません。（鉄は血の原料です）

症状が強い場合には、安静にして、なるべく身体に負担をかけないようにします。急に動いたり起きあがったりすると立ちくらみをすることが多くなります。急な動作も避けなければなりません。

貧血の程度が強い（ヘモグロビン7以下）の場合には、輸血をしたほうがよいでしょう。

〔アガリクスの活用〕★

■必須栄養素の補給（栄養状態の維持・改善）

必須栄養素が過不足なく十分に摂れていれば、貧血をある程度予防できる可能性があります。

〔貧血の際に使用する薬剤など〕

●濃厚赤血球輸血・全血輸血

貧血の程度によっては輸血が必要になります。

●酸素吸入

息切れなどの症状が強い場合には、一時的に酸素吸入を利用します。

⑥脱毛

〔症状〕

化学療法では毛が抜けます。朝起きると、枕にたくさんの毛が落ちているのに気がつくようになります。

〔原因〕

頭皮や毛髪の細胞は抗ガン剤の影響を受けやすく、脱毛が起こります。通常は、治療開始後三週間目くらいから抜け毛が目立つようになり、頭皮以外の体毛（まつげなど）にも影響が及ぶことが

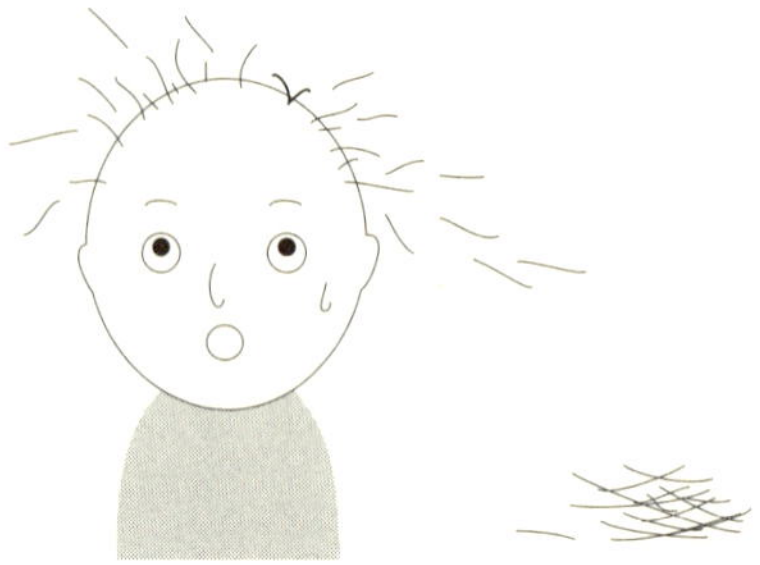

脱毛

あります。

〔対策〕

抗ガン剤にもよりますが、脱毛は起こりやすい副作用です。しかし、治療後は必ず再生します。

精神的なショックが大きいかもしれません。

〔アガリクスの活用〕★

■必須栄養素の補給（栄養状態の維持・改善）

とにかく、弱った組織に必要な栄養素を十分に与えることが大切です。

毛髪と関連のある栄養素としてはタンパク質やヨードなどがあります。

〔脱毛の際に使用する薬剤など〕

●テリタスクリーム

育毛用のクリームです。

●頭部の冷却
頭皮の血行を少なくすることで、流れる抗ガン剤の量を減らし、毛髪への影響を抑えようというものです。

〔注意！〕
×育毛剤・養毛剤
通常の養毛剤などは頭皮の血流を増やします。血流が増えれば、流れる抗ガン剤の量も増えることになるため、むしろ脱毛を悪化させます。
育毛剤や養毛剤は使用しないように注意してください。
×シャンプー・リンス
市販のものを用いる場合には、刺激性の少ないものを。回数を減らし、ゴシゴシ洗わないようにしましょう。

〔脱毛率が高い抗ガン剤（約五〇％以上）〕
①タキソール
②タキソテール
③ラステット
④ファルモルビシン

⑤アドリアシン
⑥カンプト・トポテシン
⑦オンコビン

⑦腎機能障害

〔症状〕
腎臓の機能が低下することにより、さまざまな症状（高血圧や全身倦怠感など）が出現します。
〔原因〕
抗ガン剤が腎臓の細胞を破壊することによります。また抗ガン剤に対するアレルギー反応が原因することもあります。
〔対策〕
腎臓に影響を与えやすい抗ガン剤を使用するときは、大量の点滴をして、尿がたくさん出るようにします。定期的に血液検査や尿検査を実施し、腎機能障害が出現していないかを確認します。
〔腎機能障害の際に使用する薬剤など〕
●輸液（点滴）
●食事制限

⑧肝機能障害

〔症状〕

肝臓の機能が低下することにより、さまざまな症状（食欲低下や黄疸など）が出現する可能性がありますが、通常は血液検査値の異常のみです。

〔原因〕

薬剤性肝障害の項目を参照してください。

〔対策〕

定期的に血液検査や尿検査を実施し、肝機能障害が出現していないかを確認します。

〔アガリクスの活用〕★★★

薬剤性肝障害の項目を参照してください。

⑨口内炎

〔症状〕

治りにくい口内炎ができやすくなります。食事や会話の時に強い痛みを伴います。詳細は放射線治療の副作用のところでも紹介しています。

〔原因〕

口腔内の粘膜細胞に対する抗ガン剤の影響です。粘膜の免疫機能が低下して、ウィルスや細菌の

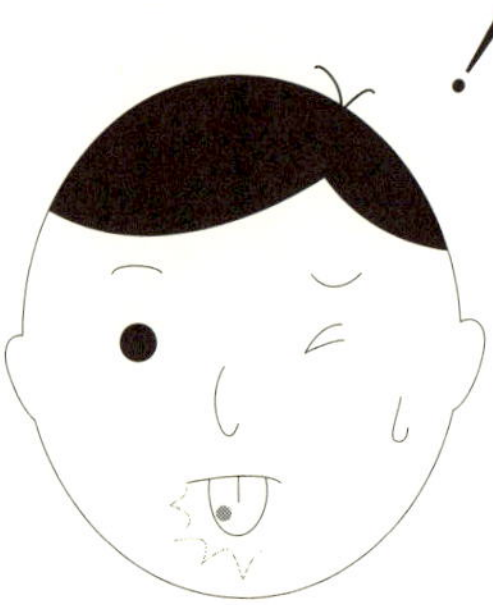

口内炎

感染を合併することもあります。

〔対策〕

化学療法を開始する前に、口内炎の原因になりそうな虫歯や歯肉炎がないかを歯科で確認します。口内炎ができても、食事は頑張って食べてください。また白血球が減少していると、感染を合併することがあるので、うがいをよくして口の中を清潔にすることが重要です。

〔アガリクスの活用〕★

■必須栄養素の補給（栄養状態の維持・改善）

もっと詳しく 抗ガン剤の減量・中止が必要な副作用

口内炎と関連のある栄養素としてはタンパク質やビタミン類などがあります。

抗ガン剤にはさまざまな毒性があります。その毒性を利用したのが化学療法ですが、毒性がきちんと管理できないと、身体を傷つけるだけに終わってしまいます。

以下のような場合には抗ガン剤の減量や中止が必要です。このような重大副作用にきちんと対応しないと、治療により延命どころか死期を早める危険があります。

副作用が強い場合の対応方法としては、抗ガン剤の量を減らす(通常は五〇〜七〇%)、投与間隔をあける(一回休むなど)、場合によっては中止が必要になることもあります。

抗ガン剤の種類を変えるということもありますが、その場合には、治療計画全体を見直さなければなりません。

重要事項【化学療法の中止・減量が必要な副作用】

①急性副作用

強い吐き気・嘔吐

一日七回以上の水のような下痢

抗ガン剤に対するアレルギー反応

口内炎により食事が摂取できない状態
40℃以上の発熱
頻脈や不整脈、血圧の低下など
②慢性副作用
造血機能障害
白血球の減少（白血球二〇〇〇以下）
貧血の進行（ヘモグロビン8以下）
血小板の減少（血小板五万以下）
白血球減少による重症の感染症（肺炎など）
肝機能障害（正常値の五倍以上）
腎機能障害（正常値の三倍以上）、尿タンパク、血尿
肺機能障害（レントゲン像の異常など）
心不全など

④ＢＲＭ療法

ＢＲＭとはBiological response modifierの略で、日本語に訳せば「生物学的応答修飾物質療法」ということになります。ガン治療における「生物学的応答」とは、ほとんど免疫反応という言葉と同義です。免疫療法といいかえてもよいでしょう。

人間の身体には、本来ガンに対する免疫機能が備わっており、その機能を補強したり活性化したりすることで、ガンの治療を行おうというものです。

実際には、このＢＲＭ療法単独で治療がうまくいくケースは少なく、手術療法、放射線療法、化学療法などとの上手な組み合わせが成功のポイントです。患者さんの身体の状態や、ガンの進行度により（進行ガンや末期ガン）、現代医学がもはや手が出せないという場合には、ＢＲＭ療法単独で治療を実施することもあります。

ワクチン投与やＢＣＧ注射も広い意味ではＢＲＭです。インターフェロンや免疫細胞療法、アガリクスのベータＤグルカンも、この範疇に入れることができます。

医療機関で実施されるＢＲＭ療法として代表的なものは丸山ワクチンですが、患者さんが個人的に買って飲んでいるアガリクスも、分類上はＢＲＭ療法ということになります。

〔BRM療法のメリット〕

●副作用がほとんどない

他の治療法に比較すると副作用はほとんどありません。ただし、インターフェロンなど強い副作用を持つものもあります。

〔BRM療法のデメリット〕

●直接的な抗ガン効果が弱い

進行ガンの場合には、単独で強い効果を発揮することはあまりありません。他の治療と上手に併用することが大切です。

もっと詳しく

ガンに対する免疫担当細胞の戦力

BRM療法はガンに対してどれくらい効果があるのでしょうか？　ガンに対する免疫反応については、本書内でも繰り返し説明しています。ここでは、免疫反応を担当している細胞の「戦力」を詳しく紹介しましょう。

①NK細胞

ガンに対する免疫反応の中心的役割を担っている免疫細胞です。全身に分布し、ガンの中にも入り込み、二十四時間戦い続けます。NK細胞の力は強く、五分程度で一個のガン細胞を破壊することができます。ガン細胞を破壊したら、休むことなく次のガン細胞を探しに戦場をさまよいます。免疫軍における機動部隊です。

②キラーT細胞

キラーT細胞は、ガンの中に入り込み、ガン細胞の正体を詳細に確認後、攻撃を開始します。ガンとの戦闘態勢に入ると、その数を急激に増やすことができます（一〇〇〇兆個以上！）。敵の中に入り込み、爆発的に増殖して、テロリストのようにガン細胞を破壊していきます。免疫軍における工作部隊です。

③ヘルパーT細胞

ガン細胞を特定したら、他の免疫担当細胞に「この細胞を排除せよ」とメッセージを送り続けます。軍の中枢司令部としての役割を果たします。

特に次に説明するB細胞に強く働きかけ、統率のとれた軍事行動を展開します。

④B細胞

B細胞はヘルパーT細胞からの指令を受けて、形質細胞と呼ばれる細胞に変化し、抗体を作ります。この抗体は、ヘルパーT細胞が指定したガン細胞にのみ殺傷能力を発揮する兵器です。B細胞は形質細胞という名の兵器工場に変化し、ガン細胞に対して継続的に兵器を供給しつづけます。

ＢＲＭ療法は、これら自分自身の戦力を刺激することで、ガン細胞に対して効果を発揮します。

ガン患者さんの多くは免疫機能が低下した状態にあります。ＢＲＭ療法によって免疫機能を活性化しても、進行したガンに対しては迅速に効果を発揮することはできません。

手術や化学療法、放射線療法などの直接治療に、ＢＲＭ療法を併用することで免疫機能を温存し、ガン治療をスムーズにすすめる。これが最も効果的なＢＲＭ療法の考え方です。

もっと詳しく **ＮＫ細胞はストレスにとても弱い**

■ストレスにより免疫活性は著しく低下する

ガン免疫において重要な役割を担っているＮＫ細胞ですが、意外な弱点があります。それは「ストレス」です。

患者さんのストレスが強いと、ＮＫ細胞の活性は大きく低下します。この低下の度合いはかなり著しく、ガンの進行などにも大きく影響を与えると考えられています。

長年連れそった夫婦で、片方が亡くなると、もう片方が急激に衰弱して後を追うというのは、ストレスによるNK細胞の機能低下＝免疫機能の低下で説明できます。

■病気に前向きに取り組むこと。これもBRM療法

ガン治療において薬物や食品によるBRM療法は重要ですが、治療を成功させるためには、何よりも病気に対して前向きに取り組む気力が大切です。

シクシクしていたら、NK細胞は力を発揮することができず、ガンは加速度的に進行していくことになります。この考えは、psycho-oncological care（精神腫瘍学的ケア）として現代医学でも確立されています。

前向きに取り組むためには、闘病環境を整えることも大切です。

自宅療養中の場合はご家族の、入院中の場合は医療サイドの協力を得て、できるだけ快適に過ごせる環境をつくるように心がけましょう。

ＢＲＭ療法の種類

現在、主に次のようなものを利用して行われています。

【BRM療法に用いられる材料】

①非特異的免疫増強剤

細菌製剤　BCG

ピシバニール
ビフィズス菌製剤など
多糖類
クレスチン
レンチナン
シゾフィランなど（アガリクスはここに分類される）
その他　　レチノイドなど

②生理活性物質
サイトカイン　　インターフェロン
インターロイキン
G-CSF
免疫細胞　　ヘルパーT細胞
NK細胞

マクロファージ
モノクローナル抗体
ホルモン関連物質
③腫瘍関連抗原
腫瘍抗原

ワクチン
腫瘍細胞表面修飾物質など。

ＢＲＭ療法の重要性

ＢＲＭ療法は、単独では臨床的に強い抗腫瘍効果を発揮できる可能性が高くありません。したがって、化学療法や放射線療法、手術などと上手に組み合わせることが大切です。

ＢＲＭ療法は他のガン治療とは全く異なった性質のものです。他のガン治療の短所を補い、長所を増強するという作用を持っています。また、ＢＲＭ療法自体には副作用はほとんどありません。

現代医学によるガン治療は完全ではありません。治癒を得ているケースでも、最終的には患者さん自身の免疫機能によって治療効果を上げていることがわかっています。

例えば、手術で一〇〇万個くらいのガン細胞を取り残しても、免疫機能が正常なら、治癒することができます。一〇〇万個くらいまでのガン細胞であれば、自分の免疫力で排除できるのです。逆に、免疫機能が低下していると、うまくいった手術でも、年を経て再発してくることがあります。免疫機能をいかに温存しながら治療を行うか、ということがガン治療の最大の課題なのです。

ＢＲＭ療法は、そのガン治療の問題点を解決できる唯一の手段です。

医療保険で利用できるＢＲＭ療法薬はごくわずかですが、日本には誰でも購入することができるＢＲＭ食品が存在します。健康補助食品を上手に選び、上手に使うことで、だれもがＢＲＭ療法を実践することができます。

もっと詳しく 「腫瘍阻止率一〇〇％」とは？

アガリクスに関連した書籍を見ると、どの本にも「アガリクスの抗腫瘍効果は一〇〇％」「九九％以上の腫瘍阻止率」などの記述があります。医学に関する専門知識が十分でない方が読むと、アガリクスはすさまじいばかりの強力な抗ガン作用を持っているように感じるかもしれません。

しかし、この「抗腫瘍効果」「腫瘍阻止率」という言葉は、培養された動物（マウスなど）の腫瘍細胞に対する投与実験からきたものです。人間のガン細胞に対する研究も、アガリクスに関しては、その舞台は試験管の中です。実験結果をもって、アガリクスでガンが一〇〇％治るということはいえません。実際、ガン患者さんの三人に一人はアガリクスを飲んでいるのに、日本人のガン死は増える一方です。

ガンの場合、薬物治験でも、細胞実験の結果と臨床研究の結果に乖離《かいり》が大きいことがわかっています。実際、認可されているすべての抗ガン剤は、実験では一〇〇％に近い腫瘍阻止率を示しますが、ガン患者さんに対する有効性がいま一つなのは、ご存じの通りです。

私たちの調査では、アガリクス単独で腫瘍が消えたことを確認できた症例は〇・七％程度でした。一方で現代医学と併用して有効性を実感されている患者さんは大勢います。もちろん、この有効性がアガリクスによるものであることを証明するのはとても難しいことです。多くのＢＲＭ療法がそうであるように、理屈としては「効かないわけがない」と思われるのですが、アガリクスの有効性について論じるのは簡単ではありません。

⑤内分泌療法（ホルモン療法）

ガンの中には、特定のホルモンが増殖の刺激になっていることがあります。ホルモンとは、体の中で特定の働きを持つ物質ですが、体の機能に対してプラスに働くホルモンとマイナスに働くホルモンが、通常は対になって存在しています。

特定のホルモンが、ガンの成長の刺激になっているのであれば、それに反対する方向のホルモンを投与することで、ガンの成長を抑えることができるはずです。その性質を利用したのが内分泌療法（ホルモン療法）です。

たとえば、前立腺ガンに対しては、男性ホルモンが成長の刺激になっています。この場合には女性ホルモンを投与することで、その成長を抑えることができます。乳ガンや卵巣ガン、子宮体ガンに対しても、同様に内分泌療法が有効です。

〔内分泌療法のメリット〕

●副作用が少ない

内分泌療法で用いるホルモンは、もともと体内にある物質です。ですから、他の治療法（BRM療法を除く）に比較して重大な副作用が出にくいという特徴があります。

●強い効果が期待できる場合がある

特に前立腺など、ホルモンに対するガンの依存度に応じて、強い効果が期待できる場合があります。

〔内分泌療法のデメリット〕

●特殊な副作用が出現する

前立腺ガンに対して女性ホルモンを投与すると、患者さん（男性）の乳房が女性化したり、皮下脂肪がつきやすくなることがあります。これは投与するホルモンの働きによるものです。

⑥温熱療法／凍結療法

■温熱療法とは？

ガン細胞が、温熱に対して感受性が高いことを利用した治療法です。例えば、41〜45℃の温度であれば、正常な細胞は耐えることができますが、ガン細胞は耐えることができずに壊れてしまいます。この差を利用したのが温熱療法です。放射線療法や化学療法を組み合わせることで、さらに相乗効果が期待できます。ただし、温熱に対する感受性はガンによって異なるので、どのガンに対しても使用できるというわけではありません。

加熱するための方法としては、電磁波・超音波・熱伝導・赤外線などがあります。

■凍結療法とは？

液体窒素や炭酸ガスなどを吹きつけて、ガン細胞を冷凍して壊してしまう治療法です。簡単なようですが、これだけでガンを根治するのは実際には困難です。

⑦遺伝子治療

遺伝子治療とは発ガンの原因になっている遺伝子そのものを治療することによって、ガンを治療するという考え方です。発ガンの原因になる「ガン遺伝子」を壊したり、機能が低下した「ガン抑制遺伝子」を再び活性化したりすることで、ガンの治療を行います。

■どのように遺伝子を治療するのか？

最も一般的なのは、新しく作り替えたい遺伝子を持ったウィルスにガン細胞を感染させるという

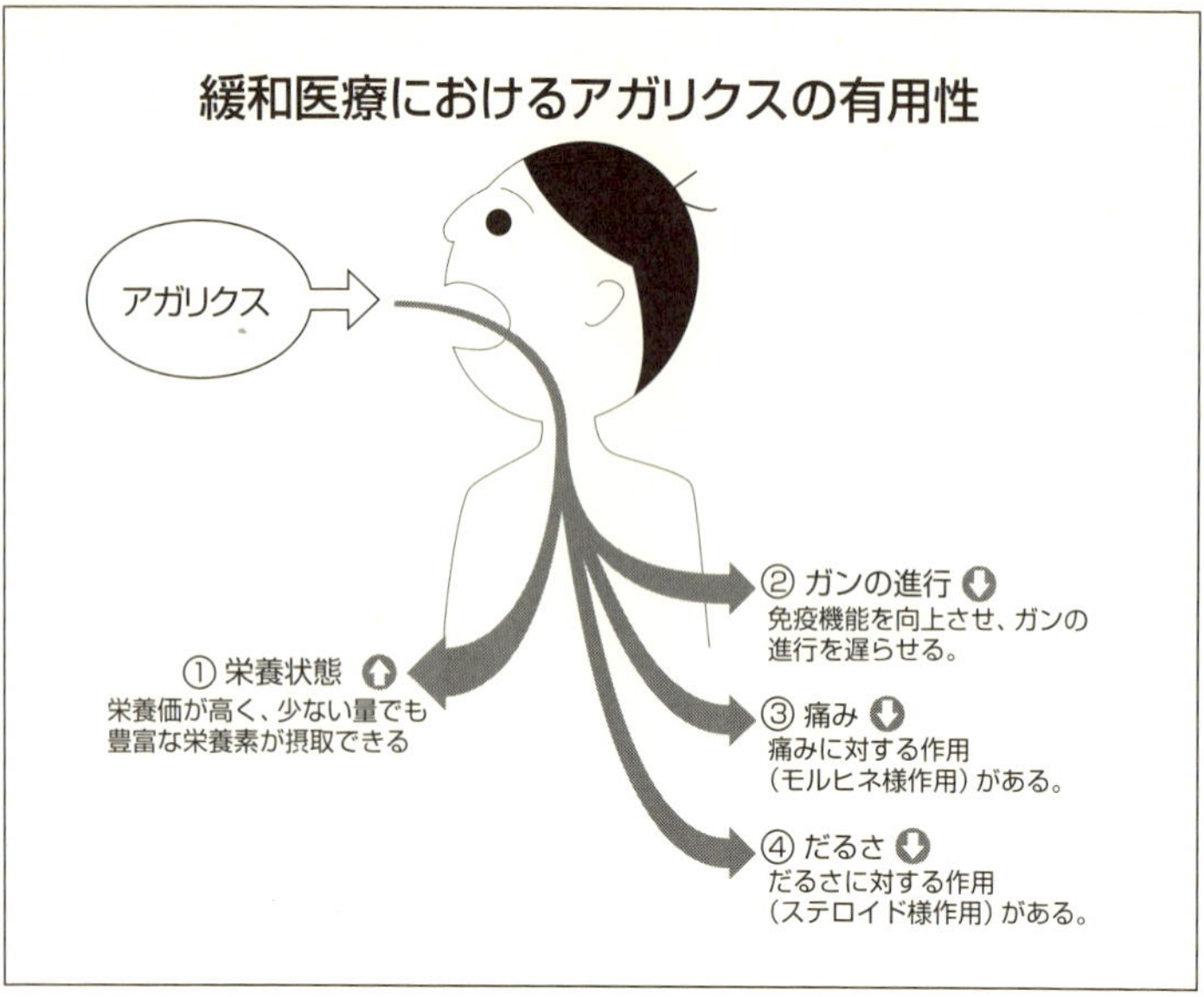
緩和医療におけるアガリクスの有用性
アガリクス
① 栄養状態
栄養価が高く、少ない量でも
豊富な栄養素が摂取できる
② ガンの進行
免疫機能を向上させ、ガンの
進行を遅らせる。
③ 痛み
痛みに対する作用
（モルヒネ様作用）がある。
④ だるさ
だるさに対する作用
（ステロイド様作用）がある。

やりかたです。ウィルスは細胞に感染すると、自分の遺伝子を感染した細胞の遺伝子に組み込むという性質があるのです。この性質を利用して、ウィルスに理想とする遺伝子を持たせ、そのウィルスをガン細胞に感染させることによって、ガン細胞の遺伝子を変化させるのです。

海外では、皮膚ガン・乳ガン・腎臓ガン・脳腫瘍・大腸ガンなどに利用されてきています。遺伝子治療については、進歩が著しく、情報の変化も早いため、詳細については専門書をご参照ください。

⑧緩和医療

治癒を目的としない治療を緩和医療といいます。

主に末期ガンの患者さんに対して、ガンによる苦痛を積極的に和らげることを目的とした治療です。

末期ガンで、ガンに対する積極的な治療が功を奏さない、治療に伴うマイナス面のほうが大きい場合などに、患者さん本人や家族と話し合い、治療の方向性を少しずつ変換していきます。ターミナルケアやホスピスなど、まだまだ不十分ではありますが、社会的にも緩和医療に対する受け入れ態勢が徐々に整いつつあります。

アガリクスはこのステージの治療にも、きわめて有用な素材であると考えられます。

詳細は、377ページをご参照ください。

現代医学によるガン治療の方向性

①集学的治療の重要性

手術や化学療法・放射線療法などの物理的・化学的治療だけでなく、環境面・心理面・免疫機能への配慮によってガンの治療は成功率が高まり、副作用が軽減されるなど治療自体がスムーズに進みます。

このためには、BRM療法を積極的に活用することが重要であると考えられます。医療として利用できるBRM療法には保険制度などによりさまざまな制約がありますが、アガリクスはだれでも利用できる手軽なBRM素材であり、ガン治療においては試みる価値のある選択肢の一つです。

アガリクス単独の治療については、有効例の報告は散発的にはあるものの、有効率という面から見て、強くおすすめすることはできません。

②緩和医療へのスムーズな移行

治療が無効である、あるいは治療効果よりも副作用の影響のほうが強い場合などは、ガンに対する積極的な治療を放棄し、患者さんが平穏に過ごせることに重点を置いた治療（緩和医療）に移行していくことも検討すべきでしょう。

緩和医療においても、アガリクスはさまざまな有効性を発揮できるはずです。

ガン治療におけるアガリクスの位置づけ

現代医学はガンそのものを標的とした治療を行いますが、ガンの発症・進行には宿主（患者）の免疫機能の低下が大きく関与しています。

手術や放射線療法・化学療法など、ガン治療はいずれも患者に対する侵襲《しんしゅう》が大きいものです。ガン治療は患者自身にも大きなダメージを与え、もともと低下状態にあった患者の免疫機能をさらに弱体化させます。その結果、患者自身が持つ「抗ガン力」を弱めることになります。

これはガン治療の観点からは望ましいことではなく、現代医学によるガン治療の大きな矛盾点でした。

免疫機能を活性化することをガンの治療に利用するという考え方は、現代医学においても、ガン

アガリクスのガン治療における位置づけ

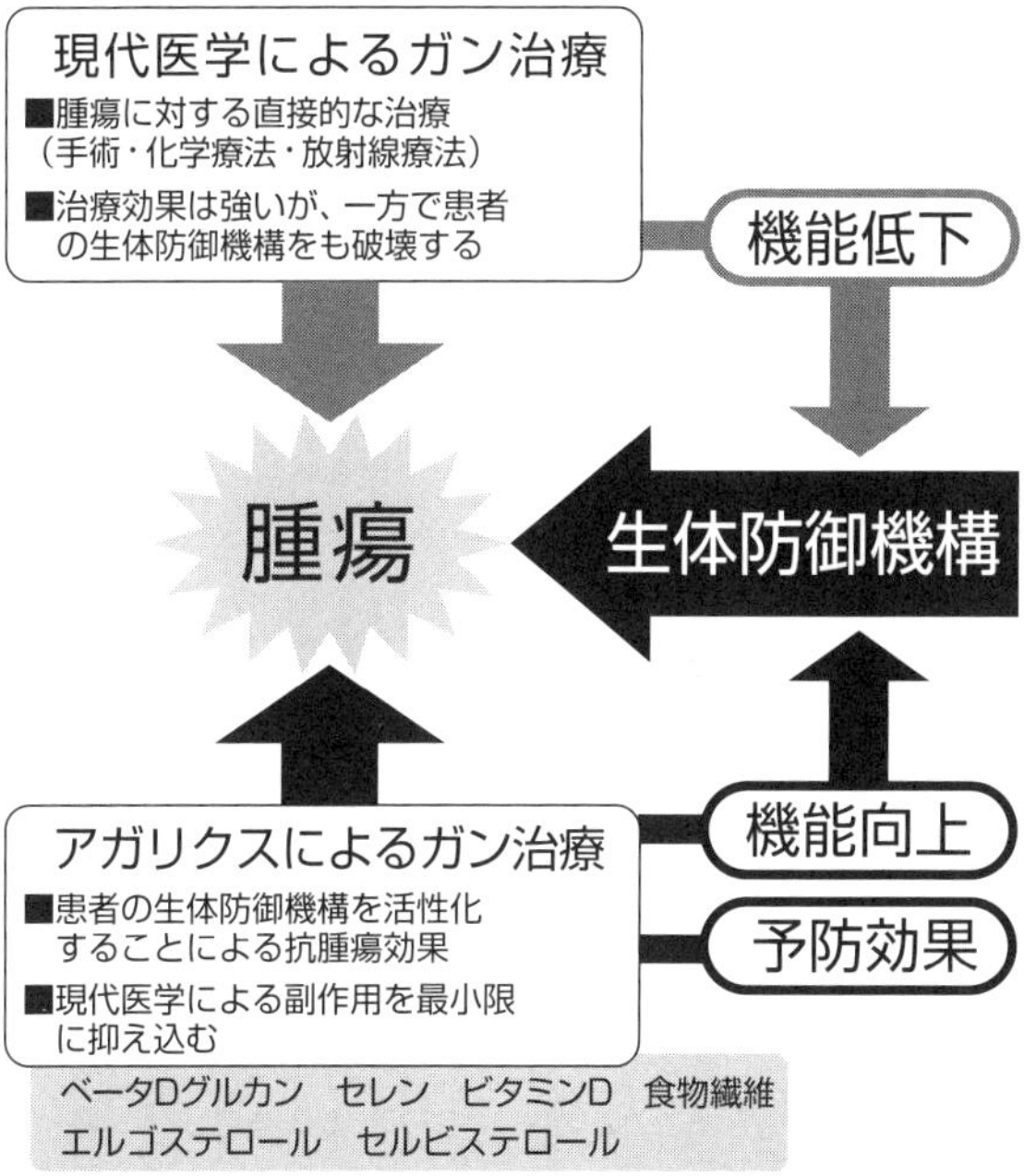

現代医学によるガン治療
■腫瘍に対する直接的な治療
（手術・化学療法・放射線療法）
■治療効果は強いが、一方で患者の生体防御機構をも破壊する
機能低下
腫瘍
生体防御機構
機能向上
予防効果
アガリクスによるガン治療
■患者の生体防御機構を活性化することによる抗腫瘍効果
■現代医学による副作用を最小限に抑え込む
ベータDグルカン　セレン　ビタミンD　食物繊維
エルゴステロール　セルビステロール

腫瘍に対する直接的な抗腫瘍作用とともに、生体防御機構を活性化することによる間接的な抗腫瘍作用が推測されている。また、現代医学によるガン治療がもたらす生体防御機構の機能低下を抑制する。

治療の一つの概念として確立されつつあります。前述のBRM療法もその一つですが、ガン患者の免疫機能を活性化することで、ガン治療をスムーズに進めようというものです。

アガリクスに含まれる生理活性物質（ベータDグルカンなど）も、このBRM療法の一部として位置づけられます。

患者の免疫機能を活性化することは、ガンの発生・進行を根本から治療するために必要なことです。

ガン治療に伴い低下した免疫機能をBRM療法で補強することは、ガン治療を成功に導く上できわめて合理的な考え方です。

薬剤によるBRM療法は、その治療対象疾患が保険制度により限定されています。しかし、アガリクスは食品ですから一切の使用制限がありません。

また自然食品ですから、合成インターフェロンに見られるような強い副作用もありません。

アガリクスは、だれでも、どんな病気に対しても手軽に安全に利用できるBRM療法なのです。

アガリクスには、この治療的側面に加えて予防的側面があります。身体の構造・機能を維持すること、免疫機能を活性化することにより、発ガンの内的・外的刺激に対して予防的に働くことも期待されます。

悪性腫瘍（ガン）とアガリクス

報告されているアガリクスの有効性

①患者の全身状態を改善させ、食欲・体力などを向上させる。
②化学療法・放射線療法の副作用を軽減させる。
③手術後に体力がスムーズに回復する。
④治療不能とされていた進行ガンの病巣縮小を認める。
⑤生存期間を延長しうる。
⑥発ガン抑制効果が期待できる。

推測される有効性のメカニズム

①ベータＤグルカンによる直接的な抗腫瘍作用（腫瘍細胞増殖抑制）
②ベータＤグルカンによる間接的な抗腫瘍作用（免疫機能の活性化）
　ＮＫ細胞・マクロファージの活性化・自己インターフェロン誘導など
③セレンによる腫瘍発育抑制・免疫機能補助作用
④セルロース類・キチン類・ペクチン類による腸管内毒素吸着
⑤エルゴステロール・セルビステロールによる腫瘍発育抑制
⑥ビタミンＤによる抗腫瘍効果
⑦必須物質の補充による各種欠乏症状の改善

ベータDグルカンによる直接的な抗腫瘍作用

キノコ名	腫瘍阻止率(%)	腫瘍の完全退縮率(匹/匹)
サルノコシカケ科		
1.カワラタケ	77.5	4/8
2.アラゲカワラタケ	65.0	2/10
3.オオチリメンタケ	49.2	1/10
4.ガイガラタケ	23.9	0/8
キコブタケ科		
5.モミサルノコシカケ	67.9	1/9
6.メコブタケ	87.4	6/9
7.メディマコブ	96.7	7/8
シメジ科		
8.シイタケ	80.7	6/10
9.ノキタケ	81.1	3/10
10.ヒラタケ	75.3	5/10
11.カンタケ	72.3	0/8
12.マツタケ	91.8	5/9
モエギタケ科		
13.ナメコ	86.5	3/10
ハラタケ科		
14.ツクリタケ	2.7	0/10
15.アガリクス	100	10/10
キクラゲ科		
16.キクラゲ	42.6	0/9

サルコーマ（肉腫）に対する抗腫瘍作用の実験では、アガリクスは強い腫瘍阻止効果を示した。

アガリクスには、特にベータDグルカンに直接的な抗腫瘍効果があることが実験で確認されています。この実験の結果をガン患者にそのまま当てはめることはできませんが、アガリクスの直接的な抗腫瘍作用が示唆されます。

もっと詳しく アガリクスの間接的な抗腫瘍作用

アガリクスには前述の直接的抗腫瘍効果に加えて、免疫機能を活性化することによる間接的な抗腫瘍効果があります。ＢＲＭ療法としての作用は主にこちらによるものです。

この作用に関わるアガリクスの成分としては、ベータＤグルカンがその主役であると考えられていますが、アルファグルカンや核酸などのベータＤグルカン以外の多糖類、必須栄養素なども免疫機能の正常化・活性化に関与しているといわれています。

ガン細胞などに対して強い作用を発揮する免疫担当細胞にＮＫ細胞があります。アガリクスは、これまで実験的にＮＫ細胞の活性を高めることが知られていましたが、実際のガン患者の体内においても、同様の作用を有することが確認されました。

他にもＴリンパ球の働きを調整したり、自己のインターフェロンを誘導するなど、さまざまなルートで腫瘍に対して間接的に作用することが推測されています。

もっと詳しく 必須栄養素による抗腫瘍作用

ベータＤグルカンやアルファグルカン以外にも免疫機能に大きな影響を与える成分があ

ります。それは必須栄養素です。

必須栄養素であるセレンが不足すると腫瘍の増殖のスピードが速くなることが知られています。セレンは日本ではあまりなじみがないですが、米国ではその重要性が強調され、サプリメントとして市販されています。食物繊維類は腸管内の食物停滞時間を短縮させ、発酵や毒素の発生を抑制することで、大腸ガンの発生を抑制すると推測されています。また、アガリクスに豊富に含まれるビタミンDにもガンを抑制する作用があることを、テキサス大学の研究チームが報告しています。

必須栄養素を過不足なく摂取すること。これは免疫機能のみならず、身体を正常に保つ（ガンを作らない）ために重要なことであるといえます。

ガンに対するアガリクスと他の健康食品との併用

アガリクスを利用しているガン患者さんの多くは、アガリクスと他の健康食品を一緒に利用しています。健康食品の併用利用は基本的にはあまり問題はありません。しかし、上手に組み合わせないと、いくらいろいろな種類のものを摂っても効果はありません。

ここで、実際にガン患者さんの併用例が多い健康食品をいくつか取り上げて、効果的な併用方法を考えてみたいと思います。

× 複数のアガリクスを利用する

調査に参加されている方の中にも、他のメーカーのアガリクスを併用している人がいますが、これは全く無意味です。その中で、最も品質がよいものだけにしましょう。

× アガリクス以外のキノコ系健康食品

これも基本的にはあまり意味がありません。霊芝やメシマコブなどを併用されている方がいらっしゃいますが、キノコ系の健康食品は、基本的に作用メカニズムは同じです。

さまざまなデータを比較すると、あえてアガリクス以外の製品を選択する理由はないと思いますが、ご自分の経験上、最も効果を実感できたものだけに絞り込むべきでしょう。

◎ プロポリス

これも人気のある健康食品です。

プロポリスは抗菌力が強く、腸内環境を整える働きがあります。アガリクスが腸を経由し作用を発揮していることを考えれば、併用は効果がある可能性があります。

実際に利用してみて効果が実感できれば、併用することは差し支えないでしょう。

ただし、ガンに対する予防効果についてはまだ明確な根拠はありません。

◎　乳酸菌系健康食品

乳酸菌系の健康食品にもプロポリスと同様の併用効果が期待できます。他の健康食品に比較して安価であることから、手軽に併用することができます。

○～×　サメ軟骨

腫瘍が成長（進行）していく上で、腫瘍は莫大なエネルギーを必要とします。そのエネルギーを腫瘍内に運び込むために、腫瘍は自分自身で血管を作っていくのですが、その血管を腫瘍血管と呼んでいます。サメ軟骨は、腫瘍血管の新生を抑制することにより抗腫瘍効果を発揮します。抗腫瘍効果のメカニズムがアガリクスとは全く異なるため、併用利用は効果的である可能性があります。実際に利用してみて効果が実感できれば、継続してよいでしょう。

ただし、サメ軟骨には大きな問題点があります。それは、サメ軟骨の血管新生抑制作用です。これはサメ軟骨の抗腫瘍効果そのものですが、例えば手術を受けた直後などに飲むと、創部の回復が遅れる危険があります。術前術後は飲まないように気をつけてください。

効果が強いものを集中的に利用した方が有効性が高まる

健康食品は飲み始めると、いろいろ試したくなるものです。しかし、基本的に、どの健康食品にも「容量依存性（飲んだ量に応じて作用すること）」が存在すると考えられます。

いろいろ試して結局効果が実感できなかったということはよくあります。少ない量でいろいろ飲むよりも、一〜二種類に絞り込んで、それぞれを多めに飲むほうが有効性を高めることは間違いありません。

健康食品は一般に高価なものです。飲み方によっては、お金の浪費になってしまいます。より効果の強い製品に集中的に「投資」してください。

代替医療研究機構では、これまでの基礎研究論文などから、ガンに対しては次の組み合わせを推奨しています。参考にしてください。

ガンに対する健康食品の組み合わせ方

組み合わせを考える前に……

以下の三点をご確認ください。健康食品・組み合わせの三原則です。

- 健康食品は、たくさん飲めばそれに応じた作用が得られる。
- 少ない量だと、作用が得られない可能性がある。
- 似たようなものを併用するメリットはない。

①まずは、アガリクスからスタートする

■十分な容量で二週間試してみる

いきなりいろんなものを飲み始めると、何が効いたのかわかりません。

最初に選択する健康食品としてはアガリクスがよいでしょう。十分なデータがあり、一般に有効性が高い製品です。十分に作用が得られる容量で、少なくとも二週間続けてください。

これで効果があった場合には、アガリクスを単独で利用していけばよいでしょう。

もちろん、経済的な余裕があれば、もう一種類追加して試してみてもけっこうです。

■二週間で効果がない場合は、一時的に倍量に増やしてみる

二週間で効果がなかった場合、あきらめてはいけません。さらに二週間、一時的に倍量で試してみましょう。これで有効性が得られる場合には、容量が足りなかったということです。この容量で続けていくことをおすすめします。

もし、倍に増やしても効果がないという場合には、容量がまだ少ないか、アガリクスと相性が悪いか、あるいはアガリクス単独では十分な作用が得られないかの、いずれかということになります。

■それでもだめなら、さらに倍量を試みるか、併用利用を検討する

もし、アガリクスが手元に余っていれば、さらに倍量で試してみます。できればここまではやってみてください。

それができない場合、それでもだめな場合には、併用利用を考えてみましょう。

②二つめの健康食品を選択する

■アガリクスとの相性を考えることが重要

二つめの健康食品の場合には、まずアガリクスとの相性を考えます。

アガリクスの働きを助ける作用を持つもの、あるいは、アガリクスとは違ったアプローチでガンに対して作用するものを併用すべきです。

■アガリクスの作用を助ける健康食品

例えばプロポリスや乳酸菌などは腸内環境を整えることで、アガリクスが有効性を発揮しやすくします。アガリクスとの併用がおすすめできます。

■アガリクスとは違う作用を持つ健康食品

例えばサメ軟骨は、血管新生阻害作用というアガリクスとは全く違うアプローチでガンを攻撃します。このような健康食品は組み合わせを試みてもよいでしょう。

■同じような健康食品の組み合わせは無意味

別のメーカーのアガリクス、あるいはアガリクス以外のキノコ系健康食品は併用する意味がありません。どれか一つに絞り込む必要があります。

■有効性が実感できなければ、思い切って中止する

これらの健康食品も、最初から十分な容量で開始することが大切です。

もし有効性が実感できなければ、一時的に倍量に増やしてみる、それでも効果がないと思えば、思い切って中止することも必要です。

健康食品は高価なものです。効果のない健康食品をダラダラ飲み続けるくらいなら、効果があるとわかっている健康食品を増やしたほうが間違いなく効果的です。

もちろん、旅行や食事など、健康食品以外のことにも有意義にお金を使って人生を充実させることが、ガンとの闘病生活を生き抜く上で何よりも大切です。

【進行度別】ガンに対するアガリクスの活用方法

ガンに対しては、現代医学が治療技術を確立している分野と、そうでない分野がありま す。アガリクスはさまざまな有効性が示唆されていますが、患者さんごと、病気ごとに、状況に応じた利用方法を検討することが大切です。

ここではガンのステージに応じたアガリクスの具体的な利用方法を考えてみました。

①早期ガンの場合

早期ガンに対する現代医学の治療成績

早い段階で発見できれば、ガンという病気も治癒できます。

早期ガンの多くは、現代医学で治癒することができます。早期ガンであると診断されたら、積極的に現代医学による治療をお受けになることをおすすめします。前述の通り、代替医療のみに傾倒した治療はむしろ危険です。

早期ガンである場合には、臓器によっては、内視鏡や体腔鏡などを用いた保存的な縮小手術が可能であることもあります。外科的手術となる場合でも、大規模なリンパ節隔清が不要なケースが多く、術後に大きな機能障害を残すことも少ないはずです。

このような早期ガンに対する現代医学の治療技術を考えると、アガリクスは術前・術後の栄養管理、あるいは再発予防といった目的で利用するのが適切です。

■内視鏡治療など、実際に身体を切開しない治療の場合

内視鏡など、実際に身体を切開しない手術の場合には、体力が奪われることはほとんどありません。何の支障もなく日常生活を送れる方は、アガリクスによる積極的な栄養補給を考える必要はないかもしれません。

■外科的手術が必要な場合

しかし、外科的に臓器の一部を摘出するような手術を行う場合には、患者さんは手術によって大きな侵襲を受けることになります。

術死（手術による死亡）は現在では少なくなっていますが、一定の割合で報告されていますし、手術自体はうまくいっても、術後に縫合不全（縫った臓器や皮膚がうまくつながらないこと）を起こしたり、肺炎などの感染症にかかることもあります。

早期ガンに対する現代医学の治療成績

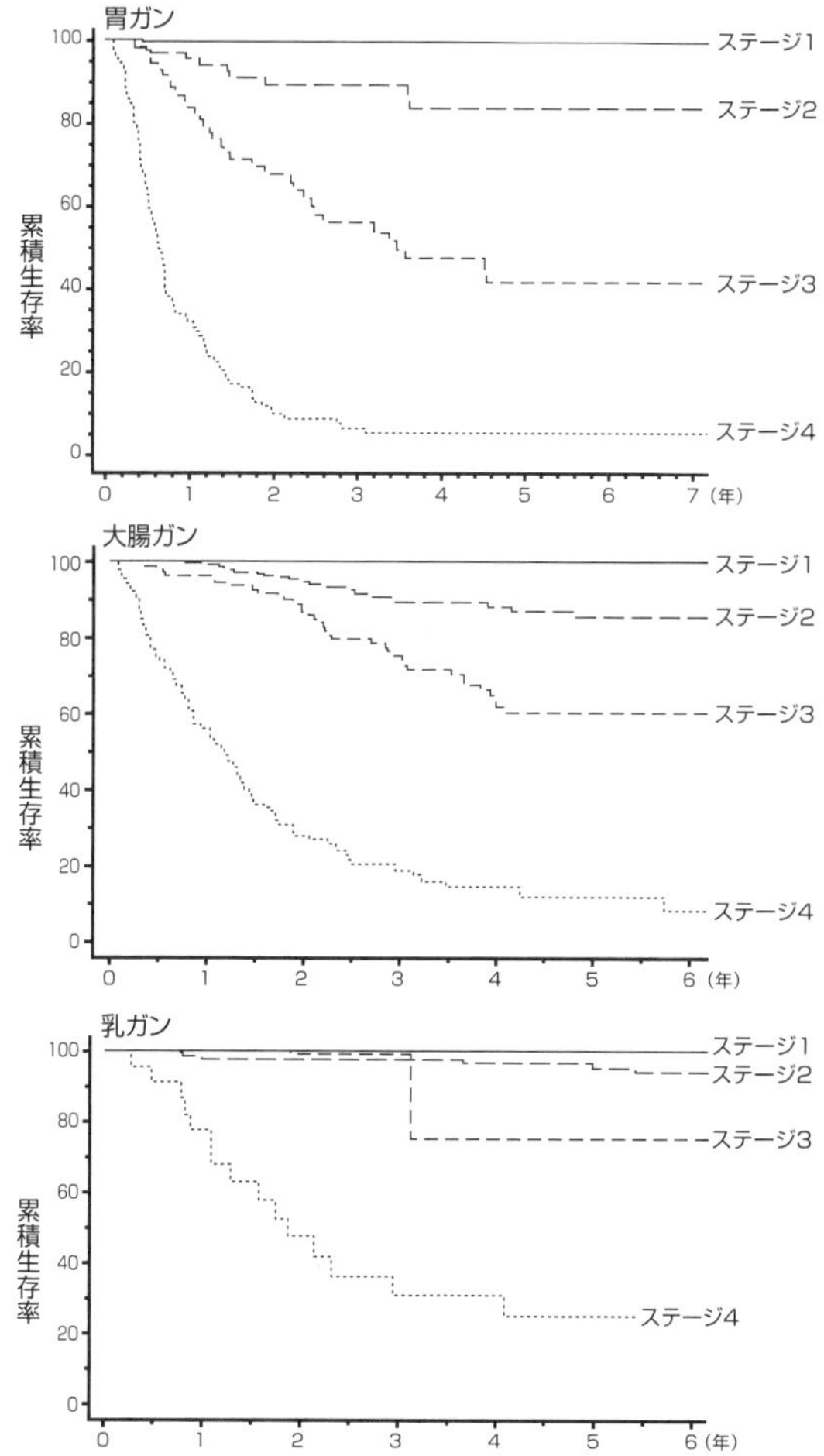

いずれも早期（ステージ1）では、生存率100%に近い

■こんな場合は…

Q① **簡単な内視鏡治療で済んでしまった。**

うまく早期発見できて幸いでした。

胃や食道のガンは重複ガン（胃にできた人は食道にもできやすい)、多発ガン(胃の他の場所に再びガンが発生する)などが報告されていますので、気をゆるめることなく、経過観察をきちんと受けてください。

治療という意味で、アガリクスを飲む必要はないかもしれません。しかし、ガンが発生したという事実は忘れず、ガンの再発を予防する努力を続けてください。(再発予防については後述します)

Q② **早期ガンだが手術が必要であるといわれた。**

早期ガンであっても、細胞のタイプによっては転移をつくったりする可能性もあります。手術が必要と判断されたということは、要注意のガン細胞であった、ということだと思います。

手術を受けるにあたっては、術前術後の栄養管理をしっかり行ってください。(詳細は進行ガンの項に)

Q③ **大腸ポリープがすぐできる。何とかならないのか。**

大腸ポリープは、遺伝子異常を重ね、長い経過でガン化します。ポリープが多い人というのは確かに存在します。しかしポリープの段階であれば、内視鏡で治療が可能ですから、まずはできてしまったポリープを内視鏡で一掃してください。

以後は１年に１度、問題がなければ２年に１度と間隔をのばしながら経過をみていきます。大腸ガンの発生を予防できるという報告はありますが、ポリープに関してはアガリクスが効くという証拠はありません。

ただし、発ガンのメカニズムを考えれば、他のガン同様、イニシエーションの段階で制ガン作用を発揮することが予想されます。

アガリクス活用法【早期ガン】

■アガリクス利用のねらい

①術前・術後の全身状態の改善
②再発を抑制するための体質改善

■具体的利用例

●術前・術後の栄養管理
1日あたり　6～9グラム
栄養状態が悪く、なんらかの症状がある場合には、増量してもよい。

●根治的治療が行われなかった場合
進行ガンに準じて利用します。

●根治的治療が行われ、再発がない場合（治癒）
1日あたり　3～9グラム
全く無症状であれば、アガリクスの減量・中止を検討します。

このようなことは、もともと体力に余裕のない高齢者や、肝臓病・腎臓病・心臓病などの基礎疾患を持っている人に多いようです。

このような場合には、身体の基本的な構造や機能を正常化し、生体防御機構を活性化するためにアガリクスを積極的に利用することを検討してはいかがでしょうか。基礎疾患がある場合には、その治療を並行して行うことも重要です。

■アガリクスで、現代医学によるガン治療のバックアップを行う

ガン自体の治療は現代医学で徹底的に行い、それがスムーズに進むようにアガリクスでサポートするというのが適切な利用方法であると考えます。

根治的手術が行われ、治癒したと判断される場合は、術後に体力が回復した時点でアガリクスを中止してもよいかもしれません。ただし、術後にリンパ節に転移が見つかった場合などは、健康(栄養状態・免疫状態)を良好に維持し、ガンの再発を抑制するため、アガリクスを継続することを検討すべきでしょう。

②進行ガンの場合

進行ガンの場合は、ガンの組織学的悪性度、進達度および罹患臓器により、治療成績や生存率な

どが大きく異なります。もちろん治療の選択肢も病気ごとに異なります。

現代医学は進行ガンであっても何らかの治療手段を持っています。もちろん、状況によっては確実な治療効果を約束できるものではありませんが、治療成績自体は向上してきています。

まず、担当医に現在の病状について詳しい説明を聞くことが大切です。現在の病状について十分に理解した上で、最も適切と思われる治療方法を選択します。基本的には何らかの有効な治療方法がありますが、治療を受ける患者さんの状態と、それぞれの治療効果・副作用（合併症）を総合的に判断する必要があります。

■手術による治療を選択する場合

進行ガンに対して手術を選択する場合、その目的は大きく分けると二つあります。

①根治的手術（ガンそのものを根治することを目的とする手術）

②姑息的手術（ガンによる症状を緩和するために行う手術）

ガンそのものを根治することが手術によって可能な場合には、積極的に手術をお受けになるべきです。ガンに対する直接的な治療効果は、手術療法が最強です。手術だけでは根治ができなくても、化学療法や放射線療法を組み合わせることによって高い治療効果が期待できる場合には、担当医の説明をよく聞いた上で前向きに検討すべきです。

手術によって治癒できないとわかっていても、ガンによる症状を緩和するために手術を行うことがあります。たとえば、進行した大腸ガンで、手術によって病巣を取り除くことはできないが、このまま進行すると腸閉塞になることが目に見えている場合などです。

このような手術は、手術を行うことによって患者さんが受けるメリット・デメリット、手術を受けないことによる患者さんのメリット・デメリットをよく比較して、患者さんの現在の状態も考慮した上で行います。

いずれの手術も、患者さんに対する精神的・肉体的侵襲が大きいため、全身状態を良好に保つために、アガリクスを補助的に利用します。

■化学療法・放射線療法を行う場合

化学療法は抗ガン剤を用いた治療、放射線療法は放射線を用いた治療ですが、いずれも共通の特徴があります。それは、ガン細胞のみならず正常の細胞に対しても強く作用することです。ガンによる治療効果が強ければ強いほど、人体の正常な細胞に対しても強い毒性を持つことになります。この治療法は両刃の剣なのです。しかし、この毒性は、さまざまな工夫によって軽減することができます。また、その効果をより高めることも可能です。

化学療法・放射線療法を有効に利用するためには、以下の点が重要です。

①ガン細胞に対する感受性を高めること

ガン細胞の抗ガン剤・放射線に対する感受性を高めるための工夫をすることが大切です。

②正常細胞を保護すること

正常細胞に対する影響を最小限度に抑えます。

例えば、大腸ガンや肝細胞ガンなどは、化学療法（抗ガン剤）に感受性が低いとされていました。しかし、近年、インターフェロンを併用することで、その治療成績が大幅に向上したとの報告が相次いでなされています。インターフェロンのように、抗ガン剤と組み合わせることによって治療の感受性を高めることができる物質は他にも報告されています。アガリクスのベータDグルカンは、免疫系の活性化を通して自己インターフェロンを誘導する作用があることが推測されており、アガリクスを単独で用いるだけでなく、感受性のある抗ガン剤と併用することも、より大きな効果（相乗効果）を引き出すためには検討すべき方法であると考えられます。

また、胃ガンや子宮ガンなどに対して、化学療法の副作用を抑えるための免疫増強剤を投与することで、治療効果をより高めることができるとされています。これらの免疫増強剤は、シイタケなどのキノコ類から抽出されたベータDグルカンを製剤化したものです。アガリクスのベータDグルカンも、多くの基礎実験から免疫増強作用が確認されており、同様の有効性が期待できると考えられています。

放射線療法に対して、アガリクスが相乗効果を持つかどうかは現段階ではわかりません。しかし、

■こんな場合は…

Q① 手術を受けるつもりだが…

手術による治療効果が十分に期待できるのであれば、手術を選択すべきです。医療技術の進歩した現在、術死（手術中の死亡）は大きく減少しましたが、肺炎や創部感染などの術後の合併症はまだまだ認められます。手術という大きなストレスに対して、いかに肉体的な負担を少なくするか。患者としてできることは栄養状態の管理が中心になります。

術前2週間から術後2週間にかけてはアガリクスの積極的な利用をおすすめします。もちろん、術後の摂取は、主治医の食事許可が出てから開始してください。流動食の許可が下りれば、摂取を開始してかまいません。（パウダー・ゲル・タブレットタイプのみ）

Q② 化学療法・放射線療法を受けるのだが…

アガリクスに期待できるのは、それぞれの治療効果を増幅し、副作用（特に白血球などの免疫系機能に対する）を最小限に抑えることです。

アガリクスに対する感受性は人それぞれですが、わたしたちの調査では、摂取量とその作用には比例関係があるようです。強い治療を受ける場合には多めの量を（9グラム以上）、体にあまり負担にならない範囲の治療であれば、もう少し少なくてもよいかもしれません。

副作用が出てから始めるのではなく、治療とともに開始して、症状をみながら、むしろ減量していくという方向で試してみてください。

Q③ 比較的副作用も少なく治療が進んでいる。

状況を見ながらアガリクスを減量していきます。ただし急にやめるのではなく、2週間ごとに1日摂取量を3グラムずつ減らしていくようにします。症状が出なくても、治療中は6グラム程度は摂取することをおすすめしています。

アガリクス活用法【進行ガン】

■アガリクス利用のねらい

①手術による治療を行う場合、術前・術後の全身状態の改善
②化学療法・放射線療法と併用することによる相乗効果
③化学療法・放射線療法の副作用対策
④再発を抑制するための体質改善

■具体的利用例

●手術を行う場合（術前・術後の栄養管理）
（根治的手術の場合） 6～12グラム
（姑息的手術の場合） 6～24グラム

●化学療法・放射線療法を行う場合、併用利用を原則とする。
6～12グラム
副作用が強い場合には、増量を検討する。
強い副作用のため、中断せざるをえない場合には、
利用量の増量・大量利用（12グラム以上）を検討する。

放射線照射は全身の免疫機能を低下させることが明らかであり、それに対する対策として、アガリクスが有効性を発揮しうると推測されます。

化学療法や放射線療法をやめて、アガリクス単独で治療することをすすめている書籍などもありますが、現段階で、アガリクスにそこまで強い臨床的な抗腫瘍効果を証明する科学的論拠はありません。

化学療法や放射線療法による治療効果が期待できる場合には、それを中心とした治療を行い、アガリクスは併用利用とすべきでしょう。もしも、強い副作用のため、化学療法・放射線療法を中止せざるをえないような場合には、もちろん積極的な利用を検討するべきです。

アガリクス単独で進行ガンが縮小したという症例報告もありますが、症例数は少なく、代替医療研究機構の調査した範囲内では、ほぼ全例が大量摂取者（一二～二四グラム摂取）です。

もし、現代医学による治療の継続を放棄してもガンと闘うというのであれば、やはり大量の摂取が必要であると考えられます。調査では、摂取量と有効性には相関関係（容量依存性）が示唆されています。病気の状態、現在の症状に応じて摂取量を決定すべきでしょう。

もちろん、現段階ではまだまだ調査参加者が少ないため、断定的なことはいえませんが、調査参加者の方には、以下のように摂取量を決めるようにアドバイスしています。

③末期ガンの場合

ここでいう末期ガンとは、「手の施しようがない」状態と定義します。

つまり、医師が、「治療をしても延命が望めない」と判断したケースです。

この場合でも、一縷《いちる》の望みを託して現代医学によるガン治療を行うこともありますが、その際は、担当医師に治療の副作用や合併症について、よく説明を受けておくことが大切です。治療が患者にとってプラスでないと判断された時点で、速やかに中止を検討する必要があります。無理な治療の継続は患者さんの予後をむしろ悪化させてしまいます。このステージのガンの場合には、「治癒」ではなく、患者さんが苦痛なく日常生活を送れることを治療目標とした緩和医療を中心に進めるべきでしょう。

たとえ進行したガンでも、きちんと食事ができる状態を維持すれば、すぐに死んでしまうようなことはありません。ガンによる死亡は、主に栄養状態の悪化による全身衰弱が原因です。栄養状態が悪化することにより身体の構造や機能が弱体化、免疫力が低下し、肺炎などの感染症に罹患して死亡することが多いのです。

ガンが進行することによる臓器の機能不全も原因となります。

たとえば、肺ガンが進行すると、いずれ呼吸が十分にできなくなる時が来るかもしれません。胃

ガンによる死亡

①ガンによる消耗、食欲低下、食事摂取量の低下
全身衰弱
感染症（肺炎・褥創）など

②ガンによる臓器不全
呼吸不全（呼吸困難）
腎不全
肝不全
心不全など

③ガン治療に関連した死亡
術死（手術による死亡）
化学療法死など

ガンが進行すると、いずれ食事ができなくなる時が来るかもしれません。肝臓ガンが進行すると、いずれ黄疸や腹水が出てくるかもしれません。

これは、ガンに対する直接的な治療を行っていない以上やむをえないものですが、通常はこれが単独で死因になることはあまりありません。

忘れてはならないのは、治療に関連した死亡です。手術の後、全身状態が悪化して死亡した、化学療法に伴う白血球減少で肺炎に罹患し、敗血症になって死亡したなど、ガン治療病院では日常的に見られる光景です。患者さんが、その治療に耐えうるか、治療を強行するだけの効果が期待できるのか、治療を開始する前に、十分に検討する必要があるでしょう。

末期ガンの患者さんが苦痛なく日常生活を送れること。

この目標を達成するため必要なのは、ガンによる症状を抑えること、ガンの進行を抑えることの二点です。それぞれについて考えてみましょう。

①ガンによる症状を抑えること

ガンによる症状は、具体的には271ページのようなものがあります。これらの症状は、ガンが臓器や神経を直接冒すことによって発生するものと、全身の状態が悪化することによって生じているものがあります。

ガンが臓器や神経を直接冒すことによって発生している症状は、直接的にその症状を治療する必要があります。このような対症療法は現代医学が得意とする領域ですから、積極的に利用してください。

全身の状態が悪化することによって生じている症状は、アガリクスでカバーできると推測されます。全身状態の悪化＝身体の構造・機能の低下と考えれば、第1章で説明した通り、必須物質と生理活性物質の補給が重要であることがわかります。これはアガリクスが得意とする領域です。

実際、アガリクスを始めてから、味覚が回復した、食欲が戻った、減り続けていた体重が増えてきたなどの報告があります。また、痛みや熱に対する有効性を報告するものもあります。ガンによる症状をコントロールすることは、日常生活を維持する上で、必要最小限の条件です。アガリクスを利用することで、それが容易になる可能性があります。

どんな場合にアガリクスは有効か？

①必須栄養素による有効性

何らかの必須栄養素が不足することによりガンは発生・進行しています。

必須栄養素が不足することにより症状が出現している場合は、この不足分を補うことにより、全例がなんらかの改善をするはずです。

②生理活性物質による有効性

生理活性物質に対する感受性は人それぞれです。ベータDグルカンが免疫系をどの程度活性化できるか？　免疫系の活性化によってガンがどの程度影響を受けるか？

免疫機能の活性化は、ガンに対し有効なメカニズムですが、その程度には大きな個人差があると考えられます。

②ガンの進行を抑えること

ガン細胞に対してアガリクスが強い直接的抗腫瘍効果を持つことは、基礎実験では確認されています。しかし、臨床的にそこまでの有効性が認められるかというと、残念ながら、そういうわけではないようです。

しかし、症例によっては、医師が治療不可能と診断したガンでも、著しく縮小する場合があることも事実です。

どのような人にアガリクスが有効なのか、それを見分けることはかなり難しいのですが、わたしたちは次のように考えています。

この「個人差」には、ガンという病気側の性質と、患者側の性質の二つの要素があります。

どのような患者さんにアガリクスがより有効性を発揮できるか？

これは、各種のガンを一つずつ調べていくしかありません。

現在のところ、肝細胞ガン・転移性肝ガン・前立腺ガン・子宮ガンなどで有効症例報告が比較的多いようですが、それ以外のガンでも有効例の報告は認められます。

アガリクスの有効性には大きな個人差がある

これも大きな問題です。人はみな薬に対する感受性が違います。同様に、アガリクスの有効成分に対しても感受性が異なるはずです。この感受性を決定するのは患者さんの遺伝子です。これは、膨大な費用と組織的で大規模な研究が必要とされるため、エイズ治療薬や抗ガン剤の一部を除き、現実にはあまり行われていません。

しかし、アガリクスの必須栄養素を補充することによるメリットは、利用者全員が同じように享受できるはずですし、有効性に差はあれど、少なくともマイナスに作用することはありません。

実際に試してみるのが一番の早道でしょう。

ガンの症状を抑えること、ガンの進行を抑制すること。この二つが達成されれば、患者さんがガンで命を落とすことを心配しながら生活する必要はないはずです。

これを実現するために、実際にアガリクスにどの程度の力があるのか。代替医療研究機構では、一〇〇〇名近いガン患者さんのご協力を得て大規模な調査を実施しています。近い将来、その成果をご報告できることと思います。

■こんな場合は…

Q① 治療を受けるかどうか迷っている。

まず、主治医とよく相談することが大切です。

治療によって得られるメリット（治療効果）と、治療に伴うデメリットをいろんな角度から検討します。最終的に治療するか否かを判断するのは患者さんとご家族です。納得するまで十分に説明を求めましょう。

Q② 食欲が全くない。流動物を口にするのがやっとだが…

喉や食道の機能が障害されて食事ができないというのでなければ、頑張ってアガリクスをお続けになることをおすすめします。流動物を摂取できるのであれば、アガリクスの摂取は可能です。栄養状態が悪いことが食欲低下の原因になることが多く、このような場合には、頑張って何かを摂らなければ元気になることができません。

アガリクスは体積が少なく、消化吸収も容易なので、胃や腸に負担になりません。もし臭いに過敏になってしまい、アガリクスが飲めないというのであれば、タブレットタイプなどをおすすめします。

Q③ 痛みが強くて夜も眠れない。

アガリクスにはモルヒネ様作用と呼ばれる鎮痛作用があるといわれていますが、作用の発現には個人差が大きいようです。副作用の少ない鎮痛剤がいくつもありますので、我慢をせずに薬を使って痛みを抑えるようにします。痛みはそれ自体が強いストレスですし、NK 細胞の活性を低下させてしまいます。

Q④ 意識状態が悪い

意識朦朧となっている状態では、誤飲の危険があります。アガリクスを無理に飲ませて誤って気管の方に入ってしまうと肺炎になります。アガリクスを含む経口摂取は控えなければなりません。

アガリクス活用法【末期ガン】

■アガリクス利用のねらい

①ガンの進行に伴う諸症状を緩和する
②ガンの進行を抑制する

これにより、患者さんが苦痛なく日常生活を送れるようにサポートし、生存期間を延長する。症例により病巣縮小を認める場合もある。

■具体的利用例

●ガンの症状を抑えることを主目的とする場合
1日12グラムから開始する。
症状を見ながら2週間ごとに増減する。

●ガンの進行を抑えることを主目的とする場合
1日12グラム以上を維持する。

有効性が報告されているガン

脳腫瘍
頭頸部ガン
甲状腺ガン
咽頭ガン
喉頭ガン
肺ガン
食道ガン
胃ガン
大腸ガン（直腸ガン含む）
肝細胞ガン
胆管細胞ガン
膵臓ガン
乳ガン
子宮ガン（頸部・体部）
卵巣ガン
造血器系腫瘍
　悪性リンパ腫
　慢性骨髄性白血病

ガン性腹膜炎
ガン性胸膜炎

④発ガン抑制

アガリクスは発ガンの抑制という観点からも重要な素材です。

アガリクスは、主に二つの作用で、発ガンを抑制すると考えられます。

①ガンが発生しにくい体内環境を作りだす

人間の体内では、常時無数の細胞分裂が行われています。その過程でDNAのコピーミスが発生、これによりガンも日常的に発生しているといわれています。

DNAのコピーミスの原因となるのが、さまざまな刺激です。紫外線や熱などの物理的刺激、腸内発酵によって発生する有害物質などの化学的刺激、B型肝炎ウィルス、C型肝炎ウィルス、EBウィルスなどのウィルス感染症……

アガリクスの豊富な必須栄養素群が身体の機能や構造を正常化・強化し、このような刺激からDNAが受ける影響を最小限に抑えます。

また、アガリクスに含まれる特定の栄養素が、単独で強い予防効果を発揮することも知られています。

例えば、アガリクスの食物繊維は、腸管洗浄（コロンクレンジング）の作用を有することから、大腸ガンの発ガン予防が期待できると考えられていますし、近年ビタミンDの制ガン作用についても研究が進んでいます。

②発生したガンをごく早期の段階で確実に破壊する

アガリクスの抗腫瘍作用は、進行ガンだけに作用するというわけではありません。最初の一つめのガン細胞に対しても、強力に作用するはずです。

アガリクスの多糖類（ベータDグルカンなど）や、微量ミネラルが連携して強い予防効果を発揮します。

ガンに対するアガリクスの有効症例

代替医療研究機構の実施しているアガリクス有効性調査の参加者の中から、顕著な有効性が認められた症例をご紹介します。

いずれの症例も次の条件を満たします。

①本人が情報提供を了承している。
②診療を担当している医療機関からの情報提供が得られている。
③ガンの確定診断および臨床病期診断が確実に行われている。
④ガン（および併存疾患）に対する治療記録がすべて保管されている。
⑤アガリクスの関与について、複数の臨床医が有効であると判断した。

アガリクス活用法【発ガン抑制】

■アガリクス利用のねらい

①ガンが発生しにくい体内環境を作り出す
②ガンをイニシエーションの段階で自然治癒させる
日常的に発生しているガン細胞に対し、
①ガンそのものの発生頻度を押さえること
②発生の段階で確実に自然治癒させること
を目指す。

■具体的利用例

●現在、体調が良好であり、健康上に明らかな問題点がない場合
1日3グラム
永続的に摂取する。

●体調不良を自覚したり、健康上の問題点を指摘されている場合
1日3～6グラム
併存する疾患がある場合は、その疾患に対する有効量で摂取する。

考察　アガリクス単独で有効性を認めた症例

この症例は術後の再発例である。再発したガンの多く、特に肺ガンは根治が難しい。

ガンの消失が確認される８カ月前に放射線療法が施行されているが、これだけのタイムラグをおいて放射線治療が効果を発揮するとは考えにくい（現実に２カ月後、５カ月後のＣＴでは病変は残存している）。

そもそも肺腺ガンは、肺ガンの中でも放射線への感受性が低い（放射線が効きにくい）種類のガンである。この症例はアガリクス摂取とガン消失に因果関係を認めることができると判断る。

（代替医療研究機構・調査委員会）

補足事項

■ガンという診断

９９年１１月の切除標本から、病理学的に肺腺ガンという診断が確定している。自然消失する可能性のある病気ではない。

■再発の診断

針生検などはされていないが、ＣＴ所見から、画像上、臨床的に確定診断と考えてよいと判断した。（診療担当医療機関）

■放射線療法

ガンという診断に基づき実施された。治療効果が得られなかったことについては、ガンの組織型（腺ガン）から予測されていた。

■再発巣消失の診断

ＣＴ上、同一スライス（切断面）上に再発巣が消失していることを確認した。サイズが２ｃｍ以上あったため、ＣＴ検査での見落としというのはありえない。

CASE REPORT　有効症例

62歳男性／肺ガン・術後残肺再発
アガリクス開始後、再発巣消失

主症状　経過観察中の肺ガン再発
診断名　肺ガン・残肺再発／臨床病期 stage3A

アガリクス摂取量
現在3グラムで継続中

病歴	1999年	11月	右肺腺ガン（臨床病期 stage 3 A）と診断される。 右肺部分切除（3/4）および所属リンパ節郭清術を受けた。
	2001年	2月	右残肺に再発と診断される。
		3～4月	同部位に対し、放射線療法（線量60gy／40回分割照射）を施行するが無効であった。
		6月	ＣＴ検査にて同部位にガン病巣の残存が確認。
		8月	アガリクス有効性調査に参加、アガリクスの摂取を開始(1日3 g)。
		9月	ＣＴ検査にて同部位にガン病巣の残存を確認。
		11月	主治医と治療方針につき面談を行う。
	2002年	2月	に再手術の予定、状態によっては化学療法による治療を選択する旨を伝えられた。
	2002年	1月	ＣＴにて肺の再発病巣が消失していることを確認。肝臓・骨・大腸などに転移の有無を検索するもいずれも正常であった。 現在、無治療にて経過観察中。

ＣＴ①

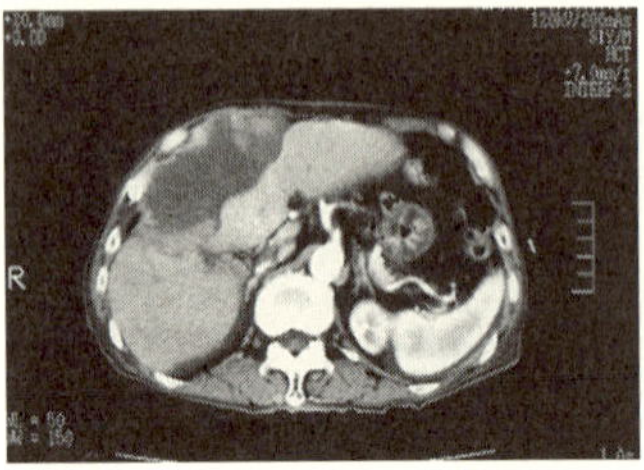

ＣＴ②

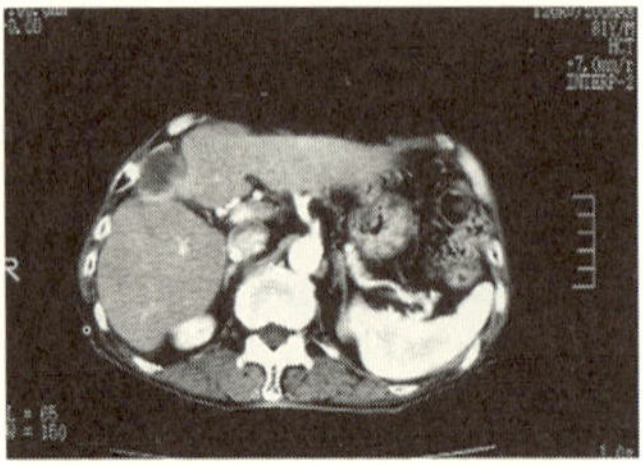

考察　**アガリクス単独で有効性を認めた症例**

この症例は、高齢であることに加え、肝硬変を合併しており、さらに腹腔内出血をきたしたことにより全身状態が急激に悪化したことが予想される。このような症例に対しては、ガンに対する治療はもちろん、救命のための処置でさえ躊躇することが多い。肝動脈塞栓術は肝機能や腎機能に大きな影響を与え、それ自体が死因となることもありうるからである。

肝動脈塞栓術は、実はある程度、ガンに対する治療効果も有する。ガンを栄養している血管を塞栓するという治療だからである。しかし、この症例のように巨大なガンの場合には、一般に塞栓術だけで治療がうまくいくことはありえないし、また、このガンはＣＴ所見を見るに、ほとんど造影されていないことから、血管に乏しいガン（塞栓術による治療効果が期待しがたい）と判断できる。以上より、この症例は、ガンに対しては無治療に等しいものと判断してよい。

アガリクスを摂取開始してから、退院さえ難しいと思われた状態から快復している。また、ガンも著しく縮小し、このまま継続すれば、ガンの消失もありえると考えられる。

CASE REPORT 有効症例

79歳男性／肝細胞ガン末期と診断されていた
アガリクス開始後、ガンの縮小傾向が続く

主症状　腹痛・腹部膨満感
診断名　肝細胞ガン・臨床病期 stage 4A（肝硬変合併）

アガリクス摂取量
当初9グラムより開始、段階的に減量し、現在6グラムで継続中

病歴　Ｃ型肝炎による肝硬変として近くの病院で外来治療中

2001年 6月　急激な腹痛と腹部膨満感を自覚し、救急病院を受診。巨大肝細胞ガンの腹腔内破裂と診断された。（ＣＴ①）
救命のために止血術（肝右葉に対する肝動脈塞栓術）を施行された。
主治医からは、肝硬変が基礎にあること、肝細胞ガンが進行した状態であり、治療が難しいことなどから、余命2カ月と宣告された。
腫瘍マーカーはαＦＰが248000と著しく上昇していた。

2001年 7月　病院に入院した状態でアガリクス有効性調査に参加。9グラム摂取を開始。

8月　全身状態が改善し、退院となった。
肝細胞ガンはきわめて進行した状態であったことから、これに対する治療は行わず、病院では外来経過観察の方針としていたが、

2002年 5月　腹部ＣＴ検査（②）を施行。肝細胞ガンの著しい退縮を認めた。腫瘍マーカーはαＦＰが486と著明に低下を認めた。
この男性も、現在元気に自活されている。

2002年 1月　胸部ＣＴを施行。
右肺門部リンパ節は縮小・退縮（径12mmのリンパ節１つを残し他の転移巣は消失）
ガン性胸水も減少を認めた。

考察　アガリクス単独で有効性を認めた症例

大腸ガンは悪性腫瘍の中では比較的おだやかな性格を持っているが、一度全身に転移をすると、一転、治療困難なガンの代表格となる。

このケースではガン性胸水を認めており、予後の見通しがきわめて厳しいことが予想された。しかし、化学療法などの治療をいっさい行わず、病巣の縮小を認めている。

大腸ガンの転移の場合、化学療法や放射線療法を行っても、このような治療効果を得ることはきわめて難しい。

アガリクスの摂取以外にいっさいの人為的な治療を行っておらず、この症例はアガリクスの作用による改善であると認めることができる。

補足事項

■ガンという診断

2001年5月の大腸内視鏡検査にて、病理組織学的に確定診断されている。(adenocarcinoma, TUB1)

■診断後の治療

ストーマ（人工肛門）増設という姑息術のみ。しかも、病巣には手をふれていない。化学療法や放射線療法などの全身的治療も一切実施せず。アガリクス以外の健康補助食品も使用していない。

■ガン縮小の診断

ＣＴ上、同一スライス（切断面）上に胸水の減少およびリンパ節の縮小を認めている。

CASE REPORT　有効症例

68歳女性／大腸ガン・全身転移
アガリクス開始後、病巣の縮小傾向が続く

主症状　腹部膨満感と体重減少

診断名　大腸ガン/全身転移・臨床病期 stage 4

アガリクス摂取量
当初9グラムより開始、段階的に減量し、現在6グラムで継続中

病歴

2001年 5月　腹部膨満感と体重減少を自覚し、自宅近くの総合病院を受診。

大腸内視鏡検査にて大腸ガンと診断。

腹部大動脈周囲および縦隔（胸の中心部）、肺門部（肺と心臓の接点部分）のリンパ節に転移があり、右胸腔には胸水の貯留を認めた。この胸水はガン細胞の胸膜転移によるものであることが証明され、この時点で病期分類（ステージ）4であり、根治的手術の適応はないと判断された。

しかし、大腸が閉塞しかけていたことから、姑息的に人工肛門を増設した。追加治療として化学療法が検討されたが、大腸ガン（組織型 tubular adenocarcinoma）は化学療法がきわめて効きにくい（著効率5％未満）ことなどを説明され、治療は行わず自宅で経過観察していた。主治医からは余命3カ月と宣告された。


2001年 7月　アガリクス有効性調査に参加。

アガリクス9グラムの摂取を開始した。

その後より体調の改善を自覚。食欲も増進し、体重も回復傾向を示した。

考察　アガリクスと現代医学の併用で治療効果を高めた症例

初発から6年を経過した大腸ガンの症例である。肺とリンパ節に転移を繰り返し、3回の開腹・開胸手術を受けている。

この症例において、特筆すべきことは、アガリクスがガン（転移巣）の退縮に関与しているということである。

2000年9月から9カ月にわたって、化学療法を施行したにもかかわらず、両側の肺に新しい転移が出現している。このことは、化学療法がガンの抑制に力を発揮できなかったことを意味する。

しかし、肺に再発した後、アガリクスとともに化学療法が再開されたが、今度は肺の病巣が縮小した。転移の発生を抑制できなかった治療法で、転移を縮小させることは論理的には不可能なはずである。

この症例の治療が成功しつつある要因としては、2つの可能性を考える。

①アガリクスが化学療法の作用に相乗効果を発揮した。

②アガリクスが副作用を軽減し、食事が十分に摂れるようになったため、全身状態そのものが改善し、転移を縮小させた。

いずれにしても、この症例はアガリクスと現代医学が理想的に併用されている1例であろう。

補足事項

■ガンという診断

96年4月の摘出標本、および99年6月、2000年2月の手術摘出標本からも大腸ガン（およびその転移巣）という病理組織学的診断が確定している。(adenocarcinoma, Tub2)

■診断後の治療

合計3回の手術が実施されている。また、化学療法が2セッション実施された。

■ガン縮小の診断

ＣＴの同一スライス（切断面）上でサイズを比較検討した。

腫瘍マーカー（ＣＥＡ）の低下を補助的診断とした。

CASE REPORT　有効症例

51歳男性／上行結腸ガン・肺・リンパ節転移
化学療法の副作用軽減および転移巣の縮小

主症状　便潜血反応陽性
診断名　上行結腸ガン/肺・リンパ節転移・臨床病期 stage 4

アガリクス摂取量
当初9グラムより開始、現在9グラムで継続中

病歴

1996年　4月　上行結腸ガン（臨床病期stage2）と診断され、某私立病院で手術を受けた。（右半結腸切除術および所属リンパ節郭清を施行）

1999年　6月　リンパ節に再発を認め、埼玉県がんセンターに転院し手術を受けた。

2000年　2月　右肺に転移を認め、同センターにて再手術。（右肺下葉切除術を施行）

2000年　9月～2001年6月　化学療法を施行。吐き気や食欲低下、全身倦怠感などの強い副作用に悩む。（フルオロウラシル（5FU）、レボホリナートカルシウム（アイソボリン）の月2回経静脈投与）

2001年　6月　両側の肺に各1個の転移が発見される。両側であることより手術による治療を断念。腫瘍マーカー(CEA)が85と上昇。

8月　アガリクス有効性調査に参加。1日9グラムの摂取を開始。

9月～　化学療法を再開。以前は、強い副作用のため、治療日は食事がほとんどできない状態であったが、今回の治療では、通常の食事を問題なく摂取できている。12月胸部ＣＴ検査にて両側肺の転移巣の縮小を確認。腫瘍マーカー（CEA）が71に低下。

CASE REPORT　有効症例

68歳男性／前立腺ガン・骨転移 腫瘍マーカー陰性化

主症状　排尿障害

診断名　前立腺ガン/骨転移・臨床病期stage 4（慢性関節リウマチ合併例）

アガリクス摂取量

当初9グラムより開始、現在6グラムで継続中

病歴	1994年		慢性関節リウマチにて治療開始。
	2001年	4月	前立腺ガンと診断。 腫瘍マーカー（PSA　78.9）と著明高値。 同時に腰椎にも転移巣を指摘。 ホルモン療法を開始。
		8月	アガリクス有効性調査に参加
	2002年	5月	腫瘍マーカー（PSA　0.03）

CASE REPORT 有効症例

70歳男性／前立腺ガン・骨転移
腫瘍マーカー陰性化

主症状　健康診断で前立腺腫大を指摘

診断名　前立腺ガン/骨転移・臨床病期 stage 4（慢性心不全合併例）

アガリクス摂取量

当初9グラムより開始、現在9グラムで継続中

病歴	2001年	5月	検診で前立腺の腫大を指摘され、精密検査を指示された。
		6月	近所の泌尿器科にて前立腺ガンと確定診断。 同時に骨盤部（腸骨）にも転移巣を指摘。 ホルモン療法を開始。 腫瘍マーカー（PSA　50.45）と著明高値。
		8月	アガリクス有効性調査に参加
		9月	腫瘍マーカー（PSA　1.93）と著明に改善
	2002年	1月	腫瘍マーカー（PSA　0.03　※正常域）
		5月	腫瘍マーカー（PSA　0.03）

考察　アガリクスと現代医学の併用で治療効果を高めた症例

前立腺ガンの中にはホルモン療法がよく効く種類のものがあるため、この腫瘍マーカーの改善は、アガリクスの作用であるといい切ることはできない。

ただし、この2症例はいずれも骨に転移をするような状態の進行ガンであること、また、腫瘍マーカーの値からガン細胞の量が多いことなどを考慮すると、ホルモン療法は一般的な期待以上の効果を発揮している。アガリクスが何らかのプラスの作用をもたらしている可能性は考えてもよい。

補足事項

■ガンという診断

どちらの症例も経直腸針生検にて病理組織学的に確定診断されている。腫瘍マーカーがいずれも高値であり、この診断を支える。

■骨転移という診断

骨痛などの症状、核医学的検査（骨シンチグラム）、血中の骨代謝マーカーの上昇（アルカリフォスファターゼ高値）、ＣＴ所見から確定診断された。

■腫瘍マーカーの陰性化

同一の施設・同一の測定方法にて計測されている。
比較することに問題はない。

［第7章］

アガリクスを活用した治療戦略［生活習慣病・慢性肝疾患編］

アガリクスは、ガン以外の疾患にもさまざまな有効性が示唆されています。
ここでは、それらの疾患に対する実践的な利用法を考えてみました。

SUB CONTENTS

SUB CONTENTS

SUB CONTENTS

【ご注意】

■本稿は、アガリクスを利用する上でのアドバイスであり、こうすれば必ず効くというものではありません。掲載されている情報は購読者ご自身の責任においてご利用ください。

■健康食品は病気の治療においてはあくまでも補助的なものです。適切な医療との組み合わせで、より有効に活用することができます。アガリクスを始める前に、まず第5章をよくお読みください。

■参考として摂取量や期間を記載していますが、これらの数字は「大山アガリクスMC」を使用していると仮定し、調査活動によって得られた経験に基づき算定したものです。現時点ではこれを裏付ける科学的根拠は必ずしも十分ではありません。また、成分組成や加工法の異なる他製品の利用を想定したものではありません。

生活習慣病

現在、日本人の死因として二番目に多いのが、動脈硬化性疾患です。

具体的には狭心症・心筋梗塞や脳梗塞など、血管（動脈）が詰まったり破れたりする病気を指しますが、これらの疾患は、高血圧・糖尿病・高脂血症などの生活習慣病が原因で起こります。

動脈硬化性疾患を予防・治療する上で最も重要なのは、これらの生活習慣病をきちんと治療（コントロール）することです。

現代医学が最も苦手な生活習慣病の治療

生活習慣病の治療は現代医学が最も苦手とする領域です。薬によって血圧や血糖値・コレステロール値をコントロールすることはできても、病気そのものを治癒することは、多くの場合不可能です。

生活習慣病

生活習慣が発症・進行に関与している病気
①高血圧　②糖尿病　③高脂血症
④高尿酸血症　⑤肥満
脂肪肝や骨粗鬆症などを含む概念もあります。

動脈硬化性疾患

主に生活習慣病が原因となり、
動脈硬化が進行することによって発症する病気
①狭心症・心筋梗塞　②脳梗塞・脳出血　③腎不全
④眼底出血・失明　⑤閉塞性動脈硬化症など

患者さんは一生薬を飲み続け、最終的には何らかの動脈硬化性疾患で命を落とすことになります。

生活習慣病という名が示す通り、これらの疾患は生活習慣が原因で発症し、進行するものです。原因に対する適切なアプローチがなければ、病気の根本的な治癒はありえません。

現代医学は、生活習慣病に対して「食事制限」という原因治療を行ってきましたが、実際には、糖分を控えても、塩分を控えても、その場の検査値は下がるだけで、病気そのものが治るわけではありません。

なぜ病気が起こるのか。基本に立ち返り、代替医療的視点からこれらの病気を検討してみると、足りなかった部分が見えてきま

動脈硬化性疾患（虚血性心疾患）による死亡率

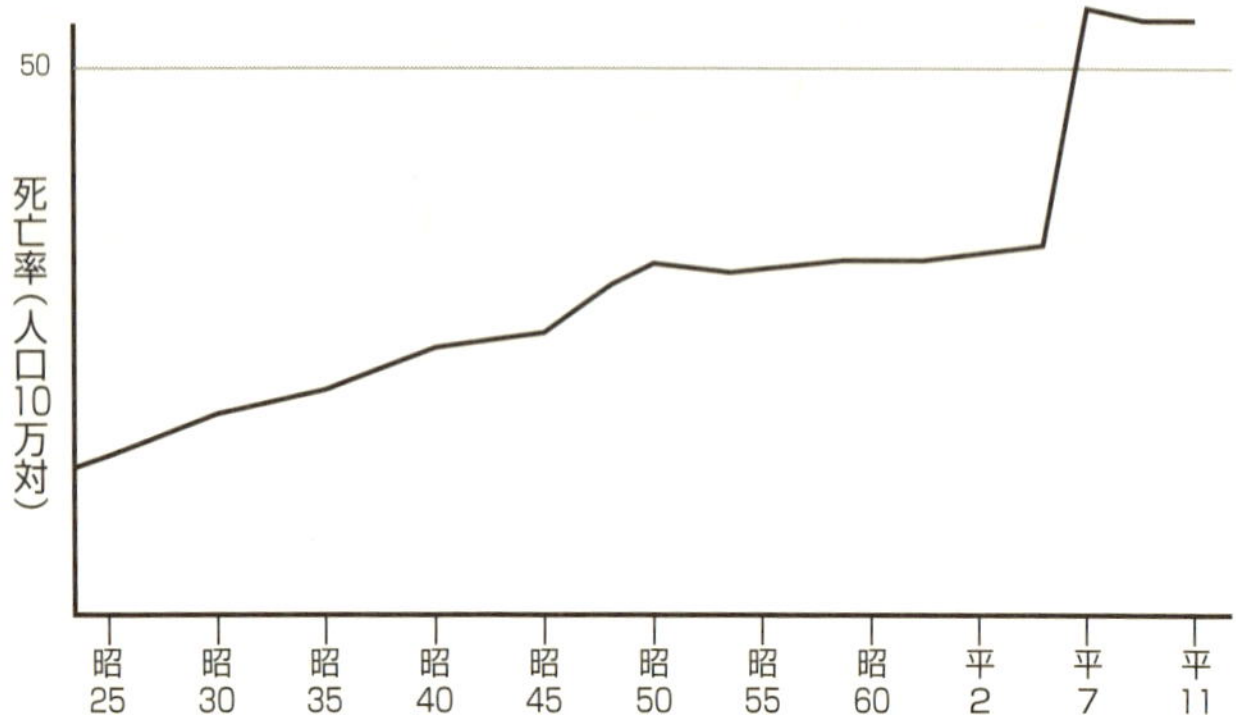

動脈硬化性疾患による死亡は増加の一途をたどっている

す。

基本的には栄養分の制限よりも、必須物質の積極的な補充と生理活性物質の補給が重要です。

アガリクスの原産地、ブラジル・ピエダーデ地方で生活習慣病が少ないというのが、アガリクスが注目を浴びた最初の報告でした。アガリクスは、五十年前から、これらの生活習慣病にさまざまな有効性が報告されています。

ここでは、それぞれについて検討してみたいと思います。

高血圧

収縮期血圧（上の血圧）が一四〇以上、または下の血圧が九〇以上の状態を高血圧といいます。これ以上血圧が高くなると、心臓や血管の病気の危険度が高まることが予想される数値です。高血圧は動脈硬化の原因となり、動脈硬化は脳梗塞や心筋梗塞、腎不全などの臓器障害を引き起こします。高血圧の治療は、動脈硬化を防ぎ、このような臓器障害が起こらないようにすることが目的です。動脈硬化は高血圧単独でも起こりますが、喫煙や糖尿病、加齢などに伴って、その危険度が増していきます。

日本では、高血圧の治療はＷＨＯのガイドラインに従って行われることが多いようです。予想される危険度に応じて治療を行います。軽症高血圧が塩分制限、塩分制限で十分な治療効果が得られない場合は、患者さんごとに適していると思われる薬剤が順次投与されます。

高血圧の原因の多くは生活習慣です。このような高血圧を本態性高血圧と呼んでいます。本態性高血圧は、現在の治療では根本的に治療することができません。塩分制限や薬物で血圧を下げることができても、治療を中止すると元の血圧に戻ってしまいます。現代医学の高血圧治療は動脈硬化

予後に関わる危険度の層別化（WHO-ISHガイドラインより）

	血　圧（mmHg）		
危険因子 ※下表参照	軽症高血圧 収縮期 140～159 または 拡張期 90～99	中等症高血圧 収縮期 160～179 または 拡張期 100～109	重症高血圧 収縮期 180以上 または 拡張期 110以上
危険因子なし	危険度：軽度	危険度：中等度	危険度：高度
危険因子1～2	危険度：中等度	危険度：中等度	危険度：超高度
危険因子3以上 糖尿病の合併	危険度：高度	危険度：高度	危険度：超高度
循環器関連 合併症	危険度：超高度	危険度：超高度	危険度：超高度

※危険因子

①55歳以上の男性、または65歳以上の女性
②喫煙
③高脂血症（総コレステロール値が250mg/dl以上）
④糖尿病
⑤心臓血管系の病気の家族歴

の進行を防ぐために行われる、「血圧を下げる」という対症療法なのです。

ただし、腎臓やホルモンの病気が原因で起こる高血圧もあります。このような場合は二次性高血圧といい、原因の病気を治療することで、根本的に改善する場合があります。

もっと詳しく 血圧を決める三つの要素

血圧とは、心臓が血液を送り出すために加えている圧力のことです。

血圧は、以下の三つの要素で決まります。

①血液の量

血液の量が多いと、血管は血液でパンパンになります。

こうなると、もちろん血管の中の圧力も高まります。血液の量が多いと、血圧が高くなります。

塩分を多く摂ると、血液の量が増え、血圧が高くなります。高血圧の人が塩分制限食をすすめられるのは、血液の量を少なくして、血圧を下げようとしているわけです。

②血管の太さ

血管が太ければ血液はスムーズに流れますが、血管が細いと血液の流れは滞りがちになり、これを押し出すためには高い圧力が必要になります。

血管が細いと、血圧が高くなります。

血管が細くなる最大の原因は動脈硬化です。動脈硬化は高血圧の原因になると同時に、高血圧はさらに動脈硬化を加速します。

③心臓の機能
心臓ががんばって血液を送ろうとすれば、血圧が高くなります。

エンジンの回転数を上げると、圧力が高まるのと同じです。

健康な人でも興奮や緊張した時、運動した直後などに血圧を測ると、とても高い値を示すことがありますが、それは心臓が頑張って動いているからです。

運動をすると一時的に血圧は上がりますが、長期的には血管の機能を保ち、血圧を下げる方向に働きます。高血圧の方は極端に激しい運動でなければ、積極的に取り組むべきでしょう。


つまり、血圧が高いということは、血液の量が多いか、血管が細いか、心臓が頑張っているかのいずれかが原因ということになります。

高血圧の治療も、それぞれに対して行われます。

もっと詳しく 高血圧になりやすいライフスタイル

高血圧は生活習慣病といわれます。

ではどのような生活習慣が血圧を上げてしまうのでしょうか？

次の七つが重要です。

あなたのライフスタイルで当てはまるものがいくつありますか？
①ストレス
ストレスは交感神経を刺激します。交感神経は血圧を上げる物質を分泌し、心臓や血管に作用します。心臓は拍動を強め、血管はぎゅっと締まって細くなります。その結果、血圧や脈拍が高くなります。

精神的・肉体的ストレスを貯めないようにすることが大切です。とはいっても、現代社会ではなかなか難しいものがありますね。
②運動不足
運動することにより、全身の代謝を改善し、血圧を含むさまざまな身体の機能を正常化の方向に向けることができます。

また、血管や心臓の機能を良好に保ち、動脈硬化を防ぐことができます。定期的な運動により、血圧が下がることも報告されています。

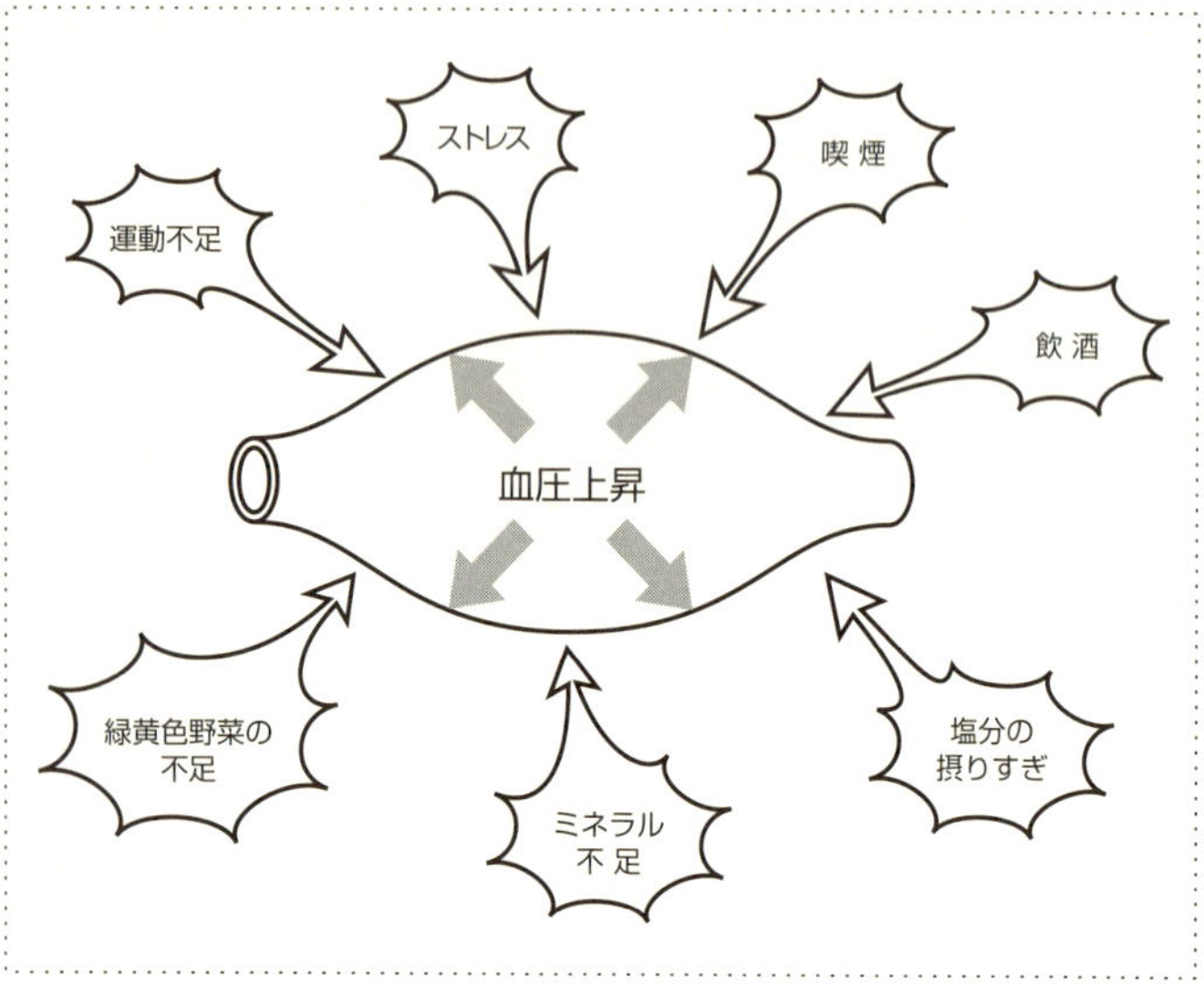

③喫煙

喫煙は血圧を上げるとともに、動脈硬化を進行させる最悪の因子です。喫煙をやめることは難しいかもしれませんが、タバコは確実にあなたの命を短縮します。順番としては、健康食品を試す前に節煙に取り組んでみるべきかもしれません。

④飲酒

適度の飲酒は心臓や脳の病気の危険を下げるといわれていますが、飲みすぎは血圧を上昇させ、危険を伴うことがあります。

⑤塩分の摂りすぎ

塩分は身体に水分を蓄える働きがあります。その結果、血液の量が増えて、血圧が高くなります。外食主体の食生活では塩分が過剰摂取になってしまいます。どのような食品にどの程度の塩分が含まれているのか、ある程度勉強しておく必要があります。

⑥ミネラル不足

カルシウムやマグネシウム、カリウムなどのミネラルが不足すると、血圧が高くなります。

これらのミネラルには、摂りすぎた塩分を身体の外に排泄したり、血管を拡張したりといった作用が報告されています。

⑦緑黄色野菜の不足

緑黄色野菜の食物繊維やビタミン類が血圧を下げる方向に働きます。

米国の高血圧学会は、緑黄色野菜中心の食生活は、どんな降圧剤よりも強力に血圧を下げると報告しています。

人間の身体はもともと至適血圧を保つようにできています。

血圧が高くなっているのには、やはり原因があるはずです。ライフスタイルをもう一度見直し、補正できるところから補正していく努力も必要です。

アガリクスは⑥と⑦を解決すると同時に、キノコ固有の降圧作用物質が血圧の正常化を促すと考えられます。

※キノコは緑黄色野菜ではありませんが、食物繊維やビタミン類が豊富であり、ローカロリーということから、同等の扱いでよいと考えられます。

現代医学による高血圧の治療

現代医学による高血圧治療は、食事療法と薬物療法の二つです。
まずは食生活を改善し、これでも血圧が下がらない場合には薬物の投与を開始します。

塩分制限だけで血圧が下がるか?

高血圧に対しては、従来の食事療法のあり方に疑問がもたれています。例えば、塩分制限は本当に高血圧の治療として有効なのでしょうか?

食塩の制限により血圧が低下する人(逆にいえば、食塩の摂りすぎで血圧が上がる人)は全体の半分程度でしかありません。米国の高血圧研究の第一人者であるカプラン博士は高血圧患者に対する食塩制限は無意味であると発表しています。

積極的な栄養素の摂取が血圧を低下させる

一方で、米国の著名な高血圧研究者グループ(DASH)が、飽和脂肪を制限し、糖質やタンパク質、カルシウムやカリウムを積極的に摂ることで、高血圧患者の血圧が低下することを、一九九七年臨床医学界で最も権威ある医学誌に発表しています。米国心臓病学会の会長を務めたこともあるオパリル博士は、この研究報告に対して、これまでに販売されたどの降圧薬より有効であると、この食事による血圧の治療効果を評価しています。

アガリクスには、高い血圧を下げる方向に作用するこれらの成分が複数含まれており、実際に血圧が下がったという報告は多数確認されています。

私たちは、高血圧は、アガリクスによるアプローチで最も改善が期待できる病態の一つであると考えています。実際に私たちが行っている調査でも、調査参加者の多くが、比較的速やかな血圧の低下を認めています。

アガリクスに含まれる降圧に関与する成分としては、前述の通り、ミネラル類（カリウム・カルシウム・マグネシウム）、必須アミノ酸類に加え、食物繊維による飽和脂肪の吸収抑制が関与していることも推測されます。

高血圧治療におけるアガリクスの位置づけ

アガリクスは血圧を上昇させる三つの要素すべてに作用する

血圧を上昇させる三つの要素とは、次の三つです。

①血液の量
②血管の太さ
③心臓の機能

アガリクスは、高血圧に対しては比較的速やかに作用します。

私たちの実施した調査でも、高血圧がアガリクス摂取開始後、二週間程度で正常値に改善した症例を複数経験しました。また、降圧剤を処方されていた患者さんの中には、血圧が下がりすぎたために、降圧剤を中止なさった方もおられます(この方は降圧剤中止後に適正血圧で推移しています)。

アガリクスの成分を分析すると、アガリクスがこの三つの要素すべてに何らかの作用をもたらしていることが推測されます。

■アガリクスの作用①　利尿作用

血液の量に関わるのは塩分です。現代人が摂りすぎている栄養素の一つが、この塩分です。塩分には身体に水分を貯め込む作用があることは説明しました。この塩分を身体の外に排除できれば、血液の量が正常に戻り、血圧も下がるはずです。

現代医学では、利尿剤（ラシックス・ルダクトンなど）を投与して塩分を尿として排泄させ、血圧をコントロールしています。

しかし、利尿剤がなくても、塩分を身体の外に排泄させることは可能です。それは、塩分に拮抗するミネラルを摂取することです。アガリクスに含まれるカルシウムやマグネシウム、カリウムなどは利尿作用を発揮し、血圧を低下させます。これをアガリクスの利尿作用と呼ぶことにします。

(なお、アガリクス自体には塩分はほとんど含まれていません)

■アガリクスの作用②　血管拡張作用

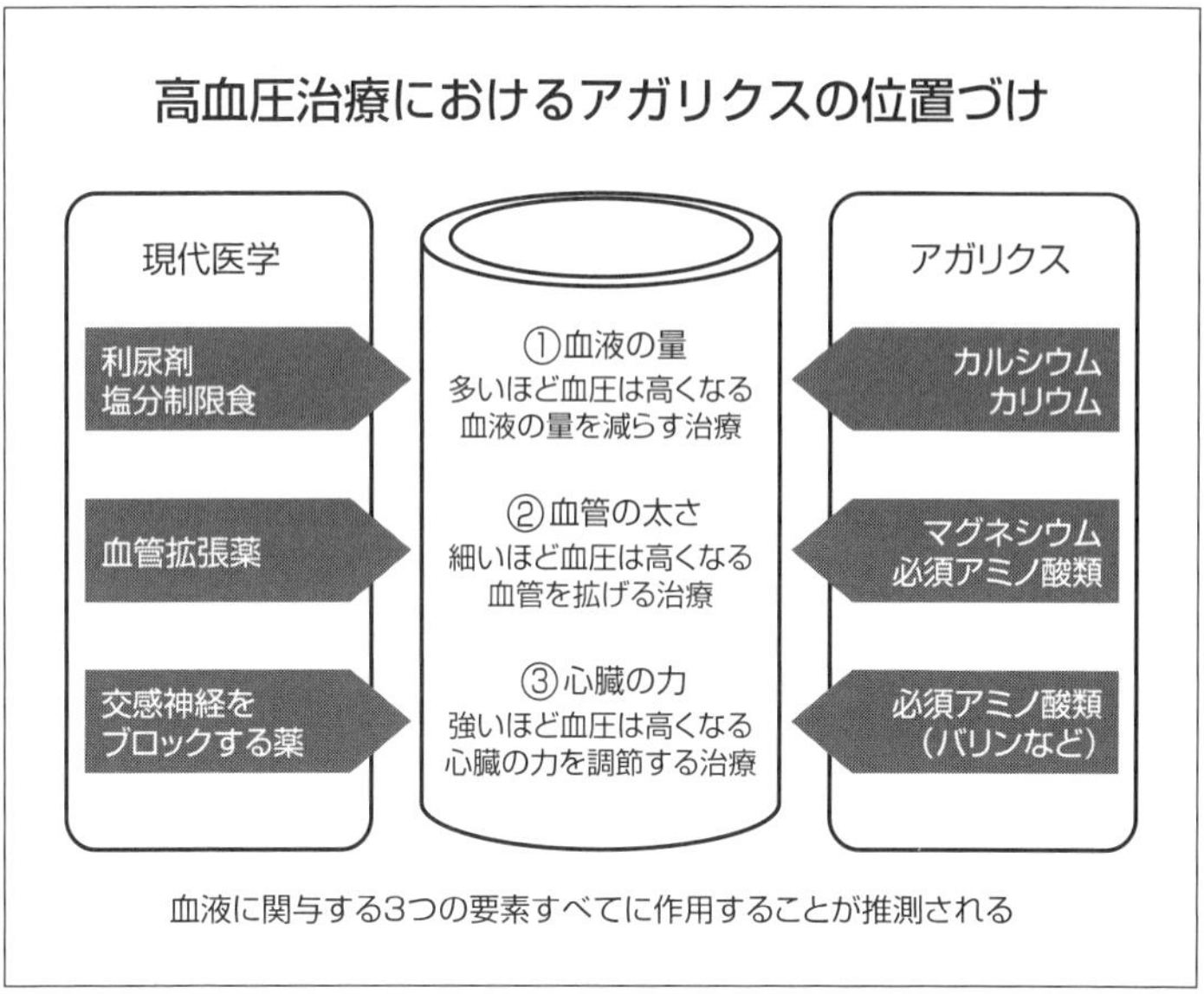

血管が細くなると、血液の流れに抵抗が生じ、血圧が上昇します。

現代医学では、ニトロ製剤（ニトロール・イトロールなど）やカルシウム拮抗剤（ノルバスクなど）、ACE阻害剤（レニベースなど）といった血管拡張剤を処方し、血管を拡張させ、血液の流れをスムーズにすることで血圧を下げています。

アガリクスには血管を拡張するキノコ固有の成分が含まれています。また、マグネシウムなどのミネラルにも血管拡張作用があることがわかっています。

■アガリクスの作用③　交感神経抑制作用

交感神経が興奮すると、心臓が激しく活動し、血管はきつく収縮し狭くなります。その結果、血圧や脈拍が上がります。

■治療の目標

60歳以下の方
収縮期血圧120mmHg　　拡張期血圧80mmHg

60歳以上の方
収縮期血圧140mmHg　　拡張期血圧90mmHg

動脈硬化を抑制するという高血圧治療の目的を達成するためには、アガリクスを利用する場合も、WHOのガイドラインに基づき、具体的な治療目標を定める必要があります。

現在、高血圧治療のガイドラインとして用いられているWHO-ISHおよび老年者高血圧治療ガイドラインより、おおむね以下の数値を維持できれば動脈硬化の進行に伴う臓器障害を予防できると考えられます。

※ただし、糖尿病・腎障害を合併している方は年齢によらず、120/80以下

■具体的利用例

危険度：超高度、または高度　1日6～18グラム
危険度：中等度　1日6～12グラム
危険度：軽度　1日3～9グラム
※WHOガイドラインに基づく

アガリクス活用法【高血圧】

報告されているアガリクスの有効性

①血圧が正常化する
②動脈硬化の進行を抑制する

推測される有効性のメカニズム

①カリウム・カルシウムによるナトリウム利尿作用
②マグネシウムによる降圧作用
③バリン・トリプトファン・フェニルアラニンによる交感神経安定化作用
④フェニルアラニンによる血管保護作用
⑤食物繊維による飽和脂肪酸の吸収阻害

アガリクスは、前述の「血液の量」「血管の太さ」「心臓の機能」に作用するばかりでなく、血管の構造や機能を正常化することにより血圧のメカニズムそのものにアプローチすることを目指します。

また、高血圧に合併することの多い糖尿病や高脂血症・高尿酸血症に対しても作用し、動脈硬化の進行を総合的に抑制することが期待されます。

交感神経の働きを抑えることで、血圧をコントロールすることができます。現代医学では、ベータ・ブロッカー（ベータ遮断薬・アーチストなど）を処方し、交感神経を抑制することで血圧を下げています。

アガリクスには交感神経の働きを抑える生理活性物質や、神経系の働きを全般的に整えるアミノ酸やミネラル類が含まれており、血圧を下げる方向に作用します。

アガリクスの作用は現代医学による降圧剤治療と同等

アガリクスは、現代医学の降圧剤による薬物治療と同様の作用で、血圧を下げることが推測されます。

実際に多くの有効症例もあることから、高血圧はアガリクスの有効性を期待できる代表的な疾患であると考えられます。

■治療の見通し

高血圧は動脈硬化を加速します。アガリクスを実際に利用してみると、速やかに血圧が正常化する人と、血圧の低下に時間がかかる人がいます。この違いは、おそらく動脈硬化の程度によるものではないかと推測しています。

（1）動脈硬化が進んでいないグループ

このグループの方は、アガリクス開始後、比較的速やか（一週間以内）に血圧の低下を認めます。

動脈硬化が進んでいない状態では、血管の可逆性が保たれている（血管が柔らかい）ので、血管が機能的に反応することができるためと考えられます。

アガリクスによる食事療法を継続することで、高血圧に伴う動脈硬化の進行を抑制し、最終的には動脈硬化性疾患による死亡を予防することが可能であると考えられます。

（2）動脈硬化が進んでいるグループ

このグループには、主に六十歳以上で、十年以上の治療歴のある方が含まれます。また六十歳以下でも高血圧の程度が強い場合、糖尿病や高脂血症、肥満を伴う場合、喫煙者などは動脈硬化性の変化が強く現れることが多いようです。

このグループは、血管の可逆性が失われているケースが多く（血管が硬くなっている）、アガリクスによる降圧降下は発現までに時間を要する場合が多く、また、降圧の程度も大きくありません。

一度、硬化した血管が元に戻るのは難しく、それ以上の進行をくい止めるというのが治療の目的になります。アガリクスは、高血圧に合併することが多い高脂血症や糖尿病に対しても有効性を期待できるため、食事療法としては有用です。

■こんな場合は……

Q① 血圧が正常化したら……

血圧が正常化（治療目標値を達成）して、三カ月程度安定したら、少しずつ時間をかけて使用量を減らしてみてください。基本的には、食事療法という形での有効性ですから、通常の食事に戻すと（アガリクスを中止すると）、再び血圧が高くなる可能性があります。もし、アガリクスの減量の過程で再び血圧が上昇に転じたら、減量する前の容量に戻してください。

Q②　現在、降圧剤を服用中の場合は……

現在、医療機関において高血圧を治療中（薬物治療）の場合、現在服用している降圧剤は、そのまま継続した状態でアガリクスを利用してください。

もし、血圧が順調に低下して正常化したら、降圧剤を中止することを主治医と相談してください。もしも、めまいや吐き気などの低血圧症状が出現したら、とりあえず現在服用している降圧剤を中止して、なるべく早めに主治医と相談してください。

なお、降圧剤を服用していない方は、アガリクス単独で症状が出るほど血圧が下がりすぎることはまずありません。

糖尿病／境界型糖尿病

糖尿病とは、インスリンというホルモンの作用が不足して起こる病気です。

インスリンは、血液の中の糖分を全身の細胞に取り込ませる働きがあり、それによって血糖値を低下させます。インスリンの作用が不足すると血糖値が上昇し、それに伴うさまざまな症状が出現します。

糖尿病は、その発症のパターンや病気の性質から、1型・2型の二つのタイプに分類されます。生活習慣病として発症する糖尿病は大部分が2型で、多くは肥満を伴います。2型糖尿病は増加の一途をたどっており、動脈硬化に伴う重大な合併症をきたすことから、その対策が問題となっています。（1型は免疫系の異常が関与しているといわれています）

糖尿病は、動脈硬化を進行させ、腎不全や失明など、重篤な動脈硬化性疾患を引き起こします。

※本稿では2型糖尿病のみを対象にしています。

インスリンの働きと糖尿病

インスリンとは、膵臓で作られるホルモンで、血糖値を下げる働きがあります。

血糖値とは、血液中の糖分の量を測定した数値ですが、インスリンは、血液中の糖分を全身の細胞に取り込ませることで、血糖値を下げています。

血糖値という側面から見ると、インスリンは「血糖を下げるホルモン」ということになりますが、細胞から見れば、インスリンは細胞に糖分という栄養（エネルギー）を運んでくれる重要なホルモンです。血糖値が高いということは、逆にいえば、細胞には糖分が運ばれず、細胞はエネルギー不足に陥っているということになります。

糖尿病とは、血糖値が高いことによって起こる一連の病態をまとめたものです。

血糖値が高くなる理由は大きく分けると二つあります。

【インスリンの働き】

血液中の糖分（血糖）を、全身の細胞に取り込ませる。

▼

血糖値が低下します。

通常、血糖は空腹時で100mg/dl以下を保っています。

【糖尿病の2つのパターン】

①インスリンが作れない。

インスリンが作れないと、血糖値を下げることができず、糖尿病になってしまいます。

②インスリンがたくさん必要になる。

糖尿病の中には、同じように血糖値を下げるのに、健康な人よりもたくさんのインスリンを必要とする場合があります。これは、身体のインスリンに対する感受性が低いのが原因です。

このような糖尿病の患者さんは、健康な人よりも、むしろ大量のインスリンが分泌されている場合が多く、それでも十分に血糖値を下げることができません。

肥満している2型糖尿病の患者さんは、実はこちらのケースが多いのです。

【糖尿病の発生と進行】

大部分の2型糖尿病の患者さんは、このように糖尿病を発症します。

食べ過ぎ・飲み過ぎ

▼

肥満！

▼

インスリンの感受性が低下する。

インスリンの必要量が増加する。

インスリンを大量に分泌するが、血糖値が下がりにくくなる。

▼

徐々にインスリンを造る能力も低下してくる。

①インスリンが少ない場合

普通の人は、どんなに大量の糖分を摂取しても糖尿病になることはありません。膵臓から大量のインスリンが分泌され、腸から血液中に吸収された糖分を速やかに細胞内に運搬します。これにより、食後二時間もすれば、血糖値は通常、正常範囲内に戻っているのです。

しかし、何らかの理由で、膵臓からインスリンが十分に分泌されない場合、細胞内に運びきれない糖分が血液中に残ってしまいます。このため、血糖値が高くなり、糖尿病という状態になります。

②インスリンに対する感受性が低下している場合

インスリンが大量に分泌されているのに、血糖値が下がらないことがあります。

それは、身体がインスリンの存在に鈍感になった場合です。薄味に慣れている人は塩味に敏感ですが、塩味の濃い食事を好む人は、塩分の濃度に次第に鈍感になっていきます。これと同じ現象がインスリンでも生じます。

糖分をたくさん摂り続けていると、インスリンも常に大量に分泌されます。大量のインスリンに常時さらされている人は、次第にインスリンに対して感受性が低下していきます。

そのため、血糖値を下げるために必要なインスリンの量は次第に増えていきます。

この状態が進行すると、インスリンが出ているのに血糖値が下がらないという状態になります。

このタイプは「大食い」の方が多く、肥満を伴うのが一般的です。しかし、糖尿病になると、細胞にはエネルギーが入りにくくなりますから、次第に栄養状態が悪化してきて、最終的にはやせてしまうこともあります。

現代医学による糖尿病の治療

まずは食事療法と運動療法

まず食事制限と運動により体重をコントロールします。

肥満している場合には、やせることにより血糖値が正常化することもあります。この場合には食事・運動療法を継続します。薬物によりインスリンの感受性を向上させることも試みられます。これでも血糖値が下がらない場合は、インスリンをさらに分泌させる薬物を投与するか、インスリンを注射するなどの方法をとります。

高い血糖値は動脈硬化を進行させますが、インスリンが多いということも動脈硬化の危険因子であることが指摘されています。糖尿病の治療において重要なことは、血糖値を下げると同時に、血糖値を下げるのに必要なインスリンの量を減らすこと、すなわちインスリンに対する感受性を高めることです。

①インスリンが少ない場合

この場合には、インスリンが作れないことが原因ですから、インスリンを外部から投与する必要があります。インスリンは飲み薬でつくることができませんから、注射で投与することになります。
1型の糖尿病および進行した2型の糖尿病が該当します。

②インスリンに対する感受性が低下している場合

この場合は、インスリンの必要量が多すぎて、製造能力がそれに追いつかないという状態です。ですから、このような状態の人は、普通の人よりもむしろインスリンの分泌量は多いということになります。これは、インスリンに対する感受性が鈍いことが原因です。

このような患者さんには、インスリンに対する感受性を改善することが大切で、そのために最も重要なことは体重を減らすことです。肥満した状態では、インスリンの感受性が低下することが知られています。

糖尿病も、アガリクスによる有効性が期待できる病気です。そのメカニズムは、食後高血糖の予防、インスリン感受性（抵抗性）の改善、腸管からの脂肪由来エネルギーの吸収阻害です。関与する成分としては、亜鉛（必須微量元素）や食物繊維などがあります。

また、インスリン感受性の改善は、全身的な動脈硬化の進行をくい止めるために重要な要素です。

糖尿病治療におけるアガリクスの位置づけ

アガリクスは三つのメカニズムで糖尿病に作用する

アガリクスは次の三つのメカニズムで糖尿病に作用すると考えられます。

①食事をゆっくり吸収させて、インスリン必要量を減らす

②直接的な血糖降下作用を発揮する

③インスリンの生合成を補助する

■アガリクスの作用①　脂肪吸収阻害作用

水溶性の栄養素に関しては問題なく吸収させますが、アガリクスに含まれるリグニンやペクチンなどの食物繊維が食事の吸収を阻害します。脂肪分は、その一部の吸収を阻害し、便として排泄してしまいます。

アガリクスのこの作用を利用すれば、食事療法をスムーズに進めることができるでしょう。また、脂肪分の吸収を阻害することは、肥満を解消する上でも大きな手助けになります。体脂肪を減らすことでインスリンへの感受性を改善し、糖尿病を根本から治療することを目指します。

■アガリクスの作用②　血糖降下作用

キノコ固有物質の中には、血糖値を下げる薬理作用が発見されています。

■アガリクスの作用③　インスリン合成補助

インスリンなどのホルモンは、必須ミネラルとアミノ酸によって合成されています。不適切な食事療法などで、これらの必須栄養素に不足が生じている場合は、治療効果は期待できません。

アガリクスによる積極的な栄養療法で、低下したインスリンの合成を回復させることができる可能性があります。

糖尿病が二次的に引き起こす症状や病態に対しても有効

糖尿病は、有名な三大合併症をはじめ、さまざまな症状や病態を引き起こします。
アガリクスはそれらの病態にも有効性を発揮します。
糖尿病の合併症の多くは動脈硬化によってもたらされるものです。

アガリクスは、高血圧や高脂血症など、合併しやすい動脈硬化性疾患に対しても有効に働き、動脈硬化を全体として抑制します。また、アガリクスには動脈硬化を直接的に抑制する抗酸化作用の強い栄養素が含まれています。

また、進行した糖尿病に合併しやすい便秘や消化管機能の異常に対しても有効性を発揮します。

■治療の目標

糖尿病の場合
HbA1c（ヘモグロビンＡ１ｃ）　　7％以下

複数の世界的な糖尿病治療研究によると、糖尿病に伴う動脈硬化を抑制するためには、HbA1cという数値を7％以下に保つべきであるといわれています。アガリクスを利用する場合にも、この数値を目標とすべきでしょう。
HbA1cとは、中期的（最近2～3カ月）の平均的な血糖の状態を見るための指標で、血液検査によって測定されます。

境界型糖尿病（高血糖のみ）の場合
空腹時血糖　　110以下

境界型糖尿病の場合には、HbA1cが正常値をとることが多いため、空腹時血糖値を目安に治療を行います。

■具体的利用例

糖尿病の場合　　1日6～18グラム

境界型糖尿病の場合　　1日3～9グラム

アガリクス活用法【糖尿病】

報告されているアガリクスの有効性

①血糖値・HbA1c 値が改善する。
②食後の急激な高血糖を改善する。

推測される有効性のメカニズム

①多糖体・糖タンパク複合体がインスリン抵抗性を改善する。
②ペクチン・リグニンなどの食物繊維が余剰な脂肪分の吸収を抑制し、食後の急激な血糖上昇を防ぐと同時にインスリンの必要量を低下させる。
③インスリンの原料となる亜鉛を含む
④インスリン感受性を改善させる（肥満に対する作用を含む）

ちょっと難しいですが、
●インスリンの生産を助ける作用
●インスリンの感受性を助ける作用（インスリンが少なくても血糖が下がるようにする）
●インスリンの必要量を減らす作用（血糖値の上昇を防ぐ）
の 3 つにいい換えることができます。

糖尿病に対する作用は、高脂血症や高尿酸血症、高血圧などとも共通する部分が多くあります。

以上）の方、末期腎不全で透析をお受けになっている方は、利用の前に主治医と相談してください。

こんな場合は…

Q① 低血糖症状が出現した場合は…

とりあえずは低血糖に対する対処が必要です。医師の指示通り、ブドウ糖を摂取してください。

体質の改善により、現在受けている糖尿病の治療が効きすぎた可能性が考えられます。主治医と相談の上、内服またはインスリン注射量の調節をしてください。

アガリクスを単独で使用している場合、低血糖になる心配はありません。

Q② 血糖値がなかなか改善しないが…

アガリクスの有効性には個人差があります。

また、糖尿病の状態、病歴の長さなどにも関係があるようです。

糖尿病の治療は壮大な体質改善でもあります。必要に応じて内服薬やインスリンの調節をしながら、気長に取り組んでいくことが大切です。

Q③ 合併症にも有効ですか？

糖尿病の合併症は、もとをただせば動脈硬化です。

動脈硬化が眼底の動脈に起こると、網膜症（眼底出血や網膜剥離を起こして失明すること）になりますし、神経に栄養を与える血管で起これば神経症（しびれや自律神経障害など）が起こります。腎臓の血管で起これば腎症となり、慢性腎不全から透析が必要になることもあります。

脳梗塞や心筋梗塞を合併しやすいのも動脈硬化によるものです。

アガリクスは動脈硬化自体に作用しますので、これらの合併症を予防する効果は期待してもよいでしょう。

しかし、糖尿病の合併症の多くは進行性で、一度発生すると、元通りにはならないものです。発生してしまった合併症に対しては、これ以上進行させないようにすることが大切です。

アガリクス活用法【糖尿病】

■治療の実際

現在受けている治療、糖尿病の状態により、アガリクスの使い方にも調整が必要です。下記を参照してください。

(1) 食事療法・運動療法で治療を行っている場合

軽症糖尿病で、食事療法・運動療法による治療（減量）を試みられている方は、現在の治療にそのままアガリクスを加えてください。

アガリクスに含まれる豊富な食物繊維が、余剰な飽和脂肪酸の吸収を阻害し、実質的に吸収されるエネルギー量が減少することから、減量を目的とする場合には有用であると考えられます。また、インスリン感受性が改善できれば、血糖値が下がることも期待できます。ただし、現在の治療を、ご自分だけの判断で中止しないようにしてください。

(2) 薬物による治療を行っている場合

食事療法・運動療法に加えて、内服による治療をお受けになっている方は、現在使用している内服薬はそのまま続行した状態でアガリクスを利用してください。アガリクスによる血糖の改善効果は緩やかなものなので、急激な低血糖を起こすようなことはありません。血糖値が改善してきたら、主治医と相談して、薬物の減量を検討してください。ただし、現在お受けになっている治療を、ご自分だけの判断で中止しないようにしてください。

(3) インスリンによる治療を行っている場合

現在、インスリンの注射を行っている方も、注射はそのままの量で継続してください。アガリクス開始後に血糖値の改善が見られた場合は、主治医と相談して注射量を調節してください。ただし、現在お受けになっている治療を、ご自分だけの判断で中止しないようにしてください。

(4) 糖尿病に伴う合併症がある場合

糖尿病性網膜症・糖尿病性神経症・糖尿病性腎症で治療中の方も、そのままご利用いただけます。ただし、慢性腎不全（クレアチニン値3.0mg/dl

高脂血症（高コレステロール血症・高中性脂肪血症）

血中のコレステロール値が高くなった状態を高脂血症といいます。

日本人の平均コレステロール値は着実に増加しており、これは心筋梗塞や脳梗塞などの動脈硬化性疾患の発症率とほぼ比例関係にあります。

高脂血症の治療の目的は、高血圧や糖尿病と同様、動脈硬化の進行を防ぐことにあります。治療の対象となるコレステロール値は、「総コレステロール」「中性脂肪」「ＬＤＬコレステロール」です。

まずは糖尿病と同様、食事と運動による治療を試みますが、食事制限が本当に有効なのかどうかは、実は明らかではありません。ただし、定期的な運動は、確かにコレステロール代謝の改善に役立つようです。

現在は、優れた薬剤（ＨＭＧ‐ＣｏＡ還元酵素阻害剤など）が市販されていることから、この薬剤を用いた治療が一般的に行われています。コレステロールは酸化することにより動脈硬化を促進しますが、この酸化を抑制するために、ビタミンＥや不飽和脂肪酸（エイコサペンタエン酸など）を用いることがあります。また、女性ホルモンも動脈硬化を抑制することが知られています。

高脂血症の管理基準

適正領域	〜200mg/dl
境界領域	200〜219mg/dl
高脂血症	220mg/dl〜
中性脂肪の基準値	150mg/dl
ＨＤＬコレステロールの基準値	40mg/dl

コレステロールの中には、善玉と呼ばれるものもあります。これはＨＤＬコレステロールというもので、血管内に浮遊している余分な脂肪分を回収する機能があります。このＨＤＬコレステロールが少ない状態も、動脈硬化の危険因子であるとされています。

高脂血症・肥満に対しては、アガリクスは比較的速やかな改善傾向を示します。

その主要なメカニズムは、食物繊維類による飽和脂肪の吸収阻害ですが、脂質代謝に関与する受容体に関連した作用も推測されています。

高脂血症治療に用いられる薬剤には、横紋筋融解症などの致死的副作用の報告があります。その頻度は低いとはいっても、一定の割合で発生するのが副作用です。やはり薬に頼らずに治療できるのが理想的です。

高血圧・糖尿病を合併している場合にも、総合的な有効性が期待できます。

現代医学による高脂血症の治療

まずは食事療法と運動療法

糖尿病と同じく、高脂血症の治療も、まずは食事制限と運動により体重をコントロールすることに始まります。

食事療法で重要なことは、「コレステロールを多く含む食品を制限すること」だけではありません。まずは、全体として食事の量を減らすこと。緑黄色野菜などはむしろ積極的に摂るようにします。高脂血症において、もっとも重要な栄養素は「食物繊維」です。

肥満している場合には、やせることによりコレステロール値が正常化することもあります。この場合には食事・運動療法を継続します。

食事や運動では治療効果が不十分な場合は薬物治療が開始されます。

何のためにコレステロールを下げるのか？

高脂血症は動脈硬化を進行させます。動脈硬化は心筋梗塞や脳梗塞の原因となります。これは日本人の重大な死因であることは前述の通りです。動脈硬化の進行を防ぐためには、コレステロールの値を低く抑える必要があります。

高脂血症とアガリクス

アガリクスは、高脂血症に対して、消化管からの吸収抑制、血中への放出抑制という2つの作用の他に、動脈硬化そのものの進行抑制というアプローチが可能である。

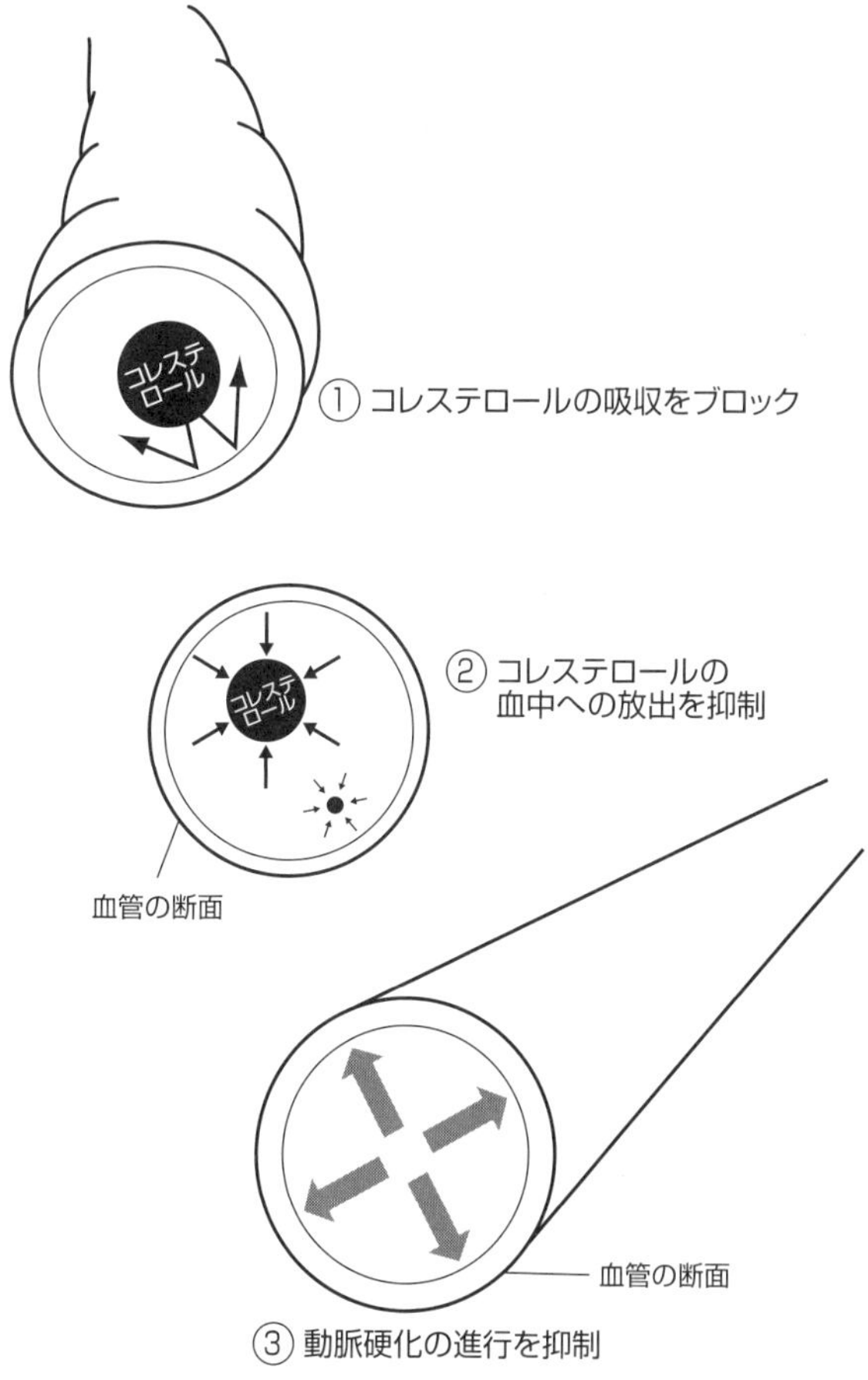

高脂血症は、糖尿病や高血圧を合併することが多く、この三つの病気に肥満が加わった状態は、動脈硬化が進行しやすく心筋梗塞や脳梗塞などで死亡する確率が高いことから、「死の四重奏」と呼ばれています。

強力な治療薬が登場している

高脂血症に対しては、強力な治療薬が実用化されています。

これは、ＨＭＧ・ＣｏＡ阻害剤というもので、肝臓での脂肪の代謝そのものに作用する薬です。

一時期、副作用（横紋筋融解症）による死亡例が明らかになり、一部の薬物は発売が中止されましたが、全体としてみれば、副作用の危険性よりも動脈硬化を予防できることのメリットのほうが圧倒的に高く、現状では高脂血症治療の第一選択となっています。

内服治療は一生続ける必要がある

しかし、高脂血症に対する内服治療は、あくまで対症療法にすぎません。内服を中止すれば元のレベルに戻ってしまいます。なぜ、コレステロールが高くなっているのか？　食事が原因か？　それとも体質？　生活習慣？　まず、この原因についてよく考え、この原因を排除しない限り、薬を一生続けなければなりません。

高脂血症治療におけるアガリクスの位置づけ

アガリクスは二つのメカニズムで高脂血症に作用する

アガリクスは次の二つのメカニズムで高脂血症に作用すると考えられます。
①消化管から脂肪分の吸収を阻害する
②コレステロールの受容体に作用し、血中への放散を防ぐ
■アガリクスの作用①　脂肪吸収阻害作用
アガリクスに含まれるリグニンやペクチンなどの食物繊維が脂肪分を吸着し、消化管から体内への吸収を阻害します。食物繊維に吸着された脂肪分は、そのまま便として排泄されます。

アガリクスのこの作用を利用すれば、食事療法をスムーズに進めることができるでしょう。また、脂肪分の吸収を阻害することは、肥満を解消する上でも大きな手助けになります。体脂肪を減らすことで、コレステロールの代謝が改善できる可能性があります。
■アガリクスの作用②　ＬＤＬコレステロール受容体への作用
悪玉コレステロールといわれるＬＤＬコレステロールの受容体に作用し、これが血中にばらまかれるのを防ぎます。

これは、多価不飽和脂肪酸であるリノール酸による作用です。

動脈硬化そのものに対しても有効

アガリクスは、動脈硬化全体を抑制する方向に作用します。

高血圧や糖尿病など、合併しやすい疾患に対しても有効性を発揮します。

■治療の目標

45歳以下で喫煙をしない
　総コレステロール　220mg/dl以下

45歳以上または喫煙をする
高血圧または糖尿病がある
虚血性心疾患の家族がいる
　総コレステロール　200mg/dl以下

虚血性心疾患がある
　総コレステロール　180mg/dl以下

実際に治療に用いられている複数のガイドラインに基づき、総コレステロール値を参考にした治療を提案します。

※虚血性心疾患とは、狭心症・心筋梗塞のことを指します。

■具体的利用例

1日6～18グラム

検査値を参考にしながら調整します。

アガリクス活用法【高脂血症】

報告されているアガリクスの有効性

①血中コレステロール値が低下する。
②特にＬＤＬ（悪玉）コレステロールの血中への放出を防ぐ。

推測される有効性のメカニズム

①ＬＤＬコレステロールの受容体機能を活性化し、血中に多量のＬＤＬコレステロールが放出されるのを防ぐ。

②不飽和脂肪酸がコレステロールを吸着し、消化管から体内（血中）への吸収を抑制する。

③食物繊維がコレステロールを吸着し、消化管からの吸収を抑制する。

ＬＤＬコレステロールは悪玉コレステロールと呼ばれるもので、酸化されやすいという性質があります。アガリクスはＬＤＬコレステロールの受容体機能を活性化することが推測されています。

また、豊富に含まれているリノール酸などの不飽和脂肪酸や食物繊維が余剰なコレステロールを吸着し、体内に吸収せずに排泄させます。

アガリクス活用法【高脂血症】

■治療の実際

現在受けている治療、病気の状態により、アガリクスの使い方にも調整が必要です。下記を参照してください。

（1）現在、無治療または食事・運動療法のみで治療している方
軽症の高脂血症で、食事療法・運動療法による治療を試みられている方は、現在の治療にそのままアガリクスを加えてください。

（2）現在、薬物による治療を受けている方
薬物による治療を併用されている場合には、薬物の服用はそのまま継続してください。血液検査の結果等に応じて主治医と相談の上、薬物の服用量の調整（減量）を検討してください。

■こんな場合は…

Q①　コレステロール値が正常化した場合は…

アガリクスを中止してみてもよいかもしれません。
ただし内服治療を併用している場合には、薬物投与を中止するか、アガリクスを中止するかのどちらか一方にしてください。同時に中止すると、コレステロール値の再上昇が懸念されます。

もし、アガリクスを中止した後、再びコレステロール値が上昇するような場合には、再開をおすすめします。

高尿酸血症・痛風

高尿酸血症とは、血液中の尿酸値が高くなった状態をいいます。尿酸は、身体の中で作られるエネルギーの燃えかすです。ガソリンを燃やすと排気ガスが出るように、誰の身体でも毎日のように作られています。肉などの動物性食品やアルコール（特にビール）などに多く含まれているプリン体という物質が代謝されてできるものもありますが、実際には食事から作られる尿酸は決して多くはありません。

体内で作り出された尿酸は、通常は尿として身体の外に排泄されます。痛風とは、血液中の尿酸血が高くなりすぎて、溶けていることができなくなり、結晶となって出てきてしまったものです。通常は足の関節の中にできることが多く、激しい痛みと腫れを伴います。

なぜ尿酸が高くなるのでしょうか?

これには二つのパターンがあります。

一つは、尿酸の原料となるプリン体（肉やアルコール）の摂りすぎによるもの。これが原因の高尿酸血症は、食事の見直しが必要です。ただし、食事から作られる尿酸はさほど多くはありません。しかし、ジョッキ二杯のビールを毎日飲んでいるというような場合には、やはり節酒が必要です。治療薬として、尿酸をできにくくする薬（尿酸生成阻害剤）があります。

もう一つは、身体の中にできた尿酸を十分に排泄できないために起こるもの。

この場合は腎臓の機能に問題があることが多く、水分を十分に摂るなど、尿をたくさん出すための努力をしなければなりません。治療薬として、尿酸を尿に出しやすくする薬（尿酸排泄促進剤）もあります。

尿酸が高いと何がいけないのでしょうか?

前述の通り、尿酸はその濃度が高くなると、血液の中に溶けていることができなくなり、一部が結晶として固体になってしまいます。その結晶が最もできやすいのは、足の親指の関節です。ここに結晶ができると、関節がスムーズに動かなくなるばかりか、とても強い痛みと腫れを伴います。この状態を痛風と呼んでいます。

結晶ができるのは足の関節だけではありません。一度痛風の発作を起こしたことのある人は、再発しやすいことが知られています。再発を繰り返しながら痛風は次第に重症化していきます。また、こうなると尿酸は腎臓などにも結節をつくり、腎不全になり、状態によっては透析が必要になることもあります。

他の生活習慣病の合併も問題です

尿酸が高い方は、コレステロールや血糖値も高いことが多く、高血圧や高脂血症、糖尿病を合併しやすいとわれています。尿酸だけを治療するのではなく、これらの生活習慣病を包括的に治療・予防していくことが大切です。

もっと詳しく 高尿酸血症とライフスタイル

尿酸値が高くなる人には、ある程度の共通点があります。ライフスタイルを改善するだけで、尿酸値は低下します。尿酸血が高くなるライフスタイルは高血圧や高脂血症にも悪影響を及ぼします。

薬を飲む前に、アガリクスを始める前に、まずライフスタイルを見直してみましょう。

①肥満している

尿酸値と体重は比例関係にあることが知られています。体重を減らすことができれば尿酸値が下がります。しかし、無理なダイエットで体重を落とすと、必要な栄養素が不足する可能性が高く、逆に身体の状態が悪くなることがあります。

必要な栄養素を十分に摂りながら体重を落とすこと、これが重要です。

②アルコールが好き（特にビール）

アルコールは尿酸値を上昇させます。

ビールは特にプリン体（尿酸の原料）が多く含まれています。

できればお酒は控えめに。水分は十分に摂ってください。

尿酸は尿として排泄されます。尿がたくさん出れば、尿酸もたくさん出ていきます。お茶やミネラルウォーターなどを意識的に摂るようにしましょう。ジュースや清涼飲料水など糖分の多いものは飲みすぎないように注意してください。

③運動不足

軽く息がはずむ程度の運動を定期的にするのが理想です。尿酸のみならずコレステロールも血圧も血糖値もみんな下がる方向に作用します。

しかし、急に激しい運動をすると、尿酸値は一時的に上昇します。激しいスポーツを始める時は、軽い運動から徐々に身体をならしていくようにしてください。

④ストレスが多い

精神的なストレスは尿酸値を上げることが知られています。

また、尿酸値が高い人は、攻撃的でイライラしやすいといわれています。

これは難しい問題ですが、ストレスをできるだけ減らすように努力することも大切です。

現代医学による高尿酸血症・痛風の治療

高尿酸血症・痛風の治療は次の三段階で行われます。

この三つの段階について、すこし頭に入れておいてください。次のアガリクスの話とつながりがあります。

①痛風発作に対する治療

現在、痛風発作が起こっている場合、ただちに症状を抑えるための治療を行います。熱や痛みに処方する一般的な消炎鎮痛剤を使用して、しっかりと痛みを取ります。しかし、痛風の痛みは非常に激しいため、一般的な薬物だけではコントロールできないこともあります。通風発作を繰り返していると、「そろそろ発作が起きそう」という前兆を感じることがあります。このような場合には発作を予防するための薬物（コルヒチン）を使用します。しかし、発作が起こってからこの薬を飲むと、逆に症状が悪化することがあり、注意が必要です。

②尿酸値を下げる治療

痛風が収まっている状態では、尿酸値を下げる治療を行います。

まずは食事療法を行います。

よく、肉を控えろなどといいますが、一番重要なことは、全体として食事量を減らすことです。肉やビールなど尿酸の原料となるプリン体を多く含む食品は控えたほうがよいですが、逆にアルカリ食品などは積極的に摂るようにしましょう。尿中への尿酸排泄を増やします。水分をたくさん摂るのも有効です。

食事療法がうまくいかない場合には薬物療法を行います。

用いる薬物としては、尿酸を作りにくくするもの（アロプリノール）と、尿への尿酸排泄を促進するもの（プロベネシド）の二つがあります。

薬物による治療は長い期間が必要です。時には一生継続することもあります。

③合併症の予防

一番重要なことは、肥満や高血圧、高脂血症や糖尿病などの生活習慣病を予防することです。そのためには食生活を含めたライフスタイル全体に対するアプローチが必要となります。

高尿酸血症・痛風治療におけるアガリクスの位置づけ

アガリクスは高尿酸血症・痛風治療の三つの段階すべてに作用する

復習になりますが、高尿酸血症・痛風治療の三つの段階とは、次のものでした。
①痛風発作に対する治療
②尿酸値を下げる治療
③合併症の予防
アガリクスは、この三つの段階の治療すべてに応用ができます。

■アガリクスの作用①　消炎鎮痛作用

アガリクスには炎症を抑える作用が報告されています。これは、主に多糖類による免疫機能への作用の結果であると推測されます。

また、痛みそのものに対しても有効に作用するといわれています。（オピオイド様作用）

■アガリクスの作用②　尿酸代謝改善作用

アガリクスは尿酸の尿中排泄を増やす作用が推測されます。腎臓に対するメカニズムがいわれていますが、詳細はまだ明らかになっていません。

アガリクスに含まれるヨードやモリブデンなどの必須物質（ミネラル）も、尿酸の代謝に大きな影響を及ぼすことが知られています。

■アガリクスの作用③　生活習慣病に対する全般的な作用

高血圧や糖尿病、高脂血症の項目でもご紹介した通り、アガリクスは複数のメカニズムでこれらの疾患に作用します。

特に体重のコントロール（減量）が必要となる高尿酸血症の食事療法においては、アガリクスの食物繊維による脂質吸収阻害が大きな手助けになるはずです。食事中の余分な脂肪分を吸収させずに便として排泄することで、肥満の予防・解消がより容易になると考えられます。

糖尿病・高脂血症・高尿酸血症とアガリクス

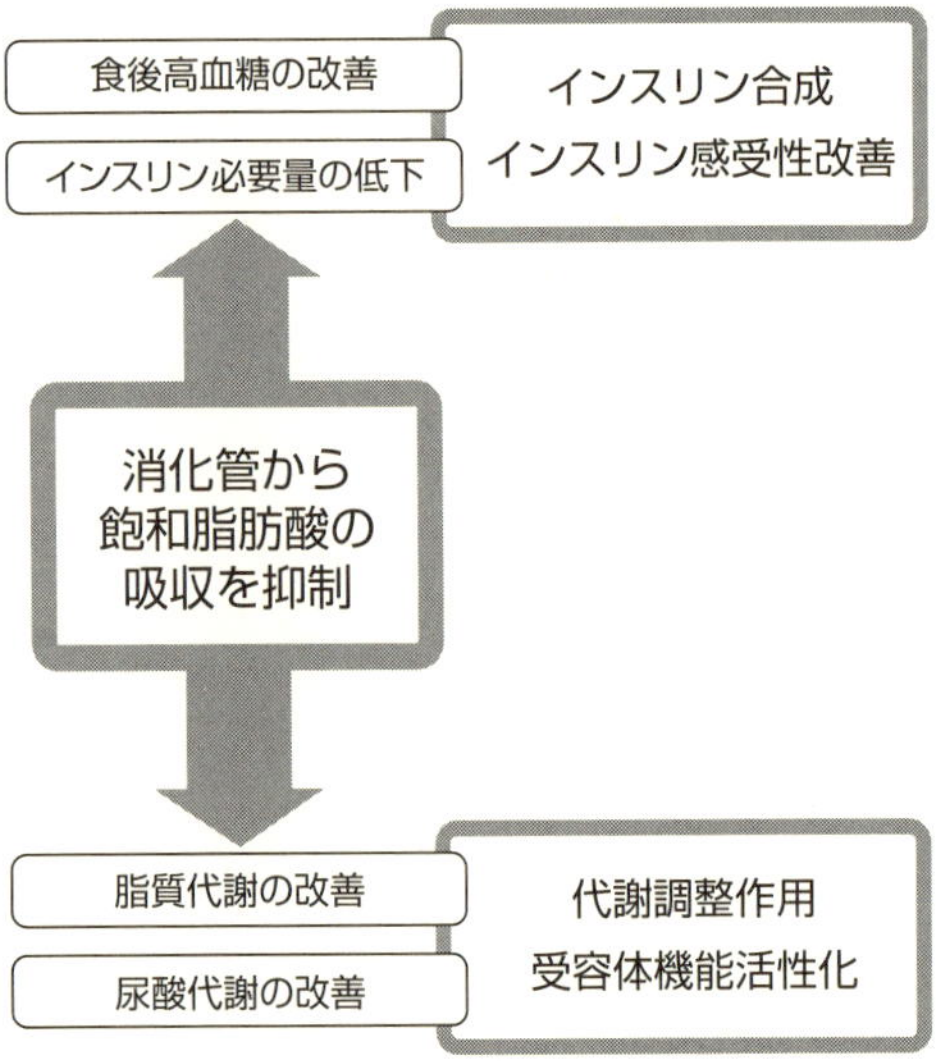

アガリクスは、これらの生活習慣病に対して、過剰なカロリーの吸収阻害・代謝の改善という2つのアプローチで症状を改善し、動脈硬化の進行を抑制する。過剰なカロリーの吸収阻害や糖・脂質・尿酸の代謝改善は、肥満の解消にもつながる。

アガリクス活用法【高尿酸血症・痛風】

報告されているアガリクスの有効性

①血中尿酸値の低下
②痛風発作の消失

推測される有効性のメカニズム

①炎症反応を抑制する。
②モリブデンによる尿酸代謝調整作用（推測）
③尿酸の排泄を促進する何らかのメカニズム？（腎臓への作用）
④合併症（生活習慣病全般）の予防・治療

アガリクスは、高尿酸血症・痛風治療の３つの段階のいずれにも有効です。

（1）痛風発作の治療
消炎鎮痛作用で痛みと腫れを抑えます。

（2）尿酸血に対する治療
モリブデンやヨードなどが尿酸代謝を調整するとともに、腎臓に作用し、尿酸の排泄を促進することが推測されています。

（3）合併症の予防
高血圧や糖尿病、高脂血症などに対し総合的に作用し、動脈硬化の進行を抑制します。

■治療の実際

現在受けている治療、病気の状態により、アガリクスの使い方にも調整が必要です。下記を参照してください。

（１）強い痛風発作がある方は…
アガリクス単独による有効報告があります。しかし、炎症の程度が強い場合には、鎮痛剤による治療が適当です。アガリクス単独で試されても結構ですが、十分な有効性が得られない場合には、速やかに医師に相談して、しかるべき薬剤を処方してもらってください。

（２）現在、治療中の方は…
食事療法による治療を試みられている方は、現在の治療にそのままアガリクスを加えてください。薬物による治療を併用されている場合には、薬物の服用はそのまま継続してください。血液検査の結果等に応じて主治医と相談の上、薬物の服用量調整（減量）を検討してください。

■こんな場合は…

Q①　尿酸値が正常化した場合は…

減量が順調に進むなど、尿酸が再び高くなる可能性が少ない場合には、アガリクスを中止してみてもよいかもしれません。
ただし、内服治療を併用している場合には、薬物投与を中止するか、アガリクスを中止するかのどちらか一方にしてください。同時に中止すると、コレステロール値の再上昇が懸念されます。

ライフスタイル自体に変化がなく、アガリクスを開始したことによって数値が改善したという場合は、中止による再上昇が予想されます。

アガリクス活用法【高尿酸血症・痛風】

■治療の目標

尿酸値	男性	7.0mg/dl 以下
	女性	6.0mg/dl 以下

補助項目
①痛風発作を起こさないこと
②体重を標準値に近づけること（肥満している場合）

高尿酸血症の方は、尿酸値を継続的に低い値に維持すると同時に、その他の生活習慣病（高血圧・高脂血症・糖尿病・肥満など）の発生を予防することを心がけましょう。痛風発作を繰り返す方は、より厳格な尿酸値のコントロールを心がけてください。

■具体的利用例

高尿酸血症（痛風発作なし）　1日6～18グラム

検査値を参考にしながら調整します。

痛風発作時　1日12～24グラム

痛みの症状がある時には、一時的に大量に摂取します。
発作が収まったら、上記の常用量に戻します。

慢性肝疾患（肝臓病）

肝臓病にはさまざまな種類がありますが、日本で一番多いのは肝炎ウィルスによる慢性肝炎と肝硬変です。

肝炎ウィルスで問題になるのは、主にB型肝炎ウィルスとC型肝炎ウィルスです。A型肝炎という病気もありますが、これは大部分が自然に治癒し、慢性化することはありません。

B型肝炎はワクチンが普及し、近年では性行為での感染を除けば新規感染は、あまりありません。

またC型肝炎も、その存在が明らかになる以前は輸血や血液製剤、鍼治療などで感染した人が大勢いましたが、こちらも新規感染者はほとんどいません。しかし、当時C型肝炎に感染した人の多くは慢性肝炎や肝硬変などになっており、肝臓ガン（肝細胞ガン）の発生も問題になっています。

他にはアルコールや薬物による肝障害、免疫の異常による肝障害（詳細は481ページ）などもあります。

近年問題になっているのは脂肪肝です。生活習慣病の増加を受けて、脂肪肝による肝障害も増えてきています。

さて、アガリクスは肝臓病にどのように効くのでしょうか？

肝臓病といってもさまざまな病気があるので、一口で説明することができません。それぞれの病気ごとに考えてみましょう。

B型・C型慢性肝炎

B型およびC型肝炎ウィルスによる慢性肝炎は、日本においては大きな問題です。

日本の衛生環境が整うにつれ、B型慢性肝炎は減少の一途をたどり、現在ではC型慢性肝炎が大部分を占めています。C型肝炎の新規の感染者は減少しているものの、かつてC型肝炎が発見されていなかった時代に、観血的治療(出血を伴う処置)や輸血などを経由して感染が広がりました。

当時C型肝炎に感染された人の多くが、現在では慢性肝炎・肝硬変という状態になっており、これが原因で発生する肝細胞ガンは、特に男性のガン死の第三位を占めています。

Ｂ型肝炎ウィルスによる慢性肝炎も、新規感染者は少ないものの依然として大きな問題です。ウィルス性肝炎は、慢性化すると、慢性肝炎→肝硬変→肝細胞ガンと進行していきます。治療の目標は、この肝炎の病態の進行をくい止めることです。そのために必要なのは、ウィルスの除去と肝臓での炎症反応の抑制です。

現代医学によるウィルス性慢性肝炎の治療

慢性肝炎は、肝硬変→肝ガンと進行していく

慢性肝炎は無症状でも治療が必要です。多くの慢性肝炎は数十年という経過で肝硬変となり、肝ガン（肝細胞ガン）が発生するようになるからです。

慢性肝炎の原因はウィルスです。

ウィルスに感染した肝臓の細胞を排除しようとして起こる反応が「肝炎」です。ウィルスが肝臓に居座り続ける限り炎症も続きます。このように肝臓で炎症が慢性的に続いている状態が慢性肝炎です。

現代医学による治療は、次の二つの考え方に基づいて行われています。

①肝炎の原因となっているウィルスを排除する

②肝臓で慢性的に続いている炎症を抑える

それぞれについて考えてみます。

肝炎の原因となっているウィルスを排除する

ウィルスがいなくなれば、肝炎が起こる理由はありません。

ウィルスを排除することができれば、肝炎はほぼ完治したと考えてもよいでしょう。

ただしウィルスがいなくなっても肝ガンができる可能性はあります。

この目的で用いられる薬剤には、インターフェロンと抗ウィルス薬があります。

■インターフェロン

ウィルスを除去する目的でインターフェロンが用いられています。

インターフェロンは免疫系に作用する強力な薬剤で細胞間伝達物質（サイトカイン）の一種です。

強い副作用がありますが、完治の可能性がある数少ない治療法の一つです。

以前は治療成績が芳しくなかったのですが、近年は新しい種類のインターフェロン（コンセンサス・インターフェロン、PEGインターフェロンなど）が登場し、治療成績が向上してきています。

次に述べる抗ウィルス薬との併用投与も治療成績改善の大きな要素となっています。

以前は投与量や投与期間などが厳しく定められていましたが、最近はそのような制約が少なくなり、一度治療した人に対して再投与を行うこともできるようになりました。

■抗ウィルス薬

ここ数年、肝炎ウィルスに対する新しい治療薬が相次いで承認されています。B型肝炎ウィルスに対するラミブジンは、もともとエイズの治療薬として開発されたものですが、B型肝炎に対しても強い有効性を発揮します。

ただし、この薬は「耐性ウィルス」が出現するという問題もあり、この薬による治療を受ける場合は、肝臓専門医のいる病院を選択する必要があります。

C型肝炎ウィルスに対してはリバビリンという薬物が認可されました。これはインターフェロン（イントロンA）との併用投与で、これまでインターフェロン単独では治療効果が期待できなかった人に対しても有効であることがわかっています。

肝臓での慢性炎症を抑える

この目的で用いる薬剤としては、ウルソデオキシリコール酸（ウルソ）とグリチルリチン製剤（強力ネオミノファーゲンC）があります。

GOTやGPTが持続的に高いということは、肝臓での炎症反応が強いことを意味します。GOT・GPTが三桁台で推移している場合には、このような薬剤を投与し、炎症反応を抑えます。

強い炎症が肝硬変や肝細胞ガンの原因となります。ウィルスが排除できなくても、炎症反応を上手に抑えることで、これらの病態に進行することを、ある程度抑制できます。

ただしインターフェロンの投与が必要な場合は、インターフェロンを優先すべきでしょう。

慢性肝炎治療におけるアガリクスの位置づけ

アガリクスは慢性肝炎に多角的に作用する

アガリクスは、ウィルスを除去する作用、肝臓の炎症を抑制する作用の両方を持っていることが、基礎研究から示唆されます。アガリクスが慢性肝炎に有効であった（肝炎ウィルスが消失した、肝機能が正常化した）という報告は、国立病院などからも提出されています。

慢性肝炎はアガリクスの有効性を強く期待できる病態の一つです。

■アガリクスの作用①　直接的抗ウィルス作用
キノコ固有成分の中には、直接的な抗ウィルス作用が証明された物質が複数見いだされています。アガリクスにも同様の作用物質が含まれている可能性があります。
■アガリクスの作用②　自己インターフェロン誘導作用
また、アガリクスの多糖類（ベータDグルカンなど）には、直接的な抗ウィルス作用の他に、自己のインターフェロンを誘導することによる間接的な抗ウィルス作用があります。

インターフェロン治療は現代医学の慢性肝炎に対する最大の武器ですが、発熱や全身倦怠感、自己免疫現象など強い副作用が問題になります。また、注射による投与であることから、週三回は病院に通わなければなりません。治療に使うインターフェロンは化学・生物学的に合成されたものですが、このようなインターフェロンに対してはアレルギーや自己抗体などの問題もあり、すべての患者さんが安心して受けられる治療ではありません。

そもそもインターフェロンは必要に応じ体内で作られる物質です。アガリクスは、免疫系細胞に作用し、自己のインターフェロンを誘導します。自分のインターフェロンですから、もちろん副作用などありません。高齢者でも女性でも安心して利用することができます。

■アガリクスの作用③　肝細胞庇護作用

アガリクスには、肝臓の炎症反応を抑え、肝細胞を庇護する作用があることがわかっています。これは、ウルソや強力ネオミノファーゲンCに類似した作用です。

現代医学との併用利用がすすめられます

アガリクスの慢性肝炎に対する作用は、「インターフェロン＋ウルソ・強ミノ」と理解するとわかりやすいでしょう。ただし、臨床的に有効性が確認された例はまだ少数です。

アガリクスだけに頼るのではなく、インターフェロンなど現代医学による治療との併用をおすすめします。インターフェロンは副作用が強いですが、実際的な有効性が高い治療です。

インターフェロンの利用ができない場合にはアガリクスを主体的に利用します。

慢性肝炎治療の考え方

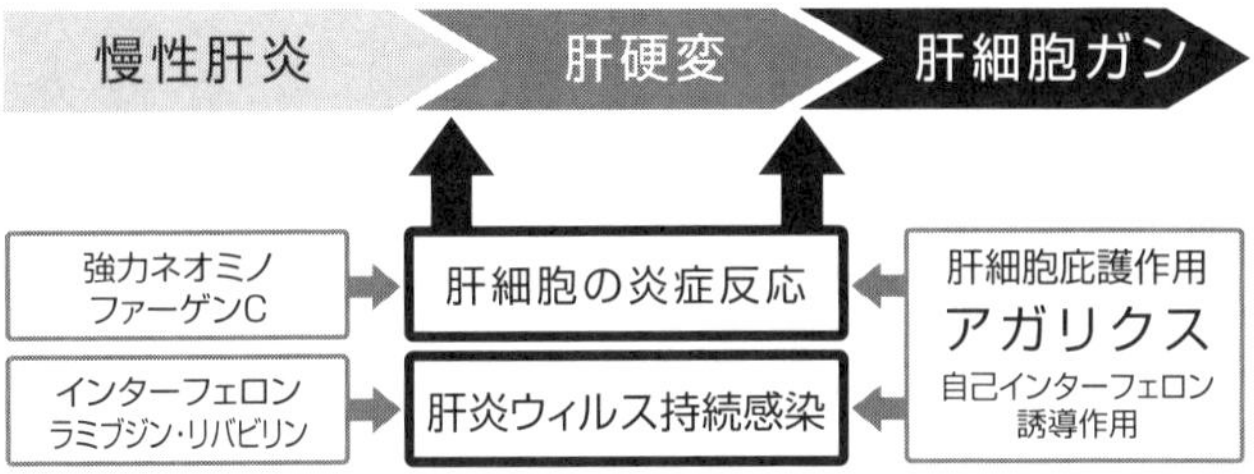

慢性肝炎は、放置すると肝硬変となり、肝細胞ガンが発生します。
治療において重要なことは、慢性肝炎が肝硬変、肝細胞ガンと進行していくプロセスを中断させることです。そのためには肝炎の原因となっているウィルスを排除すること、それができない場合は、肝臓の炎症そのものを抑えることです。
そのためにはアガリクスの利用が効果的であると考えられます。
インターフェロンなど現代医学との組み合わせも重要です。

■治療の目標

肝炎ウィルスの排除
　ウィルス定量値の陰性化

肝機能の正常化
　ＧＯＴ　40ＩＵ／ml以下
　ＧＰＴ　40ＩＵ／ml以下

肝炎ウィルスの消失が究極の目的ですが、これは強力なインターフェロン治療でも最低6カ月の投与を必要とするものです。アガリクスの利用は長期的なスタンスで臨む必要があります。肝炎ウィルスが完全に消失しなくても、肝硬変・肝細胞ガンへの進展を抑制できる可能性があります。慢性肝炎に関しては、長期的な継続利用が必要であると考えられます。

■具体的利用例

炎症（ＧＰＴの変動）の抑制を主目的とする場合
　1日6～12グラム

肝炎ウィルスの排除を主目的とする場合
　1日12～24グラム

いずれの場合も、可能であればインターフェロンによる治療を第一に考慮します。

年齢（65歳以上）や肝機能、血小板数などからインターフェロン治療が困難と判断される場合には、アガリクス単独による治療を検討します。

アガリクス活用法【慢性肝炎】

報告されているアガリクスの有効性

①肝炎ウィルスの消失
②肝細胞の炎症反応の軽減
③慢性肝炎から肝硬変・肝細胞ガンへの進行の抑制

推測される有効性のメカニズム

①ベータDグルカンによる免疫系を介した自己インターフェロン誘導作用
②アルギニンによる肝細胞庇護作用
③メチオニンによる肝細胞庇護・再生作用
④銅による肝細胞保護作用
⑤その他の生理活性物質（直接的抗ウィルス作用など）

インターフェロンの治療が、投与対象・投与量・投与期間など比較的自由に設定できるようになったこと、有効率の高い新しいインターフェロンや抗ウィルス薬との併用投与が可能になったことなど、ウィルス性慢性肝疾患の治療は大きく様変わりしつつあります。C型慢性肝炎は、ウィルス型・ウィルス量によっては現代医学による高い治療成果が期待できます。年齢や全身状態などの条件をクリアできれば、主治医と相談の上、インターフェロン治療をお受けになるべきです。最近開発されたコンセンサス・インターフェロンは、従来のインターフェロンよりも治療成績が優れています。また、イントロン（インターフェロンα）とレベトール（リバビリン：抗ウィルス薬）の併用療法も良好な治療成果を上げています。

しかし、外部から投与されたインターフェロンに関しては強い副作用の問題があります。また、人工的に合成されたインターフェロンに対しては、抗体が出現する可能性があり、この場合は治療を中止せざるをえません。また、治療成績が向上しつつあるとはいっても、実際には有効率自体は決して満足できる数字ではありません。アガリクスの積極的な併用利用をおすすめします。

治療経過表

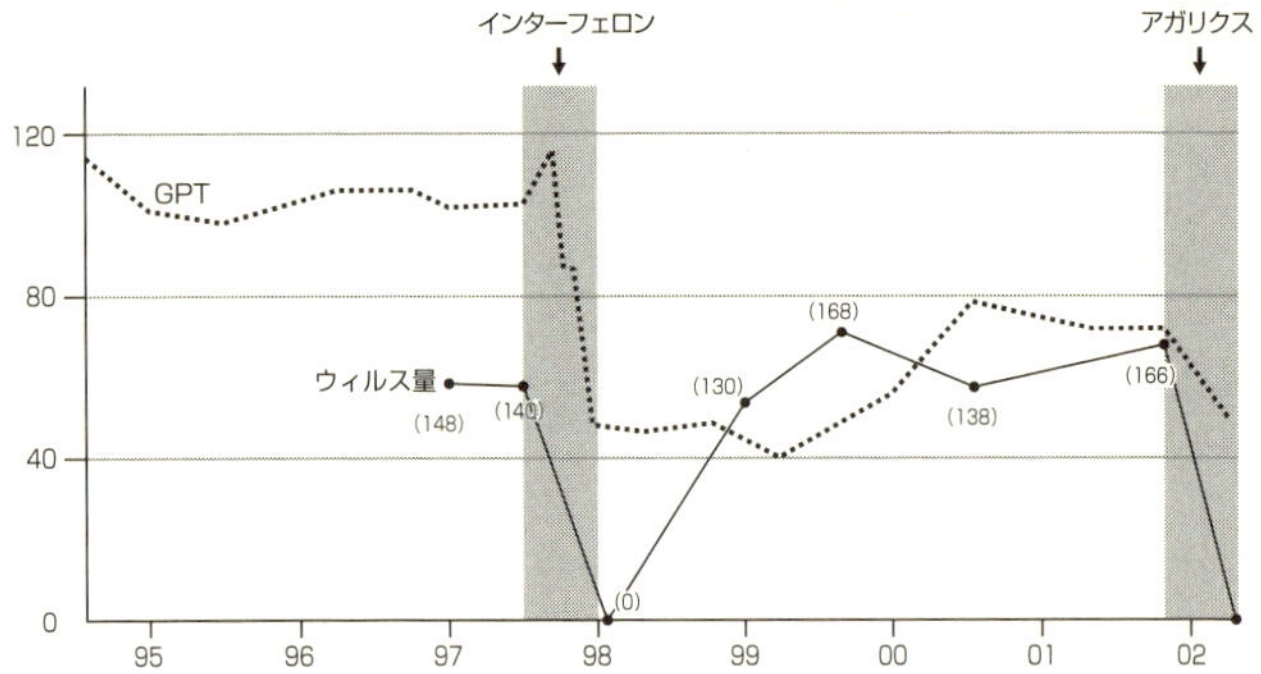

考察
この方は、C型慢性肝炎の患者さんです。
インターフェロンを1度投与され、一時的にウィルスは消失するも、1年後、再び出現しています。初回のインターフェロン治療では完治しなかったということになります。
その後、外来で強力ネオミノファーゲンCの投与などが行われていましたが、病状の改善はありませんでした。

2001年9月よりアガリクスの摂取を開始。

その後、肝機能、ウィルス量ともに改善傾向を示し、2002年3月にウィルスは測定感度以下まで低下しています。この間インターフェロンの再投与やラミブジンなど、アガリクス以外の抗ウィルス薬の投与はありません。

アガリクスを中止すると、インターフェロン治療の時と同じように、ウィルスが再燃するのではないかという不安があり、現在も摂取継続中です。


このケースは医療機関の診療記録および検査データによりC型慢性肝炎の経過および診断が明らかであり、アガリクス開始後の診療記録からも強力ネオミノファーゲンC投与以外の治療が行われていません。

アガリクスによるウィルス消失例として認定しました。

CASE REPORT　有効症例

63歳女性／慢性C型肝炎にて外来治療中
アガリクス開始後6カ月で肝炎ウィルス消失

主症状　特になし
診断名　慢性C型肝炎

アガリクス摂取量
当初18グラムより開始。段階的に減量し、現在6グラムで継続中

病歴	1987年	4月	健康診断にて肝障害を指摘。 以後定期的に外来で経過観察されていた。
	1992年	9月	肝障害の原因がC型慢性肝炎と判明。
	1997年	6月より	6カ月間のインターフェロン治療を開始。 ウィルスの遺伝子 I 型 ウィルス量は148Kcopy/ml 投与開始より2週間目で、ウィルス消失。
	1999年	9月	ウィルス量は168Kcopy/mlと再び増加。 以後外来にて強力ネオミノファーゲンC（1回40ml週3回）を投与。
	2001年	9月	ウィルス量は166Kcopy/mlと特に変化なし。
		10月	アガリクス摂取を開始。
	2002年	3月	ウィルス量は測定感度以下に低下 （アンプリコア定量法）

アガリクス活用法【慢性肝炎】

■治療の実際

アガリクスの利用を開始後、一過性にＧＰＴが変動（上昇）することがあります。

通常、１カ月程度で本来のレベルまで回復することが多いようです。

インターフェロンとの併用が問題になった小柴胡湯（しょうさいことう）という漢方製剤がありますが、アガリクスとの併用は問題ないでしょう。

もちろん、インターフェロンや強力ネオミノファーゲンC、ウルソなどの薬剤とアガリクスの併用も問題ありません。

■こんな場合は…

Q①　ＧＯＴ、ＧＰＴの変動が続く…

アガリクス開始後しばらくは変動が続くことがあります。

上記の通り、開始後しばらくはＧＯＴ，ＧＰＴともに変動することがあります。インターフェロン治療でも、開始当初はこれらの数字が変化することがありますので、この場合は、しばらく様子を見てみましょう。

ただし２～３カ月しても変動が収まらない場合には、他の問題を考えなければなりません。

アガリクスと関係なく肝炎が悪くなっている場合と、アガリクスによって新しい肝機能障害がもたらされた場合を考えなければなりません。


これまでの薬を自己判断で中止していませんか？

アガリクス調査に参加されている方からの問い合わせでは、アガリクスを飲み始めると同時に、これまで内服していたウルソを中止したり、強ミノの注射を中止したりなどというケースが多いようです。アガリクスを始めても自己判断で薬を中止しないようにしてください。

アガリクスによって肝機能障害が起こっているとすれば、それはキノコアレルギーである可能性が高いです。

一時的に（１カ月ほど）アガリクスを中止してみて経過を見てください。

もしそれでも改善がないようであれば、アガリクスとは関係ない肝障害ということになります。アガリクスは再開しても差し支えありません。

肝硬変・肝細胞ガン

肝硬変に対する治療の目的は、肝細胞ガンの発症を予防することです。

もちろん、一〇〇%の予防は不可能ですから、医療機関において、定期的に肝臓の画像検査・肝機能検査・腫瘍マーカー（AFP、AFPレクチン分画、PIVKAⅡなど）の測定をする必要があります。

肝細胞ガンは、ガンの中でも治療方法の確立された病気の一つです。

肝細胞ガンと診断されたら、まずは現代医学による治療とアガリクス併用利用を検討してください。門脈本幹腫瘍塞栓や両葉びまん性病変など非常に進行した段階で、現代医学による治療を放棄された場合にのみ単独での利用をおすすめします。

もちろん現代医学とアガリクスの併用利用はいかなる場合でも推奨できます。

現代医学による肝硬変・肝細胞ガンの治療

現代医学による肝硬変の治療は、次の二つに重点を置いて行われます。

①肝機能の温存

②肝硬変合併症に対する治療

肝細胞ガンの早期発見・早期治療
食道静脈瘤の早期発見・早期治療
腹水・胸水に対する治療
肝性脳症に対する治療

肝硬変はガンと似ている

肝硬変はガンと似ているといわれてきました。それは、肝臓が進行性に徐々に悪くなっていくからです。以前は五年生存率が五〇%ともいわれていました。この数字はまるで進行ガンの治療成績のようです。

しかし近年、肝硬変の予後は著しく改善しています。

肝硬変という病気は、どのように進行し、どのように患者さんの命を脅かすのでしょうか？　これは肝硬変の治療方針に関わる重大な問題です。

肝機能の温存

肝硬変は徐々に進行します。それに伴って、肝機能も低下していきます。

肝臓はもともと予備能力の大変大きな臓器です。生体肝移植などの手術ができることを見てもわかるように、肝臓は半分くらいなくなっても大丈夫なのです。

しかし、肝硬変が進行すると、この予備能力も徐々に失われていきます。肝機能が大きく低下し、十分な機能を果たせなくなった状態を「非代償性肝硬変」といいます。

ここまで進行すると、肝機能低下に伴うさまざまな症状が出現します。黄疸や腹水などが目立つのも非代償になってからです。肝性脳症という意識障害を起こすこともあります。肝臓には人工臓器はありません。例えば腎不全の患者さんは、透析を受ければ腎機能をある程度代償することができますが、肝臓に関しては肝不全＝死を意味します。

現代医学の肝硬変治療における一つの目標は、肝機能をできるだけ温存し、肝不全を予防することです。

肝不全を予防するために、ウルソや強力ネオミノファーゲンCの投与（これは保険適応外ですが）などが行われることがあります。また、最近では、肝硬変に対しても抗ウィルス薬やインターフェロンを使ってみてはどうかという意見もあり、大規模な治験が始まっています。しかし、現段階で、現代医学は肝機能の温存に関して、効果的な治療手段を持っていません。

合併症に対する治療①　肝細胞ガンの早期発見・早期治療

肝細胞ガンは肝硬変に高頻度に合併する悪性腫瘍です。また、肝硬変患者さんの最大の死因でもあります。

画像診断の技術が発達したことで、現在では直径一センチくらいの小さいガンでも発見できるようになっています。また、このように小さいガンであれば、開腹手術をしなくても根治的に治療ができるようになってきました。

しかし、いくら治療をしても肝硬変がある限り、ガンは次から次へと出てきます。新しくできてくるガンに対してモグラたたきのように治療を続けなければなりません。

ガンを早期発見するために、通常は、年四回程度の腹部超音波検査・腹部ＣＴ検査などを組み合わせていくことになります。

インターフェロンを使うと、肝硬変の患者さんにもガンができにくくなるという報告があり、期待が集まっています。

合併症に対する治療②　食道静脈瘤の早期発見・早期治療

以前は食道静脈瘤が突然破裂し、吐血による出血多量で亡くなる方も多かったのですが、近年では、内視鏡技術の進歩もあり、吐血で亡くなる方は少なくなりました。

肝硬変の患者さんには、年一回程度、定期的に内視鏡検査を実施し、破裂の危険が高いと思われる静脈瘤に対しては、予防的に治療を行うようになっています。

この治療も内視鏡を用いて比較的安全に実施することができます。

合併症に対する治療③　胸水・腹水に対する治療

肝硬変が進行すると、おなかや胸に水がたまるようになります。

この水自体に害はないのですが、たくさんたまってくるとおなかが張ったり、呼吸が苦しくなったり、この水に細菌が感染して腹膜炎を起こしたりすることがあります。

水に対しては、塩分制限をしたり利尿剤を投与することで、ある程度減らすことが可能です。しかし、原因が肝硬変という病気である以上、対症療法にすぎません。

合併症に対する治療④　肝性脳症に対する治療

肝機能が低下することにより、肝臓で解毒されていた物質が十分に解毒できずに血液中にただようことになります。このような物質は、時に意識状態に影響を及ぼすことがあります。ちょっと眠いという程度のものから、人格が変わったように怒りっぽくなるもの、逆にぐっすり眠り込んでしまって全く目を覚まさない状態などもあります。

分岐鎖アミノ酸を静脈から投与することで一時的に改善しますが、これも肝機能の低下が根本の原因であり、対症療法が主体となります。

便秘や脱水などは脳症の原因となることから、このような状態にならないように薬でコントロールします。

■肝機能の温存と肝細胞ガンの早期治療が最重要課題

肝硬変治療は非常に多岐にわたります。

しかし、もっとも重要なのは、直接死因に結びつく肝不全と肝細胞ガンに対する治療です。肝機能をいかに温存していくか、肝細胞ガンをいかに早期発見・早期治療できるか。

この二つが肝硬変における最重要課題です。

もっと詳しく 肝細胞ガンに対する現代医学の技術力

肝細胞ガンは、他のガンとは異なり、さまざまな治療法が確立されつつあります。

肝細胞ガンは、肝硬変という肝機能の低下した状態で発症します。この肝機能をいかに温存しながらガンを治療するか、というのが肝ガン治療における最大の課題です。

手術療法

肝機能に余裕があれば、手術という選択肢があります。

ガンを切り取ってしまうわけですから、治療効果はもちろん一番です。しかし、肝機能が悪い場合には手術はできませんし、たとえ手術でガンが取り切れても、肝硬変という肝臓の状態が変わらない限り、いつか再発します。

ガンの治療を重ねるたびに肝機能は徐々に低下していきます。手術は特に肝機能に与える影響の強い治療法であり、この治療を選択するにあたっては慎重な検討が必要です。

カテーテル治療

肝細胞ガンは腫瘍血管と呼ばれる自分自身に栄養を与えるための血管を豊富に持っています。カテーテルと呼ばれる細いチューブを血管内に進め、腫瘍血管を見つけだし、この血管から抗ガン剤を直接注入したり、この血管をふさいで、ガンを「兵糧攻め」したりすることができます。

ただし、この治療は根治性が低く、完治しにくいのが問題です。カテーテル治療を反復したり、他の治療法と組み合わせたりして利用しています。

局所治療

局所治療とは、ガンそのものを物理的に破壊する治療法です。

具体的には、身体の表面から超音波やCTを見ながらガンに針を刺し、この針の先端からエタノール（アルコール）を注入する方法（経皮的エタノール注入療法＝PEIT）、マイクロ波と呼ばれるもので凝固させる方法（マイクロウェーブ凝固療法＝PMCT）、高周波の電流で焼灼する方法（ラジオ波焼灼療法＝RFA）などがあります。

この治療法は肝機能に与える影響が少なく、根治性も高いことから、再発しやすい肝細胞ガンの治療法としては中心的な役割を果たしています。

現在、最も治療効果が高いといわれているラジオ波焼灼療法は、まだ保険適応になっていません。

化学療法・放射線療法

化学療法や放射線療法を利用することもありますが、全身的な副作用や有効性の問題から、他の治療が選択できない場合に行われます。

しかし最近、インターフェロンを併用した化学療法に良好な成績が報告されており、期待を集めています。

肝硬変・肝細胞ガン治療におけるアガリクスの位置づけ

肝硬変治療におけるアガリクスの有用性としては、次の三つがあります。

①肝機能を改善させる

②肝細胞ガンの発生を予防する

③肝細胞ガンそのものに対する抗腫瘍効果

それぞれを見てみましょう。

■アガリクスの作用①　肝機能改善作用

アガリクスのさまざまな必須栄養素が肝機能を保護します。マウスを用いた動物実験では人工的に作り出した肝障害に対し、アガリクスが保護的に働くことが確認されています。

肝硬変の進行が肝炎ウィルスの活動性に大きくかかわっていることから、ベータDグルカンの自己インターフェロン誘導による抗肝炎ウィルス作用も大きく関与していると推測されます。

■アガリクスの作用②　肝細胞ガン予防作用

これは、自己インターフェロンの誘導で説明することができます。

インターフェロン治療を実施した患者さんと、インターフェロン治療を受けたことがない患者さんを比較すると、その発ガン率に大きな差があることがわかっています。

アガリクスを摂取することで、自己のインターフェロンを誘導することができれば、肝細胞ガンの発生を抑制できる可能性があります。

■アガリクスの作用③　抗腫瘍作用

他のガンに対するものと同じように、自己の免疫機能を活性化し、肝細胞ガンを抑制します。肝細胞ガンは、特にインターフェロンに対する感受性が示唆されることから、ここでもやはりインターフェロン誘導が大きな役割を演じます。

進行した肝細胞ガンでは、化学療法や放射線療法を余儀なくされます。そのような場合に併用することで、治療の有効性を大きく高める可能性が期待されます。

肝細胞ガンの化学療法に対するインターフェロン併用は有効性がきわめて高いことがわかっていますが、残念ながら、ガンに対するインターフェロン治療は保険がききません。インターフェロンは高価な薬物であるため（一日一万円程度の自費負担）、アガリクスの併用で、これに替えることができれば、画期的です。

化学療法とアガリクスの併用については、より詳細な検討が待たれます。

ガンに対し、現代医学はさまざまな治療法を確立しています。ガンと診断されたら、まず現代医学で治療を受けること。アガリクス単独での利用は一部に有効例もありますが、現代医学による治療ができない場合に限るべきでしょう。

■治療の目標

（1）肝硬変・治療可能な肝細胞ガンの場合

肝硬変の進行抑制
肝細胞ガンの発ガン予防・再発予防

現代医学の恩恵を上手に利用しつつ、足りない部分をアガリクスで補完します。長期継続的な利用が必要です。

（2）進行肝細胞ガンの場合

肝機能の温存
肝細胞ガンの進行抑制

場合によっては単独での利用を検討します。症状および病変の状態・腫瘍マーカー等を参考にしながら利用しますが、単独での治癒は確率的にはあまり期待できません。

現実的な目標としては、自覚症状の改善・病状進行の抑制など。

■具体的利用例

肝硬変に対する一般的な利用　1日6～18グラム

肝細胞ガンの治療中・治療後　1日6～18グラム

進行肝細胞ガンに対する治療に利用（併用／単独）
1日12～24グラム

アガリクス活用法【肝硬変・肝細胞ガン】

報告されているアガリクスの有効性

①肝機能の改善
②肝硬変から肝細胞ガンへの進行の抑制
③肝細胞ガンそのものへの抗腫瘍効果

推測される有効性のメカニズム

①ベータＤグルカンによる免疫系を介した自己インターフェロン誘導作用
②アルギニンによる肝細胞庇護作用
③メチオニンによる肝細胞庇護・再生作用
④銅による肝細胞保護作用
⑤その他、未知の抗腫瘍作用が存在する？

考えられた巨大なガンや門脈などの血管に浸潤しているガンに対しても、抗ガン剤との併用利用で有効性が報告されています。

この点からも、進行した肝細胞ガンに対してもアガリクスは積極的な利用がすすめられます。

■こんな場合は…

Q①　脳症に対する有効性は…

脳症が出現しているということは、肝機能がかなり低下しているということです。主治医の指示に従うことが原則です。アガリクスに脳症そのものを改善させる作用はないと考えます。

しかし、アガリクスには食物繊維が豊富であり、毎日摂取していれば、排便状態の改善などが期待できます。アガリクスの副作用に軟便というものがあります。便秘が脳症の原因となることから、アガリクスを予防治療として利用することは可能です。

脳症の経験がある方は、軟便が１日２～３回程度排泄されるくらいにアガリクスの量を調節してみてください。脳症の発症を予防できる可能性があります。

すでに脳症を発症している場合には、原則としてアガリクスはお休みします。アガリクスを飲むためには、本人の意識が明瞭である必要があります。意識状態が低下している状態でムリヤリ飲ませると、誤って気管に吸引し、肺炎を起こすことがあります。肝硬変に肺炎を合併すると敗色が濃厚となります。

Q①　肝臓に影があるといわれた
肝細胞ガンである可能性が高いので、主治医の指示に従って、腹部超音波検査・ＣＴ検査・ＭＲＩ検査・血管造影検査などを適宜受けてください。早期に発見できれば、確実に治療ができます。

Q①　肝細胞ガンが再発を繰り返している
肝細胞ガンは再発を繰り返すものです。

アガリクスのガン予防効果は実証されたものではありませんが、そのメカニズムから有効性は十分に期待できます。

アガリクス活用法【肝硬変・肝細胞ガン】

■治療の実際

強力ネオミノファーゲンCとアガリクスの併用利用は問題ないと考えられます。

肝機能の低下を伴う場合は、通常よりも多めの利用を検討しますが、肝性脳症が高度で意識レベルが低下した状態では、誤嚥の危険もあるため、無理な摂取は控えてください。アガリクス自体が肝性脳症を増悪させる危険は高くありません。

（1）肝細胞ガンの新規発ガン抑制
肝硬変に対しては、現在の保険医療下ではインターフェロンの治療を行うことができません。しかし、インターフェロンを投与することで、肝硬変自体は治癒しなくても、肝細胞ガンの発生率を抑えることができるという報告が相次いでなされています。これは、アガリクスも自己インターフェロンの誘導により、肝硬変の進展予防・肝細胞ガンの新規発ガン抑制に対してプラスに作用する可能性を示唆しているものと考えます。

（2）肝細胞ガンの再発抑制
肝細胞ガンを一度罹患されたことがある方は、たとえその病変が完全に治癒したとしても、高い確率で再発します。肝細胞ガンには時間的・空間的多発という特徴があり、たとえ、きちんと治療ができても、時間がたつと別のところに新しいガンが発生するのです。C型肝硬変が基礎にある場合、一度ガンができた後の年間再発率は15％前後といわれています。

しかし、肝細胞ガンの治療後にインターフェロンを投与した場合、再発率が大幅に抑制されることが知られるようになりました。肝細胞ガンの再発抑制の目的で、インターフェロンを用いることは、現段階では残念ながらできませんが、アガリクスを利用した自己インターフェロンの誘導は可能です。肝細胞ガンに罹患された方にとっても、アガリクスは再発率の抑制目的で利用価値があると考えられます。

（3）進行肝細胞ガンに対する治療
インターフェロンそのものが肝細胞ガンに対して強い抗ガン作用を持つことが、最近クローズアップされています。これまで治療が不可能であると

肝硬変・肝細胞ガン治療の考え方

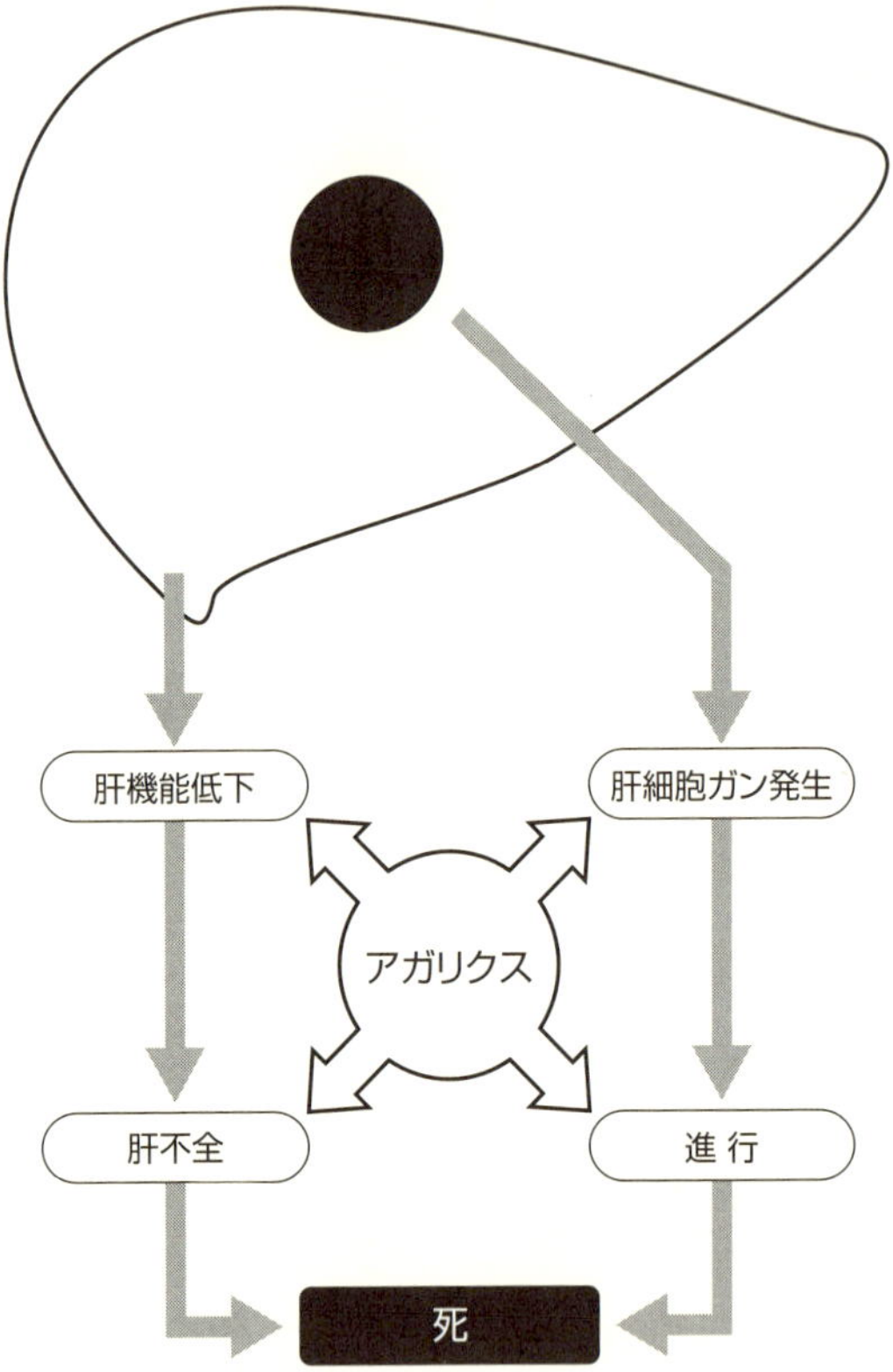

肝機能の温存、肝細胞ガンの早期発見・早期治療、この2つを両立させながら、確実な経過観察をしていくことが重要です。
アガリクスはさまざまな側面から有効性が期待できます。

薬剤性肝障害

薬剤性肝障害とは、薬の副作用によってもたらされた肝機能障害を指します。

薬剤性肝障害の多くは一過性のもので、原因薬剤の中止により自然に改善します。適切な治療を行えば心配ありません。しかし、中には劇症化して命にかかわるものもあります。念のため医療機関での経過観察をおすすめします。

肝機能障害が遷延するような場合には、一時的にアガリクスを試してみましょう。

薬剤性肝障害とは

薬の副作用による肝機能障害。通常は無症状で血液検査の異常のみのことが多い。時に重症化・劇症化することもある。

薬剤性肝障害のパターン

①アレルギー反応による肝機能障害

「身体に合わない」薬物を使用した場合に起こる副作用

②薬物中毒による肝機能障害

薬物を大量に使用した場合に起こる副作用

薬剤性肝障害治療におけるアガリクスの位置づけ

経過観察と正しい診断が大切です

薬剤性肝障害は、通常は自然に軽快する病態です。

まずは経過観察しましょう。

もし、経過観察していても、肝機能障害が遷延するような場合にはアガリクスを検討します。ただしこの場合は、アガリクスを始める前に、肝機能障害の原因として薬剤以外のものの可能性がないか、もう一度医師と相談し、必要に応じて追加の精密検査を受けるようにしましょう。

■アガリクスの肝細胞庇護作用

マウスを用いた動物実験では、四塩化炭素を用いて人工的に作り出された肝機能障害に対し、アガリクスが保護的に作用したことが報告されています。

アルコール性肝障害

アルコール性肝障害は、アルコールの摂取によってもたらされた肝障害の総称です。

さまざまな病態が含まれます。

アルコール性肝障害のバリエーション

アルコールを大量に摂取し続けると、多くの方は脂肪肝となります。

脂肪肝とは中性脂肪が肝臓にたまった状態です。

それでも飲酒を続けると、人によってはアルコール性肝炎となります。この状態でアルコールを制限すれば病気は進行せず、肝機能も元に戻すことが可能ですが、飲酒を継続すると肝機能は悪化の一途をたどり、アルコール性肝硬変や肝繊維症、肝不全となります。

こうなってしまうと、お酒をやめても肝機能は改善しません。もちろん、肝細胞ガンも発生します。

アルコール性肝障害の場合、アガリクスはもちろん無効ではないでしょう。しかし、まずはアルコールを中止することが大切です。早い段階であれば、アルコールを中止すれば肝機能は元に戻ります。しかし、すでに肝硬変となっている場合には、悪化を防ぐことしかできません。

アガリクス活用法【薬剤・アルコール性肝障害】

■治療の目標

肝機能の回復

薬剤性肝障害の場合には原因薬剤の中止、アルコール性肝障害の場合にはアルコールの中止が必要です。

これでもなお肝機能障害が遷延する場合に、アガリクスを利用します。

アルコールが中止できないのに、アガリクスを飲んでも、決して肝機能は改善しません。ご注意ください。

(ただし、ウィルス性肝炎など、肝機能障害の原因が他にある場合はこの限りではありません)

■具体的利用例

肝機能の一時的な低下に対して
1日6～18グラム

肝機能の慢性的な低下に対して

脂肪肝が原因	1日6～18グラム
アルコール性肝炎が原因	1日6～18グラム
アルコール性肝硬変が原因	肝硬変に準ずる

脂肪肝が原因の場合、高脂血症が合併していれば、そちらを参照してください。

免疫機能不全

免疫機能とは、身体を外敵から守るための仕組みです。

この機能が何らかの原因で低下した状態を免疫機能不全といいます。

免疫機能が低下すると、ウィルスや細菌、カビなどの感染症にかかりやすくなり、肺炎や尿路感染などを起こすようになります。

また、ガンを抑制するのも免疫機能の働きです。免疫機能の低下は、ガンの発生や進行の要因となりえます。

免疫機能不全は、決して特別な病気ではありません。

現代人の多くは、免疫機能が低下していると指摘されています。

また、不適切な食事制限や加齢によっても免疫機能は低下します。

免疫機能に関する詳細は、第3章を参照してください。

栄養不良、加齢による免疫機能不全

栄養不良など、日本では忘れ去られたような言葉ですが、これが原因で免疫機能が低下している人はかなりたくさんいます。栄養不良といっても、見た目には栄養状態は決して悪くありません。むしろ太っているような人もいます。

栄養状態がよいとは、決して太っていることを指す言葉ではありません。必要な栄養素が過不足なく摂取できている状態のことです。

必須栄養素の働きについては前述の通りですが、すべての必須栄養素がバランスよく摂れないと、一見元気な私たちも容易に栄養不良状態に陥ってしまいます。

栄養不良の主な原因を以下に示します。

食事の偏りによる栄養不良

極端なダイエットは、身体のさまざまな機能を破壊しますが、免疫機能の低下もその一つです。ダイエットをするようになってから風邪を引きやすくなった、なんていう話はよく聞きます。

お酒をたくさん飲む方も要注意です。酒を飲むから食事を控えるというのが、最も危険な発想です。アルコールにはカロリーはありますが、栄養分としてはほとんど利用できません。アルコールとつまみだけで生活しているような人は、かなり気をつけないといけません。お酒のみに肺炎が多いことはよく知られています。

運動機能・摂食機能の低下による栄養不良

脳梗塞で喉や舌の機能を失い、食事が十分に摂れない方、消化器官の病気で、消化吸収能力が低下している方も要注意です。

栄養不良の主な原因

①食事の偏り

偏食・ダイエット・大酒家など

②食事ができない

運動機能・摂食機能の低下（脳梗塞など）

消化吸収機能の低下（消化器系の病気など）

③通常の食事だけでは栄養補給が不十分

ガン・結核などの慢性消耗性疾患

④上記が複合している

高齢者など

脳梗塞で完全な麻痺の場合には、医療機関で栄養管理がされることも多く、むしろ理想的な栄養バランスが確保されている場合もありますが、手が不自由、足が不自由など不完全な麻痺の場合は、食事が十分に摂れていない方も確実に存在します。

消耗状態にあり、栄養補給が不十分

ガンや結核などの慢性消耗性疾患も栄養不良の大きな原因です。ガンの場合など、最終的には半数の方が感染症を併発しますが、その要因として重要なのが栄養状態です。ガンのような病気は、病気自体が多くのエネルギーを消費しながら進行していくため、きちんと食事をしているつもりでも、身体には栄養が回っていきません。栄養状態が悪くなってくる

アガリクス活用法【栄養不良・高齢者】

■アガリクス有効性のメカニズム

必須栄養素や生理活性物質を簡便に補給できる。

吸収が容易で、消化吸収能力が低下していても利用できる。


これについては繰り返し述べている通りです。理想的な総合栄養食品アガリクスの本領発揮といったところでしょうか。高齢者でも補助栄養食品として手軽に利用できますし、吸収しやすい加工が施してあれば、消化・吸収能力に問題のある方でも利用できます。

大量に摂取する必要がないので、ガン治療などで食欲が落ちている方も積極的に活用できます。カロリーが少なく、食物繊維を豊富に含むので、ダイエットなどにも利用できます。

■具体的利用例

一般的な栄養補給として	1日3～9グラム
高齢者の栄養補給として	1日3～9グラム
消耗状態・明らかな栄養不良状態の場合	1日6グラム～

消耗状態、栄養不良状態から離脱できるまで、短期間の間は大量に利用するのが望ましい。

栄養不良状態から離脱できたら、上記の維持量に減量することを検討する。

と免疫機能が低下し、ガンはさらに勢いを増していきます。

さまざまな要因が複合した高齢者の栄養不良

そして、最後は高齢者の方々。最近は介護サービスや給食システムなども整いつつあり、以前よりは大分改善されたようですが、高齢者の場合には食欲や運動機能の低下もあり、食事を十分に摂れていないことが多いようです。

病気を発症する高齢者の多くは、栄養不良状態にあるともいわれており、栄養不良による免疫機能不全は深刻な問題です。

病気に伴う免疫機能不全

免疫機能の低下が病気の原因になるわけですが、免疫機能を低下させる病気があるのもまた事実です。

免疫機能が低下する病気といえば、エイズ（ＡＩＤＳ＝後天性免疫不全症候群）が有名ですが、それ以外にも免疫機能が低下する病態はいくつもあります。

※ここでは、栄養状態を悪化させる病気（前項で取り上げた消化器系の病気やガンなど）は扱いません。

糖尿病

糖尿病は免疫機能が低下する病気の代表格です。

アガリクス活用法【病気に伴う免疫不全】

■アガリクス有効性のメカニズム

ベータDグルカンによる免疫機能の活性化
病気による消耗状態からの離脱

ここでご紹介した病気は、病気そのものが免疫機能を低下させるものです。ただし、栄養状態の悪化が病気そのものの発生に関与している可能性があります。
病気による免疫機能の低下に対しては、必須栄養素はもちろん重要ですが、それだけでは太刀打ちできません。ベータDグルカンなど、生理活性機能を持った物質が、ここでは重要な役割を演じます。

■具体的利用例

糖尿病・肝硬変　　それぞれ該当ページをご参照ください。
腎不全　　末期腎不全で透析を導入されている方は、主治医とご相談ください。
血清クレアチニン値が3 mg/dl以下の場合は、1日3グラムを目安にご利用ください。

先天性免疫不全症候群
後天性免疫不全症候群
共に1日6グラム以上を目安にご利用ください。

細菌がエサとして好むのは糖分ですが、糖尿病の患者さんは、つねに血液中に高濃度の糖分を維持しています。糖尿病になると細菌感染を起こしやすくなるといわれています。

※厳密には、高血糖やインスリン抵抗性などにより免疫機能が低下するためだといわれています。

糖尿病についての詳細は422ページをご参照ください。

肝硬変

肝硬変も免疫機能が低下した状態です。

肝臓は免疫を担当する、体内で最大の臓器です。肝硬変は肝臓の機能が慢性的に低下した状態ですが、このような状態では、さまざまな感染症にかかりやすくなります。肝硬変の患者さんは肺炎や腹膜炎を起こしやすく、また、それが原因となり肝機能がさらに低下することもあります。

肝硬変についての詳細は467ページをご参照ください。

腎不全

腎不全の状態では、体内に尿毒素と呼ばれる物質がたまります。尿毒素は身体のさまざまな機能に悪影響を及ぼしますが、免疫機能もその影響を大きく受けます。

腎不全が進行し、透析導入されている患者さんは、感染症やガンに罹患しやすいといわれています。

※腎不全の患者さんは、摂取した栄養素の代謝や排泄が大きく障害されているため、アガリクなどの健康食品の摂取も主治医とよく相談してください。

先天性免疫不全症候群

生まれつき免疫機能が弱いという方もいます。遺伝的に免疫機能が弱い病気を、まとめて「先天性免疫不全症候群」と呼んでいます。免疫細胞の機能が低下している病気、免疫に関与するタンパク質が作れない病気など、さまざまな病気がありますが、いずれも厳重な治療を継続しないと、重大な感染症に罹患して命を落としてしまいます。

治療は病気によって異なります。

HIV感染症／後天性免疫不全症候群（AIDS＝エイズ）

HIVとは、人の免疫細胞（リンパ球）に感染して、その機能を奪ってしまう病気です。その結果、免疫機能が低下して感染症にかかりやすくなります。感染症にかかるなど実際に症状がでてきた状態をAIDSと呼んでいます。

現在は、強力な抗ウィルス薬が何種類も開発され、それらの併用治療が主流ですが、米国ではアガリクスなどのベータDグルカンの機能に期待して、キノコ系の健康食品が利用されているようです。

治療に伴う免疫機能不全

病気そのものが免疫機能を低下させることがあれば、病気に対する治療が免疫機能を低下させることもあります。

免疫機能の低下は病気を悪化させますから、治療の選択には、患者さんの全身状態を正確に把握しなければなりません。また、病気に対して治療をすることのメリットとデメリットをじっくりと比較する必要があります。

手術療法

手術は身体に大きな負担がかかります。特に開腹術や開胸術など、身体への侵襲が大きな治療については、患者さんの全身状態を事前によく検討し、手術が適切な治療かどうかをしっかりと判断しなければなりません。

最近は医療技術の進歩もあり、手術自体は出血などの合併症が少なく安全に施行できるようになってきました。術前術後の全身管理もより適切に行われるようになり、手術は安全な治療法であるという認識が持たれています。無謀な拡大手術は衰退の傾向にあり、より現実的で確実な治療が選択されるようになっています。

しかし手術は、その治療自体が精神的・肉体的に大きなストレスであり、免疫機能の低下という観点からは危険を伴う治療です。

放射線療法

放射線療法は、主にガンを対象とした治療です。詳細は287ページをご参照ください。

放射線療法により、放射線を照射された局所の免疫機構の破壊（皮膚や粘膜など）に加えて、白血球などの免疫細胞も障害を受けます。

放射線治療を受けるに当たっても、十分な検討を要することはいうまでもありません。ただし、全身化学療法などに比較すると安全な治療であるということができます。

薬物療法（抗ガン剤・免疫抑制剤・ステロイドホルモン・抗生物質など）

免疫機能を低下させる薬物療法として有名なのは、抗ガン剤投与による化学療法です。化学療法は直接的に免疫系細胞を破壊し、その機能を奪います。

膠原病などの自己免疫の異常に基づく病気に対して、免疫抑制剤が投与されることがあります。この薬は、その名の通り免疫機能を抑制します。さまざまな病気の治療に広く用いられている副腎皮質ホルモン（ステロイドホルモン）も、免疫機能を抑制します。免疫抑制剤やステロイドホルモンを内服している患者さんは、肺炎や髄膜炎などの重篤な感染症に罹患しやすく、注意が必要です。

細菌感染症の治療に用いる抗菌薬（抗生物質）も、長期投与が新たな感染症の原因を作ることがあります。例えば、強力な抗生物質を投与すると、腸内細菌が全滅してしまいます。腸内細菌は腸の粘膜を保護する役割も担っていますが、無菌状態になると、抗生物質が効かない菌が容易に体内に侵入して（菌交代現象）、下痢を起こしたり熱が出たりします。

放射線療法の免疫機能に与える影響

（1）放射線照射による局所免疫機構の破壊

放射線が当たる皮膚や粘膜などは、局所の免疫機能が破壊され、潰瘍をつくったり感染を起こしたりします。

（2）放射線照射による造血器機能障害（白血球の減少）

放射線により、血液を造る能力が低下します。最も影響を受けるのは白血球など免疫を担当する血球群であり、十分な注意が必要です。

薬物治療の免疫機能に与える影響

（1）抗ガン剤投与による免疫細胞障害

（2）免疫抑制剤投与による免疫細胞障害

これらの薬物は免疫細胞を破壊します。

（3）副腎皮質ホルモン投与による免疫反応の抑制

ステロイドホルモンは、免疫反応を抑制します。

（4）抗菌薬投与による菌交代現象

抗菌薬の不適切な投与により、身体を保護していた細菌群が死滅し、局所の免疫機構が破壊されてしまいます。

手術療法の免疫機能に与える影響

（1）手術による身体への肉体的ストレス

人為的外傷による肉体的ストレスは免疫機能を低下させます。

（2）術前・術後の精神的ストレス

精神的ストレスは自律神経系・内分泌系を介して、免疫機能に悪影響を及ぼします。

（3）出血による自己の免疫細胞・免疫物質の喪失

体内の免疫細胞や免疫物質を出血とともに喪失し、免疫機能が低下します。

（4）輸血

輸血は免疫機能に悪影響を及ぼすといわれています。

（5）麻酔

麻酔により局所の血流障害などが発生し、これが生体機能を低下させる原因になることがあります。

（6）術後の運動制限

身体を動かせないという環境が、肺炎などの原因になります。

■具体的利用例

手術療法に伴う利用　　　　　1日6～12グラム

術前からアガリクスを積極的に摂取する。
1日6～24グラム

術前準備で経口摂取を禁じられたら摂取を一時中止し、術後食事再開とともにアガリクスの摂取も再開する。

2週間ごとに段階的に（3～6グラムずつ）減量していく。

薬物療法に伴う利用

ガン以外の疾患の場合、　　　1日3～6グラム
服薬後、感染症に罹患していない。
治療対象疾患による症状がない。
または服薬期間が3カ月未満

1日6～9グラム
服薬後、感染症に罹患している。
治療対象疾患による症状がある。
または服薬期間が1年以上

放射線療法に伴う利用
301ページを参照してください。

アガリクス活用法【治療に伴う免疫不全】

■アガリクス有効性のメカニズム

① 治療により障害を受けた免疫系細胞を保護・活性化する。

ベータDグルカンをはじめとする糖タンパク類や、ガンNK細胞などの免疫担当細胞を直接的に活性化します。

また、免疫細胞が十分に力を発揮するために必要な微量元素（セレンなど）を供給します。

② 白血球を含む造血器の機能を活性化する。

必須アミノ酸やビタミン類をはじめとする必須栄養素を供給し、造血器機能をバックアップします。

③ 全身状態を改善し、肉体的・精神的ストレスから解放する。

ストレスは免疫機能を低下させます。アガリクスが精神的健康感を改善させることは、代替医療研究機構の調査報告からも示唆されています。

治療経過表

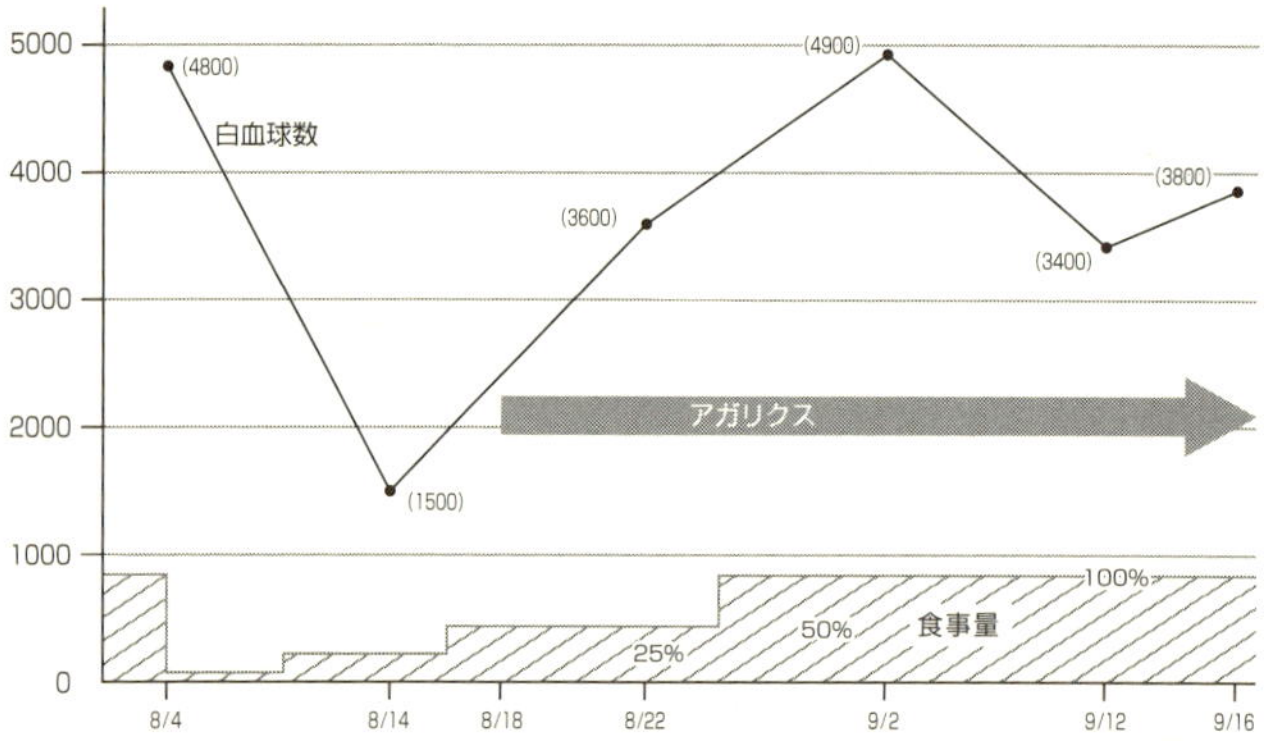

考察

肺ガンに対して強力な化学療法を施行された患者さんです。

1回目の化学療法で、骨髄（造血器）は強い副作用を受け、治療開始より10日目の血液検査では白血球数は1500と減少しています。8月22日に白血球が回復しているのは、アガリクスの効果かどうかはわかりません。70代という年齢を考えると、白血球減少から1週間程度で、通常はここまでスムーズに回復しないことが多いですが…

2回目の化学療法は同じ内容で行われています。この際、治療開始から10日目の血液検査では白血球は3400と軽度の減少にとどまっています。通常、化学療法は回を重ねるごとに骨髄が疲弊し、白血球減少の程度はひどくなり回復も遅くなるのが普通ですが、この患者さんには1回目の治療の時よりもむしろ白血球数の減少は軽度で、回復もスムーズです。

上記より、アガリクスが白血球の回復にプラスに作用したと判断することができると考えられます。

2回目の治療で、吐き気や食欲に対する変化もアガリクスの関与が示唆されます。

CASE REPORT　有効症例

71歳女性／肺ガンに対する化学療法中
白血球の速やかな回復と全般的な副作用の軽減

主症状　全身倦怠感／胸痛／慢性咳

診断名　肺ガン（肺腺ガン）／肝転移・リンパ節転移／臨床病期 stage 4

アガリクス摂取量
当初12グラムより開始、治療中24グラム、現在6グラムで継続中

病歴	2001年	6月	上記の主症状で近くの病院を受診。 肺腫瘍と診断される。
		7月	地域の総合病院を紹介受診。入院となる。 気管支鏡によるTBLB（病理組織検査）にて肺腺ガンと確定診断。 全身CT検査・腹部超音波検査にて肝臓と胸部のリンパ節に転移が見つかり臨床病期4期と診断。手術は不可能と宣告された。 化学療法を選択。
		8月4日	化学療法開始（CDDP＋VDS療法） 治療開始早期より強い吐き気が出現。3日間は食事ができず、治療の中止も検討した。
		8月14日	血液検査で白血球数が1500まで低下。 準無菌管理となった。
		8月18日	アガリクスの摂取を開始（1日12グラム）
		8月22日	白血球数は3600まで回復。
		9月2日	化学療法2クール目を開始。治療開始前の白血球数は4900。 今回は吐き気などなく、スムーズに治療が行われた。食欲の低下も認めず。
		9月12日	血液検査にて白血球数は3400と低下軽度。
		9月18日	血液検査にて白血球数は3800と上昇傾向。

治療経過表

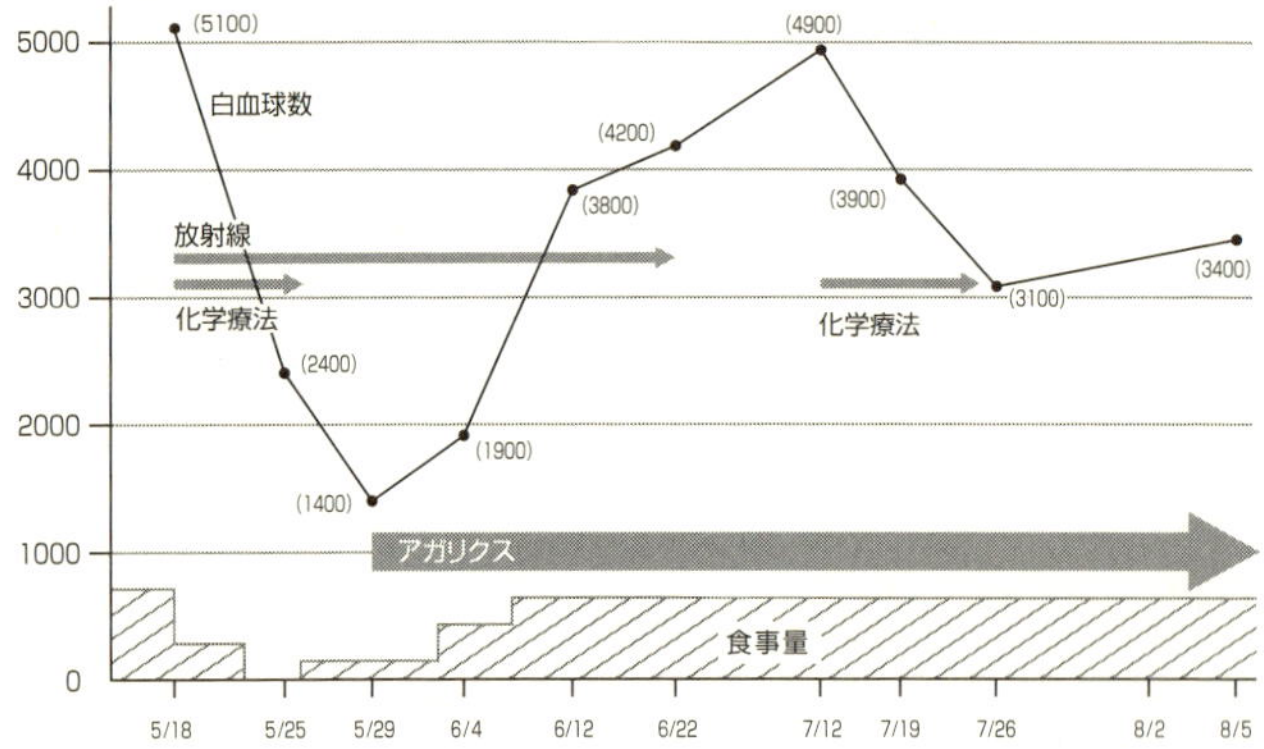

考察

この患者さんも、元気であったということで、強力な治療（化学放射線療法）が選択されました。膵臓ガンに対してはゲムシタビンという比較的穏やかな抗ガン剤が認可されていますが、この患者さんには、より強力で、副作用も強い薬剤があえて用いられました。

１回目の治療では案の定、白血球が急激に減少しています。１人目の患者さんと同じくアガリクスの摂取を開始して臨んだ２回目の治療では、白血球の減少は軽度にとどまりました。２回目の治療のほうが、白血球がより減少しやすいというのは前の患者さんと同じです。

この患者さんの場合には、１回目の治療で放射線療法を併用されています。しかし、膵臓ガンに対する放射線治療は、化学療法に比較すると骨髄機能の抑制（白血球の減少）などが起こりにくく、この患者さんの場合にも、２回目の治療で白血球があまり減少しなかったのは、放射線を併用しなかったからというよりは、アガリクスを摂取していたからと考えるほうが自然です。

また、２回目の治療には強い吐き気などが伴わず、食事も十分摂取できており、これも白血球の減少を予防した１つの要因かもしれません。

CASE REPORT　有効症例

58歳女性／膵臓ガンに対する化学療法中
白血球の速やかな回復と全般的な副作用の軽減

主症状　全身倦怠感／胸痛／慢性咳

診断名　膵臓ガン（膵頭部腺ガン）／肝転移・リンパ節転移・門脈浸潤

アガリクス摂取量

当初24グラムより開始、段階的に減量、現在6グラムで継続中

病歴

2001年　4月　上記の主症状で地域の総合病院を受診。
緊急入院となり、各種検査および黄疸に対する治療が行われた。
腹部ＣＴ、腹部血管造影検査、逆行性膵胆管造影検査（ＥＲＣＰ）により上記診断。
手術適応なしと判断された。
化学療法単独、化学療法＋放射線療法を提案され、後者を選択。

5月18日　治療を開始。
化学療法（CDDP＋5FU）・放射線療法（60グレイ・20回分割照射）併用

5月25日　血液検査にて白血球数2400と減少。

5月29日　白血球はさらに減少し、1400となる。
アガリクスの摂取を開始

6月4日　白血球数は1900と上昇し始める。

6月12日　白血球数は3800とさらに改善。

6月22日　放射線治療が終了。白血球数4200。

7月12日　2回目の治療を開始。今回は化学療法単独。
治療開始前の白血球数4900

7月19日　白血球数3900

7月26日　白血球数3100

8月2日　白血球数3400

8月5日　退院。

消化器症状・消化管疾患

消化器の症状は、吐き気、腹痛、便秘、下痢、ガスが多い、おなかが張る、など多岐にわたります。

これらの症状と関係が深いのは食事と排便です。

腸の動きに影響を与える食べ物としては、キムチやカレーなどのスパイス類（特にトウガラシ）が有名です。辛いカレーを食べて下痢をした経験をお持ちの方もいらっしゃるのではないでしょうか？　トウガラシよりも緩やかではありますが、確実に腸の動きに影響を与える栄養素があります。それは食物繊維です。

食物繊維は、腸にとって一石二鳥の栄養素

食物繊維は、食物の腸管内滞在時間を短縮させます。

便秘の方などには、食べたものが便として排泄されるのに三～四日かかる方もいますが、食物繊維をたっぷり摂れば、普通は二十四時間程度で排泄することができます。

消化管の中に食べ物が長時間滞在していると、腸の中で食べ物が発酵してガスや有害物質が発生

します。有害物質は腸粘膜への刺激となり、大腸ガンの要因となる可能性が指摘されています。

食物繊維は、腸の動きをスムーズにして食べ物を速やかに消化・吸収し、便として排泄します。食べ物の滞在時間が短ければ、ガスや有害物質の発生量も少なくすみます。

食物繊維にはコレステロールやその他の有害物質を吸着する働きもあり、腸にとっては一石二鳥の栄養素であるといえます。

便秘症・過敏性腸症候群（過敏性腸炎）

消化器症状の多くは、消化器系に病気があって起こるわけではありません。消化管の中を食べ物やガスがスムーズに移動しないことが原因であることが多いのです。おなかが痛くて病院を受診して、いろんな検査をしたけれど、結局異常なしといわれた経験をお持ちの方も多いと思います。

「病気でないのにおなかが痛い」？

このような痛みの原因は、消化管の中に停滞している食事やガスです。これが滞りなく排泄されれば、おなかの症状が緩和されます。実際、排便後に症状が改善することが多いはずです。このような病態を、過敏性腸症候群（過敏性腸炎）、消化管ガス症候群などと呼んでいます。

また、腸そのものが病気であるというわけではありませんから、腸の機能が原因で起こる腹痛という意味で、機能性腹痛症候群という言葉が使われることもあります。（ただし、この言葉は腸の

痛みに限定するものではありません）

このような症状にアガリクスは最適です。

このような症状は、消化管そのものの病気というよりは、消化管の機能（働き）の異常によるものです。

消化管の機能をコントロールしているのは自律神経ですが、消化管の内容物（食事）も消化管の機能に大きな影響力を持っています。

食物繊維は、消化管の内容物の通過をスムーズにします。また、カルシウムやマグネシウムなどのミネラルも便通のコントロールに重要な役割を持っています。これらの成分はアガリクスに豊富に含まれています。

またアガリクスはさまざまなアミノ酸やミネラルを介し、自律神経の安定化にも関与すると考えられており、こちらの面からの作用も期待できます。

消化器症状は多彩

吐き気
腹痛
便秘
下痢
ガスが多い
おなかが張る…

もとをただせば腸の「働き」が原因であることが多い。
腸の働きを改善させれば症状が改善する。

食物繊維の働きは…

食べ物の腸管内滞在時間を短くする。
食べたものが速やかに消化吸収され、
便として排泄される。
▼
症状が緩和する。

食べ物の腸内発酵を抑制し、
ガスや有害物質の発生が少ない。
腸内で発生した有害物質を吸着する。
▼
大腸ガンなどの消化管疾患を予防する。

アガリクス活用法【過敏性腸症候群・他】

■アガリクス有効性のメカニズム

①豊富な食物繊維が食物の腸管内滞在時間を短縮する。
食べ物がスムーズに便として排泄される。

②腸管運動を調整する。
アガリクスの自律神経調整作用（必須アミノ酸の働き）が、腸の働きを整える。

アガリクスは豊富に食物繊維を含んでおり、その排便促進作用はかなり強力です。頑固な便秘に悩んでいた人が、アガリクスを摂取し始めた翌日から快便になったという報告は多くあります。通常便であった方が軟便になることも多いようですが…。自律神経を介した作用も考えられますが、こちらは推測段階です。

■具体的利用例

便秘傾向で腹痛を伴う　　　1日3～6グラム
　症状を見ながら調整します。
　腹痛の程度によっては、医師の処方も併用します。
便秘傾向（無症状）　　　　1日3～6グラム
　排便の状況を見ながら

比較的急に発生した便秘の場合、大腸や直腸のガンが便秘の原因となっている可能性もあります（主に中年以降の方）。便柱が細くなるような場合も同様です。まず、医師の診察を受けてください。

残念ながら下痢を主体とした腹痛症状に対しては、アガリクスが有効であるという確証はありません。ただし、自律神経系の異常が下痢の原因であれば、効果が期待できる可能性があります。

慢性的に続く下痢の場合は、炎症性腸疾患や慢性感染症（結核・アメーバなど）の除外診断が必要です。医師とご相談ください。

CASE REPORT 有効症例

36歳女性／過敏性腸症候群による腹痛
速やかに排便習慣が改善し、腹痛が消失

主症状　腹痛・便秘・下痢
診断名　過敏性腸症候群

アガリクス摂取量

当初6グラムより開始。4週間後減量し、現在3グラムで継続中

病歴　10年以上にわたって、腹痛を伴う便秘と下痢を繰り返してきた36歳女性。これまで、病院にて過敏性腸症候群と診断され、腸管運動調整剤（イリコロンM）、鎮攣剤（ブスコパン）などを処方されるも改善がなかった。アガリクスの摂取を開始翌日より排便習慣の改善を認め、腹痛も軽快した。

治療経過

便の性状	便秘	下痢	便秘	便秘	通常便	通常便
排便回数	0	3	0	1	1	1
腹痛の程度（10を最大として）	5/10	4/10	5/10	1/10	0/10	0/10
				▲アガリクス摂取開始		
日付	2001/9月27日	28日	29日	30日	10月1日	2日

大腸ガン

増加傾向の続く大腸ガン

大腸ガンはさまざまな症状をきたします。主なものは腹痛と便秘ですが、症状が出るのは進行してからです。日本人にも近年増加傾向にありますので、四十歳以上の方は、便潜血検査などを定期的に受け、早期発見を心がけましょう。

以前より食物繊維には大腸ガンの予防効果があるのではないかといわれてきました。米国を中心に大規模な研究がいくつも実施されてきましたが、ある研究では効果がある、またある研究では効果がないという結果が報告され、専門家の間でも意見が分かれていました。しかし、最新の最もスケールの大きい研究では、やはり効果ありとの結論が出ており、食物繊維と大腸ガンをめぐる論戦もようやく落ちついた感があります。

また近年、ビタミンDの大腸ガン予防効果がテキサス大学の研究グループによって発表されています。

アガリクスは、食物繊維とビタミンDという大腸ガン予防の二大因子を豊富に含んでいます。マ

アガリクス活用法【大腸ガン予防】

■アガリクス有効性のメカニズム

①ビタミンＤが大腸ガンの発生を抑制する。
アガリクスに含まれるビタミンＤが作用します。

②食物繊維が腸管内滞在時間を短縮し、
有害物質の発生を抑制する。
③食物繊維が腸管内で発生した有害物質を吸着する。
前述の通り、食物繊維にはこの２つの作用があります。

④免疫機能を正常化、活性化し、
ガンを早期の段階で自然治癒する。

ガン細胞は日々生まれ、免疫機能により自然治癒しているといわれています。必須栄養素の補給とベータｄグルカンなどの生理活性物質の補充により、人間の身体が持つ免疫機能を活性化し、大腸ガンの発生・進行を抑制します。

■具体的利用例

便秘傾向のある方	１日３～６グラム
便秘傾向のない方 現在、健康状態が良好な方	１日３グラム

※これについては、大規模臨床調査による疫学的な裏付けはありません。あくまで１つの提案としてご理解ください。

ウスを使った実験では、実際に発ガン抑制効果が示されています。自己の免疫能力を高め、ガンのイニシエーション、プロモーションを抑制するという作用も、もちろん期待できます。

炎症性腸疾患(クローン病・潰瘍性大腸炎)

炎症性腸疾患は、難病にも指定されている原因不明の難治疾患です。大腸をはじめとする消化管に原因不明の慢性的な炎症が起こり、潰瘍やびらんを形成、下痢と腹痛、腸の機能が低下することによる消化吸収不良を主症状とする病気です。

自己免疫疾患としても分類され、免疫反応の異常が背景にあります。

炎症性腸疾患の発症には食生活が関係している

この病気には遺伝的素因があることがわかっていますが、その発症には食生活が強く関係しているといわれています。食事の西欧化に比例して患者数も急激に増えてきているのです。

治療の基本は食事制限

治療は食事療法と薬物療法、それでも症状がコントロールできない場合は腸の切除なども行われることがあります。

食事療法は、腸への負担を減らすという目的で、便ができにくいものや(低残渣食)、腸に刺激になる脂肪分を制限すること(低脂肪食)などが主体です。薬物療法としては、副腎皮質ホルモン

（ステロイド）や免疫抑制剤（アザチオプリンなど）、サラゾピリンが用いられます。

多価不飽和脂肪酸と食物繊維に新しい可能性

この病気は、厳しい食事制限に患者さんも苦しんできましたが、近年、新しい食事療法を提案する二つの流れがあります。

腸に負担をかけないため、便ができにくい食事が推奨されていましたが、食物繊維が病気を沈静化する可能性が指摘されるようになってきました。

また、魚などに含まれる多価不飽和脂肪酸の一部が、腸の炎症を抑えるのではないかということです。脂肪は炎症を引き起こす原因となるとされ、低脂肪食が強く進められてきましたが、脂肪も種類によっては治療効果が期待できることがわかってきました。

このように、腸の炎症に対してプラスに作用する成分は、制限ではなく、ある程度積極的に摂取してもよいのではないかというものです。

アガリクスは、多価不飽和脂肪酸と食物繊維の両者を豊富に含みます。また、この二つ以外にも多くの必須栄養素を、身体に吸収しやすい形で含んでいることから、炎症性腸疾患に対しては有用な素材となりうる高い可能性を秘めています。

アガリクス活用法【炎症性腸疾患】

■アガリクス有効性のメカニズム

①良質な食物繊維を豊富に含む

腸管内の食べ物の滞在時間を短縮します。また、食物繊維自体が腸の炎症抑制にプラスに働く可能性があります。

②多価不飽和脂肪酸の作用

これは検討段階ですが、腸粘膜での抗炎症作用が注目されています。

③必須栄養素の供給源として

広範な炎症が起こっている場合、消化吸収能力に著しい障害が出現します。このような場合、栄養補給が重要です。

アガリクスは良質な総合栄養食品として活用できます。

④大腸ガンの予防効果

炎症性腸疾患は、長期的に大腸ガンを合併しやすいことがわかっています。大腸ガンの予防が、炎症性腸疾患治療における長期的な課題の１つです。

■具体的利用例

１日６グラム程度

これについては、残念ながらよくわかっていません。どのくらい摂取すれば効果が発現するのかは不明ですし、腸の炎症の程度によっても異なることが予想されます。もちろん過剰摂取がマイナスである可能性もあります。常識的範囲内ということで、１日６グラム程度の摂取を推奨します。

症状が増悪する場合、医師から食事の摂取を制限されるような場合には、必ず医師の指示に従ってください。

自己免疫疾患・アレルギー性疾患

免疫機能が低下すると、外敵からの防御能力が失われ、感染症などにかかりやすくなります。

しかし、免疫機能が異常に亢進すると、自分自身の身体を外敵と誤認して攻撃してしまうことがあります。このような病気を自己免疫疾患と総称しています。慢性関節リウマチや全身性エリテマトーデスなどは、この自己免疫疾患に分類されます。関節などで症状が出ることが多く、膠原病とも呼ばれますが、関節以外にも、甲状腺や肝臓、消化管、腎臓、肺、皮膚など、多彩な臓器に多彩な症状を発現します。

また、何らかの刺激に免疫機能が過剰に反応して、身体の機能を一部麻痺させてしまうこともあります。このような病気はアレルギー性疾患と呼んでいます。アトピー性皮膚炎や気管支喘息などがここに分類されます。

自己免疫疾患は、いまだに未知の領域

免疫の機能は、まだまだ未知の領域で、自己免疫性疾患・アレルギー性疾患については、わかっ

ていないことが多いのです。副腎皮質ホルモン（ステロイド）が治療に用いられるようになってからは、一定の成果を上げるようになってきましたが、根本的な治療法はいまだに見出されていません。

しかし、この領域でもアガリクスの有効性が散発的に報告されており、近年注目を集めています。

アガリクスの免疫調整機能が光明をもたらすか？

アガリクスには免疫調整機能があるとされています。

ベータDグルカンは、免疫系の情報伝達に重要な役割を果たしているリンパ球やインターフェロンなどの物質を誘導するということが基礎実験からいわれています。リンパ球やインターフェロンは、自己免疫性疾患やアレルギー性疾患でも大きく関与しており、この領域での有効性を期待できることは事実です。

しかし、実際の有効性を客観的に証明するだけの十分な臨床的情報はまだ集まっていません。

この領域での有効性の検証はこれからの課題の一つです。

アトピー性皮膚炎

アトピー性皮膚炎とは、皮膚にかゆみを伴う粉っぽい湿疹ができ、慢性的に良くなったり、悪くなったりを繰り返す病気です。

免疫機能の異常に伴う病気

免疫機能

体内に侵入、あるいは発生してきた外敵を認識し、
これを攻撃・破壊する。

免疫機能が低下すると…

外敵が体内で増殖・繁殖する。
感染症の発症
ガンの発生・進行

免疫機能が異常に亢進すると…

外敵を正確に認識できない。
自分の身体を外敵と誤認する。
▼
自分自身の身体を攻撃・破壊してしまう。

関節	→関節炎
筋肉	→筋炎
血管	→血管炎・腎不全・失明
皮膚	→皮膚炎
肝臓	→肝炎
甲状腺	→甲状腺機能低下・亢進
腸	→腸炎

患者さんの多くは、アトピー素因と呼ばれるアレルギー体質を持っています。この体質を持った人が、何らかの環境刺激をきっかけに発症します。気管支喘息を合併することもよくあります。最近は増加傾向にあり、小児においては「国民病」とまでいわれるほど一般的な病気です。

現代医学による治療ガイドライン

アトピー性皮膚炎には、厚生労働省が作成した「治療ガイドライン」というものが存在します。このガイドラインによると、アトピー性皮膚炎の治療は以下のように進めることになります。

①原因の除去

まず、何が原因でアトピー性皮膚炎が発症・悪化したのか検討し、考えられる原因を除去します。原因として多いのは、小児の場合は、食べ物や生活環境、細菌やカビなど。成人に近づくにつれ、皮膚への接触刺激やストレスなども原因となります。

②スキンケア

スキンケアも重要です。

皮膚にはさまざまな機能がありますが、皮膚に炎症が起こると、それらの機能が失われてしまいます。それを守るためのスキンケアは必須です。

③薬物療法

炎症を抑えるための薬物療法を行うことになります。痒みを抑えるための抗ヒスタミン薬、抗アレルギー薬の内服、皮膚の炎症を直接抑制するための副腎皮質ホルモン（ステロイド）の外用を行います。
薬物療法を開始して、良くならない場合は、治療を強化（ステップアップ）、良くなる場合は、徐々に薬の量を減らす（ステップダウン）ことが治療の原則です。
重症の場合には、ステロイドを内服することもあります。

アガリクスは有効だが……

以前は、アトピー性皮膚炎は小児期を過ぎると自然に良くなることが多かったのですが、近年は成人型のアトピー性皮膚炎も増えています。これには食生活など、ライフスタイルの関与が示唆されています。

アトピー性皮膚炎に関しては、アガリクスの有効症例も多数存在しています。有効性が期待できる疾患の一つであることには間違いありません。このことは一般によく知られた事実です。しかし、アガリクスなど代替医療で病気を治すという民間療法業者からの情報は鵜呑みにしないように注意が必要です。

最近、ステロイドという言葉に拒絶反応を示す方が多いようです。皮膚科では、民間療法業者からの誤った医療情報によるステロイド拒絶者が増えており、そのため治療に難渋するケースが多く、問題になっています。どうも、ステロイドの内服と外用についての情報が交錯しているようなので

アガリクス活用法【アトピー性皮膚炎】

■アガリクス有効性のメカニズム

①免疫調整作用によるアレルギー反応の抑制

Ｔ細胞機能の調整、細胞間情報伝達物質への作用などから、免疫調整作用が期待されます。

②その他の生体機能の正常化

必須栄養素の補給により、全身の生体機能を正常化することで、免疫系機能も正常化が期待できます。

■具体的利用例

かゆみなどの症状が強い場合
皮疹が全身に及ぶ場合　　　１日９～12グラム以上

医師から処方されている薬物については相談しながら調整してください。アガリクスは併用使用が可能です。主体的に利用します。症状が改善するまで大量使用が効果的であるようです。

症状が軽い場合
皮疹が部分的な場合　　　１日３～６グラム

医師の処方については、相談しながら調整してください。
アガリクスを主体的に利用します。
症状を見ながら自己調整（減量）していきます。

アトピー性皮膚炎の治療については、手探りの部分も多く、強い内服治療でもコントロール困難な症例が多く存在します。薬物治療についても議論のあるところであり、主治医と相談しながら内服薬を調整してください。アガリクスの有効性について、大規模臨床研究は行われていませんが、有効症例が多く存在することから、今後、アトピー性皮膚炎を対象とした調査を計画しています。

す。

確かに、ステロイドの内服は、長期的にさまざまな副作用をきたしますが、ステロイドの局所使用（外用や吸入）は、ほとんど副作用がないことが確認されています。（顔面皮膚への使用は慎重であるべきですが）

ステロイドの外用は、副作用が問題になるケースよりも有効なケースのほうが圧倒的に多い治療です。拒絶反応を示さず、まず皮膚科専門医の意見を聞き、よく説明を受けた上で、ステロイドの外用は前向きに検討してみてください。もちろん、長期に使用しているにもかかわらず改善しない場合には、ステロイドに頼らない治療を探すべきですが、現時点では、もっとも有効な治療手段の一つです。

気管支喘息

気管支喘息は、気管の表面が刺激に対してアレルギー反応を起こし、それにより気管がむくみ、狭くなり、呼吸が苦しくなるという病気です。この病気も、問題なのは起こらなくてもいい免疫反応が起こってしまうことにあります。

なぜ、このような免疫反応の異常が起こるのかはわかっていませんが、遺伝的な素因に加えて、食事抗原や大気汚染の関係なども指摘されています。

気管支喘息の素因のある方は、現状では、この異常な免疫反応を抑えるための持続的な治療が必要になります。

内服治療を自己判断で中止して、吸入薬のみを必要に応じて使用している方が多いのが実状ですが、日本では、信じられないことに喘息による窒息死がかなりの数に上っています。この窒息死の原因は、継続的な治療をせずに吸入薬を常用していたこと。そのため、強い発作に対して薬物で対応できなくなったことです。

病気の原因が免疫反応の異常であるならば、ここでもアガリクスの可能性が期待できます。実際、気管支喘息の発作が少なくなった、吸入薬の使用回数が少なくなったなどの症例報告があります。ただ、気管支喘息への治療効果については、現状では確定的な有効性を保証するものではありません。

アガリクス活用法　【気管支喘息】

■アガリクス有効性のメカニズム

①免疫調整作用によるアレルギー反応の抑制

Ｔ細胞機能の調整、細胞間情報伝達物質への作用などから、免疫調整作用が期待されます。

②その他の生体機能の正常化

必須栄養素の補給により、全身の生体機能を正常化することで、免疫系機能も正常化が期待できます。

■具体的利用例

発作を頻回に繰り返す場合　　　１日６～12グラム

医師に指示された内服治療と吸入薬に加えて、
アガリクスを補助的に使用します。

時々（３カ月に１回程度）発作が起こる場合　１日３～９グラム

医師に指示された内服（吸入）治療に加えて、
アガリクスを補助的に使用します。

内服薬を使用せず、発作が起こっていない場合
１日３～６グラム

医師の指示があれば内服（吸入）治療を継続すべきです。
アガリクスは主体的に維持使用します。

気管支喘息は、窒息死しうる病気であるという認識を持ち、医師の指示通り内服・吸入を継続するのが基本方針です。病状を見ながら、内服・吸入を減量し、可能であれば中止します。薬剤の減量・中止には、必ず医師の同意が必要です。

骨粗鬆症

骨粗鬆症とは、骨の中のカルシウムの量が低下して、骨がもろくなり、折れやすくなったり、骨の痛みが発生したりする病気です。

特に閉経後の女性では骨の中のカルシウム量が低下しやすく、骨粗鬆症は二十一世紀の国民病ともいわれています。

骨が折れる、骨が痛い、というのが問題なのではありません。

骨が折れれば、身体を動かしにくくなります。高齢者では骨折を機に寝たきりになってしまうこともあります。寝たきりになると、尿路感染や肺炎などを起こしやすくなり、命にも関わります。

骨粗鬆症の治療・予防は、医療費や国民衛生の観点からも、とても重要な課題なのです。

最大の原因はカルシウム不足

骨粗鬆症の最大の原因はカルシウムの摂取不足です。日本人の食生活の中で、最も不足しているのがカルシウムですが、食べても吸収されにくいというのも、カルシウム低下の一因です。

骨粗鬆症は重大疾患

カルシウム摂取量の低下
カルシウム吸収量の低下
ビタミンDの摂取不足
ビタミンDの活性化不足
タンパク質・アミノ酸の摂取不足
閉経
運動不足…

▼

骨量の低下

▼

骨折・骨痛

▼

寝たきり
褥創・尿路感染・肺炎

▼

敗血症・死亡！

また、カルシウムさえ摂っていれば骨が丈夫になるかというと、そういうわけでもありません。骨を硬く丈夫な状態に維持するためには、カルシウム以外にもビタミンDやタンパク質などが必要です。

ビタミンDも摂っただけではだめです。体内で活性化しなければなりません。ビタミンDを活性化するためには、日光浴が必要です。太陽の光でビタミンDは活性化されるのです。

忘れてはいけないのは、運動不足です。骨はきたえればきたえるほど丈夫になるのです。運動をしないと、骨には「自分自身を強くしろ！」という刺激が伝わらず、どんどんもろくなります。骨粗鬆症の予防には運動も重要です。

骨粗鬆症を総合的に改善できるアガリクスの成分バランス

アガリクスはカルシウム、ビタミンD、タンパク質やアミノ酸など、骨の原料になる物質を豊富に含んでいます。もちろん、アガリクスだけで骨粗鬆症を治癒することはできませんが、日常の食事と上手に組み合わせることで、その有効性が期待できると考えられます。

実際に、アガリクスを利用しはじめてから、骨粗鬆症の症状である骨痛が緩和されたという報告も複数あります。ただし、これについては他の骨粗鬆症治療が併用されていることが多いため、純粋にアガリクスの効果であるということはできませんが、アガリクスの成分を考えると、アガリクスもその効果に一役買っているといってもよいでしょう。

また、アガリクスがガンの痛みに効くように、骨の痛みにも同様に作用しているかもしれません。

もちろん、昼間は家でごろごろしないで公園を散歩するなど、太陽の光を浴びることや、身体を積極的に動かすことも大切です。（注意：骨粗鬆症で骨折の既往がある方は、医師の承諾を得てから運動するようにしてください）

アガリクス活用法　【骨粗鬆症】

■アガリクス有効性のメカニズム

①カルシウムの補給
②ビタミンDの補給
③タンパク質・アミノ酸の補給

アガリクスのカルシウム含有量は決して多くはないですが、吸収されやすい形態で含まれています。他のカルシウム食品との併用を推奨します。各成分の詳細につきましては第２章をご参照ください。

■具体的利用例

骨折の既往がある場合
骨痛がある場合　　　　　　１日６～24グラム
医師の処方・注射に加えて、アガリクスを使用します。
症状に応じて、２週間ごとに分量を調整してください。
痛みが強い場合には、多めの分量を試してみてください。
運動療法には医師の許可が必要です。

骨量が減少している場合　　１日６グラム～
骨量減少の程度によっては、内服治療を行います。
骨量減少が軽度である場合には、内服は行わず、アガリクスを中心に使用します。運動も積極的に行います。

予防的に利用する場合　　　１日３グラム
カルシウム製剤やビタミンD製剤を利用する必要はありません。
アガリクスを主体的に使用し、運動も積極的に行います。

代替医療研究機構では、今回まとめたアガリクス有効性調査の中間報告を受けて、今後、より本格的な研究活動を継続していく予定です。

どのような病気により効果的なのか？

どのくらいの容量が適切なのか？

どのような使い方がより有効なのか？

副作用はないのか？


検討すべき課題はたくさんあります。

アガリクス有効性調査は調査参加者を継続的に募集しています。

みなさんのご協力をお待ちしています。

[補章]

アガリクス有効性調査について

SUB CONTENTS

調査の仮説「アガリクスはＱＯＬを改善する」

「アガリクスを飲むと元気になる」ことをまず証明する

調査を開始するにあたって、この調査で何を検証するのかを明確にしなければなりません。これを「仮説」といいます。

アガリクスの有効性を実感しているという利用者の方々の多くは、飲み始めてから、体調がよい、食欲が出てきた、体重が戻ってきたなどと、飲む前と比べて「元気になった」ことを報告しています。そこで、今回の調査は「アガリクスを飲むと元気になる」という仮説を立てました。この仮説を医学的に表現すれば、「アガリクスはＱＯＬを改善する」ということになります。

中間報告では、進行ガン患者さんを中心に、あらゆる疾患の患者さんをひとまとめにして集計しましたが、今回の調査では、疾患ごと、あるいは病気のステージごとに個別に検討を行うことになります。

疾患ごとの評価は症例対象研究から開始する

こんな仮説ではあまりにも抽象的、と思われるかもしれません。

しかし、さまざまな病気一つ一つに対する有効性を医学的に証明するためには、それぞれの病気ごとにたくさんの患者さんの協力が必要になります。また、病気ごとに「有効」の指標が大きく異なります。

そこで、ガンが小さくなる、血圧が下がる、血糖値が下がる、などの病気ごとの項目は、調査対象者一人一人を個別に検討することとしました。（これを症例対象研究といいます）

有効であった症例に対しては、診療担当医療機関と協力し、情報交換をしながら調査担当医師がその治療経過を研究します。（本書でも、その一部をご紹介しています）

アガリクスの有効性が強く示唆される疾患は、個別調査で検討する

有効症例がたくさん蓄積された疾患に対しては、アガリクス有効性調査とは別の調査をデザインし、その疾患のみを対象とした有効性の検証を行います。

現在、中間報告の時点で有効症例が多かった高血圧に対しては、個別の有効性調査を開始しています。（アガリクスの高血圧症に対する有効性調査）

この調査では、調査参加者の方（高血圧の患者さん）にアガリクスを飲んでいただくとともに血圧を定期的に測定していただき、その数値の変動を追跡しています。

調査対象者は？

どなたでもご参加いただけます。

特に除外項目は設けず、十六歳以上の方であれば、どなたでもご参加いただけるようにしました。実際に調査にご協力いただいている方の多くはガンの患者さんですが、もちろん、ガン以外の病気の方にも積極的にご参加いただきたいと考えています。

評価対象疾患はもちろんガンだけではありません。

慢性肝炎・肝硬変や高血圧、糖尿病など、アガリクスはさまざまな病気に有効性が示唆されています。疾患ごとに信頼度の高い結論を導くためには、一人でも多くの患者さんのご協力が必要です。（期待される有効性につきましては、第5章を参照してください）

■調査方法

毎日、決まった量のアガリクスを摂取。

調査参加者の方には毎日アガリクスを飲んでいただきます。

アガリクスの摂取量は、調査参加時に任意でお選びいただくことができます。

■調査はアンケート方式で実施

調査はアンケート形式で実施します。アンケートフォームは、ＱＯＬを評価するために開発されたもので、世界中の医学研究に用いられている信頼度の高いものです。

このアンケートの結果を分析することによって、その人の健康感＝ＱＯＬを数字に置き換えることができます。この数字の動きを見れば、この人が元気になってきているのか、元気がなくなって

調査コース

アガリクス有効性調査には、以下の2つのコースがあります。

①のコースはどなたでもご参加いただけます。
進行ガン・末期ガンで強い症状がある場合、病状が切羽詰まっており、迅速な有効性を期待したい場合には②のコースにご参加ください。(中間報告の結果から、より大量に摂取すると、効果発現が早い可能性が示唆されています)
調査は任意参加であり、調査参加者の意志により、いつでも中止することができます。また、いずれの調査コースも、調査期間終了後、ご希望に応じてアガリクスを継続的に利用することができます。

①通常の調査コース

■1日のアガリクス摂取量　3グラム／6グラム／9グラム
■調査期間　12カ月
■アンケート調査　アガリクス開始前
アガリクス開始後、2カ月ごとに6回
計7回のアンケート調査

②進行ガン・末期ガンに対する大量・短期集中投与

■1日のアガリクス摂取量　12グラム　／18グラム／24グラム
■調査期間　3カ月
■アンケート調査　アガリクス開始前
アガリクス開始後、1カ月ごとに3回
計4回のアンケート調査

きているのかがわかるというわけです。このアンケートでは、精神的健康感、身体的健康感の二つの要素を抽出し、検討することができます。

アガリクス開始前と、アガリクス開始後二カ月おきにアンケートにご協力いただきます。一年間（合計七回のアンケート調査）で、この数字がどのように変化するかを追跡調査します。アンケート用紙には、QOLを評価するための質問に加えて、医師に治療経過などについて相談できる「通信欄」を設けてあります。調査参加者の方々が自由に意見や質問を書き込むことができます。

■調査対象アガリクス

市販されている製品の中から選定。

市販されている主要製品の中から、左記の条件を満たすアガリクス製品を選別しました。調査への製品提供をメーカーに依頼したところ承諾を得られたため、この製品を対象として調査を実施しています。

【選定条件】

①アガリクス・ブラゼイ・ムリル以外の成分が含まれていないこと（加工上、必要最小限の食品添加物は可とする）

②製品原材料の産地、土壌、生産者が明らかにされていること

③製品の成分が第三者機関（公的機関）により分析され、その結果が公表されていること

④製品の品質管理体制が確立されていること

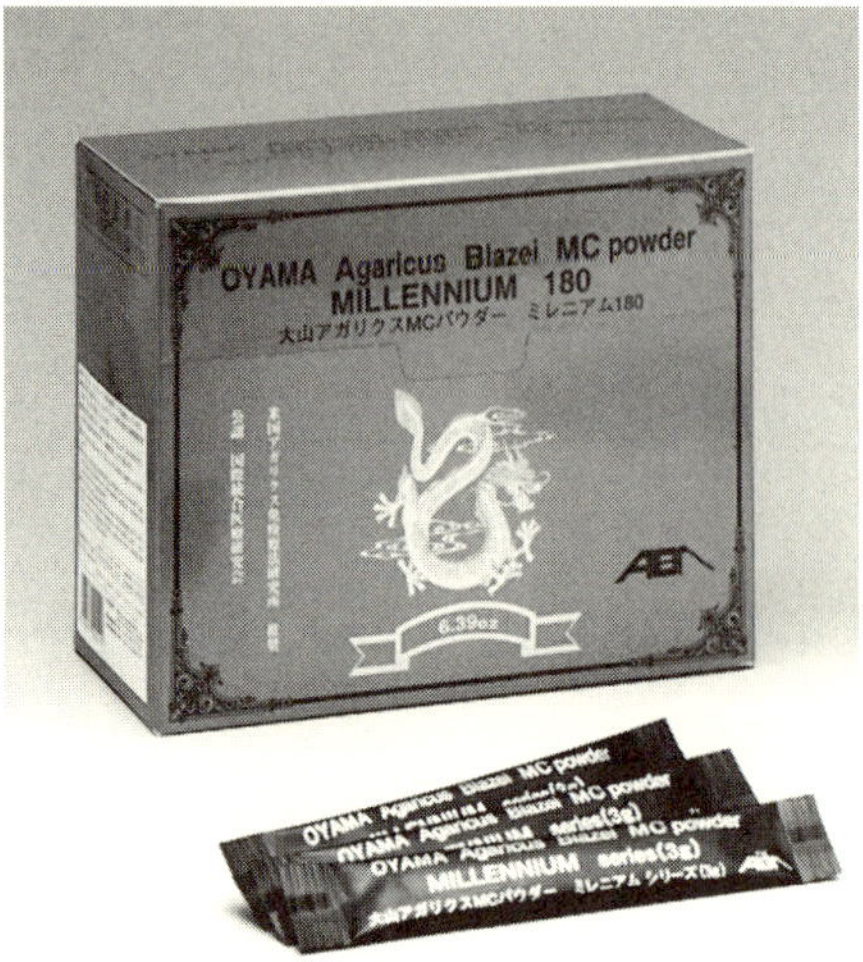

⑤製品の栄養価が高く、吸収率や安全性に配慮した加工が行われていること

■調査対象製品

「大山アガリクス・マイクロカプセルパウダー」

調査対象として採用した製品は、大山アガリクス・マイクロカプセルパウダー（市販名・大山アガリクスＭＣパウダー１８０）です。調査には、研究用の特別パッケージでお届けします。

■調査参加お申し込みについて

アガリクス有効性調査へのご参加をお待ちしています

代替医療研究機構・アガリクス有効性調査事務局では、これまでに約一千人の方に調査にご協力をいただいています。

アガリクスなどの健康食品については、

特定非営利活動法人　代替医療研究機構
アガリクス有効性調査事務局

〒151-0071
東京都渋谷区本町２－１８－１４
TEL　０３－５３０２－０７１７
FAX　０３－５３０２－０７１８

インターネットからも資料請求できます。
URL　http://www.camro.jp
MAIL　info@camro.jp

その医学的な有用性はもとより、具体的な利用法などもまだまだ手探りの状態です。

代替医療研究機構では、この調査活動を通じて、アガリクスの有効性を客観的に証明するとともに、その適切な使用方法を明らかにしていきたいと考えています。

■医師グループとの情報交換で、アガリクスをより有効に活用できます

事務局には各科の臨床医によるサポート体制を確保しています。調査参加者に対しては医師・看護師・薬剤師による医療サポートチームが積極的な情報提供を行います。アガリクス利用上のアドバイスはもちろん、調査期間中の健康不安にもお応えします。

また、調査参加者の方々の使用経験および医療スタッフによる臨床的評価を組み合

わせ、アガリクスを実際に利用していく上での使用ガイドラインのようなものを作ることができればと考えています。

代替医療はこれから徐々にその重要性が増していくと思われます。アガリクスを実際に医療に応用していくという試みはまだ始まったばかりです。

調査についての詳細は、前頁事務局までお問い合わせください。

もっと詳しく 大山アガリクスについて

中国山岳地帯での完全自然栽培

大山アガリクスは中国山岳地帯で自然栽培されたアガリクスです。山岳地帯は土壌のミネラルバランスに優れ、重金属の問題が少なく、気候の面でもアガリクスの栽培に適しています。また、大山アガリクスは農薬を使用しない完全自然栽培で、収穫、洗浄、乾燥、選別まで、すべて人の手によって行われています。

大山アガリクスの成分は（財）日本食品分析センターで分析されていますが、アガリクスとしては最高水準の数値を維持し続けています。中国産の農産物は残留農薬や重金属が問題になったことがありますが、大山アガリクスはいずれも問題ないことが確認されています。

良質な土壌、広大な農場、十分な休耕期間

成分の優れたアガリクスを大量に自然栽培するのは難しいとされてきましたが、大山アガリクスは一二〇万坪（一九カ所）という広大な農場を確保し、安定した供給体制を確立しています（現在、乾燥体で年間一〇〇トン以上の栽培実績を持っています）。土壌の良質な地域のみを選んで農場整備を進めており、一九カ所の農場はいずれも中国では最高ランクとして認定されています。これだけ広大で良質な農場でも、一回の栽培に利用する面積は全体の五％程度です。大部分の土壌は栽培に使われることなく十分な休耕期間が確保されます。

優れた加工技術

マイクロパウダー加工、細胞壁破壊など、吸収力に優れた加工が行われています。

安定した品質と供給体制

大山アガリクスは厳しい社内ガイドラインに基づき品質を管理されています。その品質管理は農場での栽培管理から選別、加工、流通に至まで一貫しています。

また供給体制の根幹となる栽培現場では、農場での作業に従事する数百名の中国人スタッフに対しても継続的な教育活動を行っています。

健康食品の問題点と課題

健康食品の中には、病気に悩む患者の弱みにつけこむような広告を展開し、都合のよいように解釈した実験結果や、医学的根拠のない「喜びの声」を大々的に掲載して、売り上げを伸ばしている商品が存在します。

健康食品は現代医学とは異なり、科学的根拠に乏しいものが多く、よくわかっていないという事実を逆手にとった、「神秘の」「奇跡の」「魔法の」などといったオカルト的な広告を目にすることもあります。

しかし、健康食品とはいえ、本当に病気に対して効くのであれば、その作用のメカニズムは科学的に説明できるはずです。医学的根拠がないのに、利用者に期待を抱かせ、あたかも効果的な薬であるかのように販売されていること、これが健康食品の最大の問題です。

健康食品に対する医師の意識と情報不足

医師の多くは健康食品に対して否定的な意見を持っています。

健康食品は高い、うさんくさい、いんちき、患者から金を巻き上げている――連想されるイメージはこのようなものです。みなさんの中にも、病院の先生に健康食品の相談をして怒られた経験をお持ちの方もいらっしゃるのではないでしょうか。

しかし、患者さんの多くは主治医に内緒で、こっそりと健康食品を利用しています。現在、入院病棟を見てみると、ほとんどの患者さんは何らかの健康食品を併用しています。実際にこれだけ普及している民間療法なのですから、個人的な好き嫌いにかかわらず、医師も健康食品に対する基礎的な知識を持ってしかるべきでしょう。

しかし、健康食品に関しては、その「基礎的な知識」が絶対的に不足しているのも事実です。現在までに確保されている知識は、あくまでも基礎的な研究結果と、信用できるかどうかわからない症例報告だけです。

「先生、この健康食品は飲んでもいいですか？」と聞かれても、「ご自分の責任でどうぞ」としか答えることができない。それは、健康食品について医師が知識を持っていないからです。健康食品は、いまだに医師にとっても未知の分野なのです。

健康食品に今一番求められているもの、それは信頼できる情報です。

信頼できる情報を消費者に伝えるために

「この商品は本当に効くのか？」

効くといわれている健康食品はたくさんありますが、健康食品の有効性は実際に調査されたことがほとんどありません。何を基準に選んだらよいのでしょうか？

実は、健康食品を選択する上での公的基準は存在しません。

健康食品は食品であって薬品ではない、薬品でないものに臨床的有効性（効能や効果）を認めてはならない。これが厚生労働省の見解です。

しかし、実際に健康食品は多くの「患者さん」に利用されています。入院しているガン患者さんのほとんどは健康食品の「薬効」に期待を抱いています。法律上の区分がどうであれ、消費者は健康食品に対して、あきらかに薬効を期待し、これを利用しているのです。

代替医療研究機構では、消費者に対し、健康食品に関する信頼度の高い情報を提供していきたいと考えています。

健康食品に対し、薬剤治験と同等の大規模な臨床研究を実施、その結果は一般に広く公開するとともに、医学的（統計学的）に有効性を証明できた製品に対しては、認証を付与しています。

消費者が適切な製品を選択できる環境を作るためには、健康食品メーカーも積極的に情報公開に取り組む必要があります。

センセーショナルな実験結果の広告もよいですが、安全性検討や成分分析表、原産地や加工方法など、食品として消費者に提供すべき最低限の情報は公開すべきでしょう。

もちろん、健康食品と銘打って販売するからには、健康の増進に寄与できると判断するに足る根拠も示すべきです。

マウスの実験で消費者を納得させることができる時代はもうすぐ終わります。

代替医療研究機構では、健康食品をより臨床的な視点から検証しています。動物実験や症例報告から、その有効性が強く示唆される製品に関しては、臨床研究を実施すべきと考えます。

製品の「有効性」を、だれもが納得できる研究結果で証明してください。自社製品に自信をお持ちの健康食品メーカーからのお申し出をお待ちしています。

もっと詳しく アガリクスに関する情報提供サイト

インターネット上にもアガリクスに関する情報はたくさんありますが、これらの情報の取り扱いには注意が必要です。インターネットでの情報発信は、出版など他の手段に比べて容易で、だれでもお金をかけずに好きなことを伝えることができます。特に健康食品に関しては監修者不在の情報が氾濫しており、すべてが真実を伝えているわけではありません。

代替医療研究機構では、アガリクスに関する正しい知識をインターネット上で提供するための情報サイト「アガリクス情報センター」を運営しています。

サイトでは、アガリクスに関する一般的な知識の他、最新の研究結果についても随時ご報告しています。また、主要なアガリクス製品に関するさまざまなデータを掲載しており、商品を購入する前に、いろいろな角度から比較することができます。

また、アガリクスに関する副作用や不正広告などに対する情報収集も行っています。

アガリクスに関する疑問に専門医が回答するコーナーもあります。

「アガリクス情報センター」

http://www.agaricus.jp

〈監修者あとがき〉

アガリクスに導かれた私の人生

（社団法人・米国アガリクス免疫療法研究所所長）
爵　大山

不思議なキノコと私の最初の出会いは、ブラジルのある鉱山に近い田舎町でのことでした。私は宝石を求め、世界中の鉱山を歩き回っていたのです。

ある晩、正体不明のひどい高熱を発しました。

近所の医者は留守らしく、一晩待っても連絡がつきません。心配した馴染《なじ》みのホテルの支配人が、これを噛めと、なにかキノコのようなものを手渡してくれたのです。私はいわれるままにそれを噛みました。たまっていた疲れが出たのでしょうか、最悪の体調のなかで、私はただひたすらその何かを機械的に何百回も噛み続けました。朦朧《もうろう》とした意識さえも薄れ、やがて眠りに落ち、翌朝目覚めたとき、その効果は抜群でした。

西洋医学以外はまったく信じていなかった私にとって、それはまさに奇跡でした。健康なときでさえ味わったことのないような爽快な気分です。空気が澄み切って、周りにあるものすべてがハッキリした輪郭で見え、それぞれが限りなく愛おしく思えたのです。このような感じでいられることをホメオスタシスというのだと知ったのはずっと後のことですが、世界のどんな人とでも分け隔てなく良い友達になれそうな気分でした。不思議なほどの充足感と幸福感が体内にみなぎり、大げさではなく、その感覚は確実に私の心を揺さぶりました。

口の中で数百回噛み続けるというのは、煎じて飲むという習慣のない彼らにとってはごくあたり前の方法であり、いま思えば西洋医学における舌下吸収という即効性を伴う最良の吸収法だったのです。そのことを彼らは千数百年の時を経て、なおインカ帝国の祖先たちから引き継いでいたのでしょう。

「よし、今回は宝石の買い付けはやめた。手持ちのすべての金でこのキノコを購入しよう」と私は即決し、支配人に、これがどこで入手できるのかを尋ねました。

残念ながら、答えは不可でした。このキノコは年に数トンしか採れず、そのほとんどはアメリカ東海岸のスーパーリッチやアジアの富豪たちが、密かにチャーター便を仕立てて年に一度買占めにやってくるとの返事です。もちろんブラジル人は、自分たちに必要な最低量は確保しておくのだそうです。

世界に奇跡を起こせると一瞬期待した私の思いは実現しませんでした。

いまから三十数年前、二十代半ばのころのことでした。それは、このキノコがまさにその効能に相応しい「コグメロ・デ・デウス」（神のキノコ）という名で、私の前に初めてその姿を現した瞬間でした。常識を超える効能、世界のスーパーリッチのためだけに存在する超希少価値――強烈な印象を残し、我々の最初の出会いは終わりました。

その後、三十年ほどが瞬く間に過ぎ、私は五十代になり、バブル経済崩壊の渦に翻弄されていました。重なる心労とストレスのために体調を著しく損ない、もはや病院に行って治療しようという気力すら失せていたのです。

尿酸値七・八という数値は私に痛風をもたらし、その激痛は言葉に出来ないほどでした。空腹時の血糖値は三七〇を超え、血圧は通常で二二〇～一四〇ぐらい、座っていても脈拍は一一〇を打っていました。つまり人と普通に話しているだけで息が切れるありさまです。しかし、度重なる周囲の人や医者の助言にも拘わらず、私は入院して治療をする気など毛頭ありませんでした。このまま病と共に死ねれば、すべての苦痛から解放される。自分の経済状態も体調も最悪の状況で、病すら苦しみからの解放軍という味方のようなものでした。

しかし、神はなかなか人を見捨てないものです。

突然二億円近い資金が私のもとにまったくなんの拘束もなく届き、さらに一カ月後には一億円が届けられました。私の理解を超える出来事でした。何をしろというのか？　私は戸惑いながら、日々その不可思議さと資金の使い道を考えていました。むろん宝石業界は最悪です。

そんなとき、あの「神のキノコ」が私の前に、まるで出番を得た名優のように再び姿を現したのです。今度は「アガリクス・ブラゼイ・ムリル」という名で……。

最初、その名「アガリクス・ブラゼイ・ムリル」が「コグメロ・デ・デウス」と同一のものであると私は認識できませんでした。しかし服用を続け二週間もたったころ、私は人生のなかで二度目となる、あのホメオスタシスという至福の爽快感を味わったのです。血圧も、血糖値も、身体のだるさも、脈拍も正常になっています。特に驚いたのは、通風の痛みからも解放されていたことです。

神業だ！

私は深い驚きと共に三十数年前にブラジルで出会った「神のキノコ」のことを思い出していました。必死に調べた結果、「アガリクス・ブラゼイ・ムリル」が「コグメロ・デ・デウス」と同一のものであると知ったとき、私は脳天を撃たれるような衝撃を覚えました。再会したのです。私はなんのためらいもなく、三億円すべてを、この運命のキノコに投資することを決意しました。

まず調査と勉強です。すでに人工栽培が可能になっていると聞き、ブラジルの旧友に栽培の依頼をしました。同時にキノコと土壌の関係を調べるために寝食を忘れて研究に打ち込みました。体調が悪かったのが嘘のように、まるで大学受験生のように勉強勉強です。私本来の専門は哲学と社会学だったのですが、三十数年間、宝石を扱っていたので頭の中は鉱物学でいっぱいです。それが今度は農学ジャンルへの転身です。コチコチの鉱物専門ではなかったのが、この移行に幸いしました。数カ月後ブラジルから人工栽培のアガリクスが届きました。さっそく日本食品分析センターで分析してもらうと、天然物の成分をかなり下回るもの、という報告です。ブラジルの現在の土壌では、天然物の成分を超えるのは不可能だということがわかりました。

自然物の入手も無理、ブラジルでの栽培も無理というのではどうすればいいか。世界中のめぼしい土壌を当たってみると、中国の土壌に可能性がありそうです。他人任せではダメだ、自分で栽培しなければならない。私はすぐに中国に渡ることを決断しました。周囲は全員反対。ビジネスとしても身の危険も大き過ぎるというのです。しかし、妻だけは賛成してくれました。それで充分です。私は単身中国に乗り込みました。

中国高官の理解を得、その紹介で「中国（福建）対外貿易中心集団」の揚総裁との信頼関係を築き、いよいよ栽培の実行段階へと入っていきました。現場では総裁が絶対の信頼を置く傅勇さんが、一緒に働くことになりました。彼は中国における霊芝の最高権威の一人です。

こうして昼夜を問わぬ闘いが始まりました。まず平場での栽培に取り組んだのです。栽培には大きく三つの方法があります。一つは自然環境の中で人間が良い方向へ手を貸しながら成育していく――つまり自然栽培です。二つ目は自然界から遮断し、トンネルやコンテナなどの中で人工的に栽培する人工栽培。そして最後はタンクの中で、ある一部分だけを大量に培養する方法です。

私は自然栽培の道を選びました。理由はただ一つ。人は土から生まれ土に帰るからです。人は死ねば、土と空気と水の成分となってすべてが終わります。空気と水には土は含まれませんが、土には空気も水も含まれます。つまり土は地球上のほとんどの生物にとってすべてなのです。土と人体の構成成分、そしてそのバランスは、九〇パーセント以上が同一です。従って良い土壌から栽培された物を食していれば、良い身体を保つことができ、生体防御機能も強化されるはずです。

一般にキノコ類は光合成を行わないので、太陽光は必要ないといわれます。ところがアガリクス・ブラゼイ・ムリルの場合、それは当てはまりません。直射日光ほどではないにしても木漏れ日程度の光が必要なのです。アガリクスが生育するには、土壌という生態系の構成維持が絶対条件で、そのミネラルバランスが大事なのです。つまりアガリクスは、じめじめした暗い場所ではなく、明るい木漏れ日の下に生育するのです。本物のアガリクスと高麗人参を最高の土壌で一度栽培すると、土壌の成分はすっかり吸収されてしまい、その回復には数年を要するといわれます。栄養素は、貴重な微量元素を含め百二十種を超えます。言葉でいうと簡単ですが、地球上でそんな場所はほとんどないこと、中国大陸のある特定の盆地とウラル穀倉地帯の未開発の一部ぐらいしかないこと――そんなことを私は学んでいきました。

そのような土壌で本物のアガリクスを自然栽培することを、とにかく私は選択したのです。そのスタンスは、自然栽培の成育を邪魔することなく、むしろ人がそっと手を貸すことで、天然物の成分を超える、よりよいものを作ろうということでした。

まず平地での栽培に挑戦してみると、成分的にはブラジル天然物にはない問題が出てきました。重金属と農薬です。それらを避けるためには人間の手の入っていない、海風の届かない高地を目指すしかありません。上へ下へと雲をくぐり幾つもの山々を越えて、私たちは一つずつ農場を確保していきました。想像した以上に過酷で、生命の危険さえ伴うキャラバンの旅程です。

私は昼も夜も農民たちと共に過ごしました。同じ物を食べ、同じ物を飲み、同じ寝具にくるまり、特に地酒を共にするときなどは、トイレに隠れ血を吐きながらでも、皆が眠るまで一緒に飲んだものです。そうしなければ彼らの本当の信頼は得られないからです。先に北京から私に同行していたメンバーが次々に倒れていきました。我々が農場を作った場所は、中国人にとっても外国に等しいような辺境の地でした。最初は私たちに距離を置いていた農民たちも、こちらの真剣さと本気が伝わるにつれ、隔てのない仲間意識を持ってくれるようになりました。

山を越え、三つ目の農場を立ち上げたある夜のことです。私たちはいつにも増してしたたかに飲みました。私は地酒にも慣れ、アガリクスを飲んでいたせいか血も吐かずバテもせず、一人最後まで残っていました。周りには農民たちが毛布一枚にくるまって十人ばかりが寝ています。板の間に毛布一枚で寝るのは、冷え込む夜気のせいもあって辛いものです。都会のエリートであるはずの傅さんも、見栄もエリート意識も捨ててぐっすりと眠っています。ふと農民たちの手が目に入りました。みんなの手は絶え間ない土いじりのせいで、象の皮膚のように、まるでグローブのようになっています。こんな手にしてしまって、いったい私は彼らに幾ら払えば妥当なのか？　みんなの寝顔を見ていると、思わず涙が出てきました。そして愛読書『太公望』（宮城谷昌光著）の中にある望の言葉を思い出しました。

「私は泣けない」という哀しみがあることを、望はここではじめて知った。私（爵）も泣けない。もし私が泣けば不安が吹き出し皆も弱気になって泣きはじめるだろう。すでにこのとき、私の指示で農民たちはその年の稲作を中止し、例年の収入の道は断たれていたのです。

私は外に出ました。膝から下に一面の雲の海が広がっています。不思議な気持ちになって私は雲海の中央に向かって段差に気をつけながらゆっくりと進んで行きました。一〇〇メートル以上の崖になっている左側を用心しながら歩みを運んでいくと、あることに思い当たりました。それは周りの景色が、一番目、二番目の農場と酷似していることです。盆地になっていること、高い樹木がほとんどないこと、群生する草木が同じような種類であること、足の裏で感じる団粒土壌の感触がまったく同じように感じられるのです。気がつくと、雲海の真ん中あたりにアガリクスに囲まれて私はぽつんと一人で立っていたようです。周りをさえぎるものはなく、物理的には完全に孤立しているのですが、精神的にはなにかとても満ち足りていました。私はシャツを脱ぎ、上半身裸になると、目を閉じナイファンチ（空手の一つの立ち方）の形で瞑想に入りました。

いつにも増して物事がよく見えてきます。

なぜいま私はここにこのようにして立っているのか？　わずか二年前までは固い石ころだらけの鉱山の道を歩いていた私が、いまは柔らかく豊かな土壌の上に立っている。月光の下で雲海は微動だにしない。私は息を潜めました。

そのとき、私は突然自分の思い上がりに気付いたのです。いままで私は事業としてアガリクスを自分で、自分の意志で選び、その道を進んできたと思っていた。しかし違う。それはまったく違う。アガリクスこそが私を選び、ここまで導いてきたのだ！私はアガリクスに手を引かれてここまで来たにすぎない。すべてのシナリオは、アガリクス自身が作成し実行していたのだ。そしてそれは今後も変わることはない！　私はただアガリクスの意志に従って最善を尽くすだけ。今後のことも、その結果も、すべてはアガリクスそのものが握っているのだ。

そのことに気付いた瞬間、私は肩の荷が下り、張り詰めていた気持ちがスッと楽になっていました。

思えば三十数年前、すでにアガリクスは正体不明の高熱を通して運命の矢で私を射抜いていたのです。このとき私は、私の人生のなかで初めて宿命のようなものを感じたのです。私の今後は、すべてアガリクスの意志に従おう。私は、高地の雲海のまっただ中で固く誓いました。

そしてこの時、アガリクスという希有の素材を通して巨万の富を作ろうという私の私利私欲は完全に消えました。それは、アガリクスが私の健康面だけでなく人格の矯正にも働きかけた瞬間でした。

困難を伴いはしたものの、こうして我々のアガリクス農場は成功を収め、成分的にも安全性の面からも最高の評価を得るようになりました。やがて九百人の農民たちは、それを「大山アガリクス」と呼ぶようになり、その名は中国のアガリクスマーケット全体に広まったのです。中国農産物の最高品質評価である「田園マーク」が付けられるに至って、とうとう偽物までが登場するようになりました。いまでもそれは「大山種」と称してアメ横等のマーケットに出回っています。もちろん、大山アガリクスという存在はあっても、大山種などという代物はありません。

とはいえ、いいことばかりではありません。一部の業界人が爵大山という人物は大ボラ吹きで、中国には大山農場というものは存在しないといわれたことがあります。そのグループは中国に大山農場の買収に行き、農場にたどり着くことも出来なかったので、そういいふらしているということが後でわかったのですが、そのとき農民たちが示した対応には、心打たれました。

「私たちは爵先生が土の中を這い回って泥まみれになっていた姿を一生忘れられない。もし爵先生がアガリクス栽培から手を引くときは、私たちもアガリクスの栽培は止めるつもりだ。他の人のためにアガリクスを栽培するつもりはまったくない」

十九カ所すべての農場の農民たちは、積み上げられた札束に見向きもせず断わったそうです。私はそれを聞いたとき、あれもこれも、すべてアガリクス自身が下した意志なのだと思いました。

立派に成育したアガリクスを日本に運んで来てからも、我々は宣伝にお金をかけたり、セールストークで消費者を欺くようなことは厳に慎みました。宣伝費のために高価格を付けることを選択したくなかったのです。吸収率と成分の維持を考えて加工費には惜しみなくお金をかけ、ＭＣパウダー（一二五万分の一ミリのカプセル）を完成させ、定価も極度に低く抑えました。利益は低いが念願どおり評価は高まり、品質の「大山」と呼ばれるようになり、代替医療研究機構の公開臨床でも「大山アガリクス」を取り上げていただけるまでになったのです。

方向性は間違っていなかったと思います。

私の役目は、アガリクスそのものの意志を尊重しつつ、二十一世紀の人類に貢献するという一点です。人間の身体はもともと頑健に作られています。それを弱くしているのは現代の食生活です。余りにもアンバランスで不良な素材を毎日食しています。そういう身体に、良質の土壌で作られた栄養素をバランスよく補給してやれば、人体は見違えるほどに強さを増します。つまり生体防御機構と免疫力の強化です。末期がん患者でさえ食欲が増し、体重が増えてくることは立証済みです。この事実は否定できません。アガリクスの意志の一つとは、アンバランスな食生活に直面している現代人に、良質な栄養分とバランスを、遠く雲上の農場から届けることです。そして古代地層で作られた大山アガリクスは未発見の超有効成分が含まれているかもしれないという謎も含めて、今後、このアガリクスの意志は徐々に証明されてくるはずです。

最後に、これまで損得を抜きにしてこの「大山アガリクス」に惜しみなく協力をしてくださった日本ホリスティック医学協会・帯津 良一会長、「医食同源」の言葉の生みの親であり実践者でもある昭和大学医学部客員教授・新居　裕久先生、癌研究会付属病院臨床検査部第一部長・林　泉先生、早稲田大学名誉教授・小林　寛先生、すでにアガリクスの本を二冊お書き下さった日本薬理学会評議員の川村賢司先生、若き研究者のグループである代替医療研究機構の先生方に心から尊敬と感謝を申し上げます。そしてこれらの先生方もすべて、アガリクスの意志によって選ばれた方々だと私は信じています。

帯津　良一（おびつ・りょういち）
１９３６年川越市生まれ。東京大学医学部卒業。帯津三敬病院名誉院長。日本ホリスティック医学協会会長。西洋医学を皮切りに中西医結合（西洋医学と中国医学との結合）を経て、ホリスティック医学の確立を目指す。著書に、『ガンになったら真っ先に読む本』（草思社）『気功的人間になりませんか』（風雲舎）など多数。

代替医療研究機構（Complementary & Alternative Medicine Research Organization）
臨床医十数名を中心に組織された医学研究団体。NPO法人。医師以外にも、薬剤師、管理栄養士、看護師など医療関連専門職、化学、土壌学など自然科学の専門家も加わり、活動を拡大している。健康食品などの急激な趨勢に対して、そこに客観的な有効性の根拠を問うことで、病む人々と医療との橋渡しを意図している。
問い合わせ先（ＦＡＸ　03-5302-0718）

爵　大山（じゃく・おおやま）
１９４１年台湾生まれ。慶応義塾大学社会学専攻。1965卒業。ホテル勤め、宝石商、カラオケビジネスなどの遍歴の後にアガリクスと出会い、以来、アガリクス一直線の人生。中国大陸の高地に１９カ所の農場をつくり、有数の品質といわれる「大山アガリクス」の栽培に成功。社団法人・米国アガリクス免疫療法研究所所長。バイオソシアル株式会社（旧アガリクス・ブラゼイ・インターナショナル）最高顧問。ルーマニア国立トランシルヴァニア大学名誉教授。
問い合わせ先（ＦＡＸ　03-3589-4132）

アガリクスは本当《ほんとう》に効《き》くのか
初刷　二〇〇三年八月二十五日
著者　代替《だいたい》医療《いりょう》研究《けんきゅう》機構《きこう》学術《がくじゅつ》委員会《いいんかい》
発行人　山平松生
発行所　株式会社　風雲舎
〒162-0805　東京都新宿区矢来町122　矢来第二ビル
電話　〇三―三二六九―一五一五（代）
注文専用　〇一二〇―三六六―五一五
FAX　〇三―三二六九―一六〇六
振替　〇〇一六〇―一―七二七七六
URL　http://www.fuun-sha.co.jp/
E-mail　info@fuun-sha.co.jp
印刷　真生印刷株式会社
製本　株式会社　難波製本

ISBN4-938939-32-0